So tödlich nah

Das Buch

Psychiaterin Nathalie Svensson hat sich endlich aus ihrer unglücklichen Ehe befreit. Jetzt muss sie zwar um das Sorgerecht für ihre beiden Kinder kämpfen, genießt aber auch die neugewonnene Freiheit. Als sie eines Abends nach Stockholm fährt, um sich mit ihrem Liebhaber zu treffen, einem bekannten schwedischen Schauspieler, findet ihre Unbeschwertheit ein jähes Ende. Er wird auf offener Straße erschossen und verblutet vor Nathalies Augen.

Sie fühlt sich um ein Jahrzehnt zurückversetzt. Damals wurde ihre große Liebe, der Journalist Adam, ermordet – bis heute wurde der Täter nicht gefasst. Als Nathalie bedrohliche SMS erhält, wird sie das Gefühl nicht los, dass jemand sie beobachtet und verfolgt. Hängen die beiden Morde womöglich zusammen? Ist Nathalie das nächste Ziel des Mörders?

Der Autor

Jonas Moström wurde 1973 geboren. Er begann während seiner Elternzeit damit, an seinem ersten Roman zu arbeiten, der 2004 erschien. *So tödlich nah* ist der erste Teil einer neuen Krimiserie um Psychiaterin Nathalie Svensson und in Schweden ein großer Bestseller.

JONAS MOSTRÖM

SO TÖDLICH NAH

KRIMINALROMAN

Aus dem Schwedischen
von Nora Pröfrock

List Taschenbuch

Besuchen Sie uns im Internet:
www.list-taschenbuch.de

MIX
Papier aus verantwortungsvollen Quellen
FSC® C083411

Deutsche Erstausgabe im List Taschenbuch
List ist ein Verlag der Ullstein Buchverlage GmbH, Berlin.
1. Auflage Januar 2017

Titel der Originalausgabe: *Himlen är alltid högre*
(Lind & Co, Stockholm)
Umschlaggestaltung: zero-media.net, München
Titelabbildung: © Jamie Heiden / Trevillion Images
Satz: LVD GmbH, Berlin
Gesetzt aus der Keppler und Helvetica
Druck und Bindearbeiten: CPI books GmbH, Leck, Germany
ISBN 978-3-548-61328-4

Prolog

Es wird bald regnen, doch sie lässt es darauf ankommen. Wenn sie sich beeilt, sollte sie es nach Hause schaffen, bevor das aufziehende Unwetter sie eingeholt hat. Über die Abkürzung durch den Wald sind es nur sieben Minuten bis zu ihrer Haustür.

Den ganzen Tag war sie hinter massiven Steinmauern eingesperrt. Es kommt ihr so vor, als würde der Frühlingseinbruch mit seinen sprießenden Knospen und Blättern völlig an ihr vorbeigehen. Und jetzt, da sie endlich ins Freie kann, schlägt das Wetter plötzlich um, fast wie zum Hohn.

Sie schlüpft in ihre Jacke und macht sich auf den Weg. Die Jacke kneift, ihre neuen Turnschuhe scheuern an den Füßen, und überhaupt fühlt sie sich irgendwie unwohl in ihrer Haut. Vermutlich wegen all des Unsinns, mit dem sie sich den lieben langen Tag herumplagen muss.

Die Wolken verdunkeln die weißgraue Krankenhausfassade hinter ihr, und schon ist das Prasseln der ersten Regentropfen auf dem Blechdach zu erahnen. Sie beschleunigt das Tempo.

Als sie den Waldpfad erreicht, wird alles still, bis auf den böigen Wind in den Baumwipfeln. Bald kommt der Radweg. Von dort sind es nur noch drei Minuten bis nach Hause. Als ihr dieser Gedanke durch den Kopf geht, erhellt ein kräftiger Blitz den Wald. Eine Sekunde ist alles um sie herum gestochen scharf, jedes Blatt, jede Tannennadel, jeder Grashalm hinterlässt einen grellen Abdruck auf ihrer Netzhaut.

Reflexartig zählt sie die Sekunden im Kopf, wie es seit Kindertagen bei Gewittern ihre Angewohnheit ist.

Sieben.

Ein erdbebenartiges Donnergrollen ertönt.

Sie sieht die Einfamilienhäuser und Mietblöcke am Waldrand und atmet auf. Der Himmel ist mittlerweile pechschwarz. Mit erstaunlicher Wucht treffen die ersten Regentropfen ihren Nacken. Sie zieht sich die Kapuze über den Kopf und vergräbt die Hände in den Jackentaschen.

Noch ein Blitz, drei Sekunden.

Mit einem Mal ist das Unwetter genau über ihr. Der Regen schlägt auf den Asphalt wie ein Kugelhagel, in den Gärten ringsum raffen die Leute panisch ihre Kleidung, Gartenpolster und was sie sonst auf die Schnelle greifen können zusammen. Das Wasser steht brodelnd auf der Erde, die Nässe dringt durch Kleidung und Schuhe.

Noch zwei Minuten, spornt sie sich an, als sie in den Gustaf Kjellbergs Väg biegt und zwischen den Mietshäusern durchläuft. Wieder blitzt es, doch jetzt ist der Regen so stark, dass sie nur ein schwaches Aufflackern wahrnimmt, und durch das Trommeln auf ihrer Kapuze ist das folgende

Donnergrollen nicht zu hören. Sie verfällt in den Laufschritt, denkt an die heiße Dusche, die zu Hause auf sie wartet.

Da erst sieht sie ihn: den weißen Lieferwagen, der vor ihrem Haus auf der Straße steht. Als sie daran vorbeiläuft, gehen die beiden Hintertüren auf, und zwei schwarzgekleidete Männer springen heraus. Aus dem Augenwinkel nimmt sie einen dunklen Schatten wahr, der sich von hinten nähert. Noch bevor sie sich umdrehen kann, spürt sie auch schon ein Tuch über dem Mund und eine Hand am Oberarm. Sie versucht zu schreien, doch alles, was sie hervorbringt, verkommt zu einem dumpfen Vibrieren in dem feuchten Stoff.

Die Männer sind jetzt ganz nah, ihre Gesichter jedoch nicht zu erkennen. Sie halten sie fest, ihre Hände sind überall. Sie beißt, tritt und schlägt um sich. Erzielt ein paar Treffer, aber die Griffe lösen sich keinen Millimeter.

Wie von Sinnen windet sie sich, zerrt an allem, was sie in die Finger bekommt, ringt nach Atem. Schließlich spürt sie, wie ihr schwindelig wird, wie das Gefühl in ihren Gliedern allmählich abstirbt.

Dann heben ihre Füße vom Gehweg ab. Sie wird schwerelos, der Regen fällt ihr mitten ins Gesicht.

Ein dumpfer Aufprall auf einem harten Boden. Zwei Türen werden zugeschlagen.

*

Als sie wieder zu sich kommt, liegt sie auf einem anderen Untergrund. Ihr dröhnt der Kopf, vor ihren Augen flimmert es. Nach und nach sieht sie wieder klarer, bis sie schließlich durch einen Spalt in ihrer Augenbinde etwas erkennt: eine breite Diele und darauf eine Maserung in Form einer Wichtelmütze.

Allmählich spürt sie auch wieder ihren Körper. Sie liegt auf der Seite, ihre Hände sind auf dem Rücken zusammengebunden. Als sie versucht, sie zu bewegen, schmerzt es so sehr in den Handgelenken, dass sie aufschreien will, doch in ihrem Mund steckt ein Stück Stoff, das sich nicht ausspucken lässt. Auch an den Beinen ist sie gefesselt, mit dicken Seilen um Fußgelenke und Knie.

Sie versucht, den Kopf anzuheben, doch ihre Muskeln gehorchen ihr nicht. Es fühlt sich an, als wäre sie mehrere Stunden bewusstlos gewesen. Ihre Jeans und der Pullover sind feucht, die Jacke ist verschwunden.

Wo bin ich? Wer hat mich hierhergebracht?

Nur das leise Trommeln des Regens auf einem Blechdach ist zu hören. Dann öffnet sich eine Tür. Mit energischen Schritten läuft jemand über den Dielenboden.

Alles, was sie sieht, sind ein Paar braune Schuhe mit Lederquasten, die einen Meter vor ihr an der Wichtelmützenmaserung stehen bleiben. Breitbeinig, die Fußspitzen nach außen gerichtet, die linke ungeduldig auf und ab wippend.

Plötzlich hält der Fuß inne, und eine angespannte Stille erfüllt den Raum. Sie vernimmt ein leises metallisches Rasseln. Der Schatten ihres Gegenübers gleitet auf sie zu. Dann wird ihr schwindelig. Erneut senkt sich die Dunkelheit über sie.

Das Letzte, was sie wahrnimmt, ist der Klingelton eines Handys.

1

STOCKHOLM,
SONNTAG, 27. APRIL 2014

Nathalie Svensson bedankte sich für den Champagner, rutschte vom Barhocker und ließ den großzügigen, aber uncharismatischen Börsenmakler, dessen Namen sie schon wieder vergessen hatte, allein zurück. Er war ihr zu schüchtern und zu zögerlich gewesen. Es hätte sicher noch Wochen gedauert, bis er irgendetwas anderes unternommen hätte, als sie nur erneut auf einen Drink einzuladen. Außerdem hatte sie den Verdacht, dass er verheiratet war, auch wenn er das Gegenteil behauptete. Als sie zum ersten Mal miteinander angestoßen hatten, war ihr ein heller Streifen auf der sonnengebräunten Haut seines linken Ringfingers aufgefallen.

Auf dem Weg zur Garderobe geriet sie ins Schwanken, was nicht allein auf die neuen Dior-Schuhe mit den hohen Absätzen und die flackernden bunten Lichter zurückzuführen war, die die Discokugel in den Raum warf. Dem Glas Champagner war ein Dry Martini vorausgegangen, nachdem sie zum Essen bereits eine halbe Flasche Wein getrunken hatte. Das war offenbar mehr als sie vertrug, auch wenn sie sich wie gewohnt zwischendurch Wasser nachgeschenkt hatte.

Sie ließ sich ihren Mantel geben und fragte den etwas zu vorwitzigen Garderobier nach der Uhrzeit. Der lachte nur und antwortete: »Halb vier – soll ich ein Taxi rufen?«

»Nein danke, ist nicht nötig«, erwiderte sie und ging.

Vor dem Café Opera standen etwa zehn bis fünfzehn Leute Schlange. Die Türsteher ließen gerade zwei junge Typen zum VIP-Eingang hinein, die Nathalie aus dem Fernsehen kannte. Wahrscheinlich waren sie mal bei *X-Factor*, *Superstar* oder einer der anderen Talentshows aufgetreten, mit denen sie sich abends nach einem anstrengenden Tag in der Klinik berieseln ließ.

Kriegen die Leute eigentlich nie genug?, dachte sie und merkte im nächsten Moment, dass sie sich an die eigene Nase fassen musste. Sie lächelte den Türsteher an, als dieser die Absperrung für sie öffnete, konzentrierte sich darauf, einen möglichst nüchternen Eindruck zu machen, und steuerte auf den Fußgängerweg zwischen dem Kungsträdgården und dem Karl XII's Torg zu.

Die Luft war kühl. Über Stockholms Straßen und Plätzen lag eine angenehme Dunkelheit. Ein kleiner Spaziergang war jetzt genau das Richtige, wenn sie am nächsten Tag einigermaßen in Form sein wollte, um zur geplanten Zeit die Heimfahrt nach Uppsala anzutreten. Im besten Fall würde sie sich sogar noch zu ihrer üblichen Joggingrunde um den Kungliga Djurgården aufraffen. Für ihre fünfundvierzig Jahre sah Nathalie zwar nach wie vor gut aus, doch in letzter Zeit war ihr aufgefallen, dass sie schnell ein paar Kilo zunahm, wenn sie nicht für ausreichend Bewegung sorgte. Sie war schon immer eher mollig gewesen, aber die Kurven befanden sich bei ihr an den richtigen Stellen, so dass sie durchaus als attraktiv wahrgenommen wurde. Ein typisches »Plus Size Model«, wie Tyra Banks in *America's Next Top Model* zu sagen pflegte. Doch auch weiblichen Rundungen waren Grenzen gesetzt. Sobald Nathalie ihr Idealgewicht überschritt, fühlte sie sich nicht mehr sexy, sondern nur noch aufgedunsen.

Aus diesem Grund hatte sie – obwohl sie Sport verabscheute und immer behauptete, die wöchentlichen Chorproben genügten ihr als körperliche Betätigung – in ein Paar neonfarbige Laufschuhe investiert und angefangen, sich dreimal pro Woche zum Joggen zu zwingen (woraus gelegentlich auch zwei- oder keinmal wurde, wenn sie die Schuld aufs Wetter schieben konnte). Das Laufen fand sie genauso langweilig wie die Sportsendungen im Fernsehen, aber wenigstens konnte sie dabei Backstreet Boys, One Direction oder eine der anderen Boygroups hören, die sie vor ihren Kollegen und den Freunden im Chor lieber unerwähnt ließ.

Schon komisch, überlegte sie, als sie einem Fahrradfahrer auswich, der auf dem Radweg Richtung Oper angesaust kam. Heute gehe ich zum ersten Mal allein nach Hause, seit mein neues Leben begonnen hat.

Im Laufe des halben Jahres, in dem sie die Einzimmerwohnung in der Artillerigatan nun schon besaß, war sie ausnahmslos jedes kinderfreie Wochenende und hin und wieder auch wochentags nach Stockholm gependelt, um sich mit Männern zu treffen, die sie im Internet oder beim Ausgehen kennengelernt hatte. Nach den neun Jahren Ehe mit Håkan, die sie zunehmend gelangweilt und eingeengt hatte, war sie nun endlich ausgebrochen. Hatte getan, wovon sie heimlich geträumt hatte, ihre Flügel getestet und herausgefunden, dass sie nach wie vor trugen.

Anfangs hatte sie es noch vorsichtig angehen lassen, doch mit dem wachsenden Selbstvertrauen, das ihre geglückten Eroberungen mit sich brachten, legte sie schließlich immer weitere Strecken zurück. Romantische Abendessen, verrückte Ausflüge und aufregender Sex. Neue Persönlichkeiten, neue Körper, neuer Spaß. Es war keinen Tag zu früh losgegangen.

Bis zu ihrer Trennung von Håkan hatte sie immer versucht, ein möglichst angepasstes Leben zu führen. In der Schule war sie brav und strebsam gewesen, hatte in sämtlichen Fächern Bestnoten erzielt. Nach dem Gymnasium wusste sie zunächst nicht, was aus ihr werden sollte. Nur, dass sie irgendeinen angesehenen Beruf ergreifen wollte, mit dem sie Menschen helfen konnte. So fiel ihre Wahl auf Medizin. Trotz aller Selbstzweifel und des Gefühls, nie gut genug zu sein, hatte sie diese Entscheidung nie bereut. Die Ehe mit Håkan hingegen bereute sie umso mehr.

Im Laufe der Jahre war es ihm geglückt, sie immer mehr in die Rolle der Anwaltsgattin und Mutter zu drängen, deren einzige Ziele im Leben darin bestanden, eine perfekte Fassade aufrechtzuerhalten, sich als Letzte hinten anzustellen und höchstens einmal pro Woche singen zu gehen. Ihre beruflichen Erfolge als Wissenschaftlerin und Psychiaterin hatten in Håkans geldfixierter Welt keinerlei Bedeutung. Die Sicherheit war zur Tristesse verkommen, und sie hatte sich damit abgefunden.

Bis zu einem gewissen Dienstagabend zwei Wochen nach ihrem fünfundvierzigsten Geburtstag, als sie mit derselben Präzision und Sorgfalt wie immer die Spülmaschine einräumte. Mit einem Mal war es ihr so vorgekommen, als würde sie plötzlich von all der verlorenen Zeit eingeholt, als würden sich sämtliche unterdrückten Gefühle zu einer einzigen klaren Empfindung verdichten, und sie hatte sich vorgenommen, aus dem Gefängnis auszubrechen, das sie sich selbst errichtet hatte. Noch bevor sie die Spülmaschine anstellte, hatte sie den Entschluss gefasst, Håkan zu verlassen, auch wenn ihr das in dieser Deutlichkeit erst später bewusst wurde.

Nun wollte sie die verlorenen Jahre nachholen, und zwar so richtig. Der Schwarzweißfilm ihres Lebens sollte endlich Farbe bekommen. Nicht eine Sekunde würde sie mehr davon verpassen.

In aller Heimlichkeit hatte sie einen Teil ihres straff durchorganisierten Alltags, der sich bislang nur um Arbeit, Kinder und eine etwas zu fordernde Mutter gedreht hatte, gegen Freiheit, Glamour und unverbindliche Affären ausgetauscht. Endlich fühlte sie sich wieder attraktiv und glücklich – wie sie es ihrem Selbstverständnis nach im Grunde immer gewesen war. Und je wohler sie sich in ihrer Haut fühlte, desto besser kam sie auch bei den Männern an.

Tea und Gabriel gegenüber hatte sie zwar oft ein schlechtes Gewissen, doch das verflog, sobald sie sich vor Augen hielt, dass es auch ihnen letztlich besserging. Gabriels ADHS-Symptome waren schwächer geworden, und das erste Halbjahr der zweiten Klasse hatte er zum größten Teil ohne Betreuer geschafft. Die stille und brave Tea spielte endlich mit ihren Freundinnen aus der Vorschulklasse, anstatt sich immer nur allein mit Büchern oder Computerspielen zu beschäftigen. Vor allem aber hatten die Kinder jetzt eine fröhlichere, zufriedenere Mutter.

Das große Problem war nur, dass Håkan nach der Trennung das alleinige Sorgerecht beantragt hatte. Nathalie war natürlich bereit, es sich mit ihm zu teilen, und im Grunde wollte er das auch, wie sie sehr wohl wusste. Seine Argumente beschränkten sich darauf, dass er sie für selbstbezogen und unverantwortlich hielt. Ihr Anwalt hatte ihr versichert, dass Håkan damit nicht durchkommen werde. Der Sorgerechtsstreit war Håkans Art, sie zu bestrafen. Nur ein weiterer Beweis dafür, dass es die richtige Entscheidung gewesen war, sich von ihm zu trennen.

Hin und wieder kam es ihr so vor, als wüsste Håkan, was sie in Stockholm tatsächlich trieb – dass sie nicht bei Louise übernachtete und nicht ganz so oft ins Theater und in die Oper ging, wie sie behauptete. Doch diese Gedanken konnte sie normalerweise abtun. Wenn Håkan von ihrem Doppelleben wüsste, hätte er sie längst damit konfrontiert. Das Schlimme war ja, dass er vor nichts zurückschreckte und sich im Kampf um die Kinder alles zunutze machen würde.

Mein Leben hat wirklich keinen Tag zu früh angefangen, sagte sie sich noch einmal. Altersmäßig war sie zwar noch längst nicht am Ende der Fahnenstange angekommen, dennoch machten sich die Jahre inzwischen deutlicher bemerkbar. Sie würde spät, aber dafür lange blühen, sagte sie sich, genau wie der Frühling in diesem Jahr.

Sie ging am Blasieholmstorg vorbei und folgte der Arsenalsgatan weiter Richtung Nybroplan. Das Geräusch ihrer Absätze auf dem Gehweg hallte von den Steinfassaden wider, als wäre es das Einzige, was in der schlafenden Stadt in diesem Moment existierte. Wie immer machte sie einen Bogen um die Gullideckel mit einem A in der Mitte, die einem Stockholmer Aberglauben zufolge Unglück in der Liebe brachten, und lief kleine Umwege, um auf die Gullideckel mit einem K in der Mitte zu treten, über die das Gegenteil erzählt wurde.

Am Auktionshaus Bukowskis blieb sie unvermittelt stehen. Da war es wieder. Dieses deutliche Unbehagen. Das Gefühl, dass sie jemand verfolgte.

Ruckartig wandte sie sich um. Hinter ihr war alles still, es war niemand zu sehen. Sie atmete einmal tief durch und ließ den Blick über die Hauseingänge, Straßenecken und die Pferdestatue auf dem Blasieholmstorg gleiten.

Reine Einbildung, beruhigte sie sich und setzte ihren Weg fort. Verfluchte sich für ihre Schreckhaftigkeit, deren Ursache ihr jedoch durchaus bewusst war: eine Person in dunkelgrünem Anorak, die seit etwa einem Monat so gut wie überall aufzutauchen schien, wo sie sich befand. Nathalie hatte ihn oder sie immer nur aus relativ großem Abstand gesehen, vor dem Eingang des neuen Psychiatriegebäudes, vor dem Ikea in Boländerna und auf der Treppe vor der Carolina Rediviva. Die Person war von durchschnittlicher Statur, trug ein blaues Paar Jeans und hatte die grüne Anorakkapuze stets über den Kopf gezogen, so dass das Gesicht nicht zu erkennen war.

Anfangs hatte sie das Ganze für einen Zufall gehalten, doch dafür war es mittlerweile einfach zu oft vorgekommen. Sie hatte keine Ahnung, um wen es sich bei dieser unbekannten Person handeln konnte. Natürlich hatte Nathalie eine ganze Reihe schwieriger Patienten und erhielt zum Teil auch Drohungen, wenn sie einem von ihnen mal wieder den Ausgang verwehrte oder keine Medikamente verschreiben wollte, die als Betäubungsmittel eingestuft waren. Einen konkreten Verdacht aber hegte sie nicht.

Als Ärztin musste sie mit gutem Beispiel vorangehen, vor allem jetzt, da man sie für ihre herausragenden Leistungen als Medizindozentin ausgezeichnet hatte. Ihre Studenten wären sicher überrascht, wenn sie wüssten, wie sie ihre Freizeit verbrachte.

Ob es vielleicht mit ihrer Tätigkeit für das schwedische Zentralkriminalamt zu tun hatte? Als führende Expertin für antisoziale Persönlichkeitsstörungen war sie mittlerweile inoffizielles Mitglied der Einheit für operative Fallanalyse, die für die Erstellung von Täterprofilen zuständig war. Ihre Doktorarbeit zu verdrängten Erinnerungen bei Psychopathen hatte große Aufmerksamkeit erregt, und um Weihnachten war sie an der Aufklärung des Mordes an einer Prostituierten in Malmö beteiligt gewesen.

Oder verfolgte sie da womöglich einer der Männer, mit denen sie sich privat getroffen hatte? Der Neurochirurg, der

Schreiner oder dieser Dichter, der noch auf seine erste Veröffentlichung wartete? Nein. Auch wenn einige von ihnen enttäuscht gewesen waren, als sie ihnen erklärte, dass sie kein Interesse an weiteren Verabredungen hatte, war doch keiner dabei gewesen, der offensichtlich gestört war.

Nathalie warf noch einen Blick über ihre Schulter. Die Straße hinter ihr lag verlassen da, und allmählich beruhigte sich ihr Herzschlag wieder. Zuweilen, wenn Håkan besonders aufdringlich wurde, hatte sie auch schon daran gedacht, dass vielleicht er sie verfolgte. Dass er irgendein dämliches Spiel mit ihr spielte, um ihr Angst zu machen. Bei genauerem Nachdenken erschien ihr dieser Einfall jedoch zu weit hergeholt, und sie verwarf ihn sofort wieder. Dieses Wochenende war Håkan zudem auf einer Konferenz in Oslo.

Am Nybro-Imbiss blieb sie stehen und bestellte sich eine Schokomilch und eine überbackene Wurst mit allem. Der Verkäufer nickte müde, und kurz darauf bekam sie ihr deftiges Nachtmahl. Während sie gierig aß und trank, spürte sie, wie ihr Kopf allmählich klarer wurde.

Als sie wenig später die Birger Jarlsgatan überquerte, vibrierte es plötzlich in ihrer Lederjacke. Sie zog das Handy aus der Tasche und sah, dass sie eine SMS bekommen hatte.

Hallo, bist du noch wach? War im R und bin jetzt auf dem Heimweg. Sollen wir uns sehen? Rickard.

Sie spürte Wärme in sich auflodern und musste lächeln. Er kam wahrscheinlich aus dem Riche.

Gerne. Stehe gerade vor deinem Arbeitsplatz. ☺

Vor ein paar Monaten wäre ihr der Gedanke an ein Date mit dem jungen Nachwuchsstar des Königlichen Dramatischen Theaters ebenso lächerlich vorgekommen wie die Vorstellung, in einem tiefausgeschnittenen schwarzen Kleid an der Bar des Riche zu sitzen, nonchalant mit den Füßen zu wippen und die himbeerfarbenen Sohlen ihrer Schuhe, die perfekt zur Handtasche passten, aufblitzen zu lassen.

Die Nacht in seiner Wohnung vor ein paar Wochen war nicht zu übertreffen gewesen. Nathalie schloss einen Moment die Augen. Rief sich noch einmal seine Berührungen, die heisere Stimme und seine Ausdauer in Erinnerung.

Eine Weile blieb sie noch mit dem Handy in der Hand stehen und wartete, doch es kam keine Antwort. Nach etwa einer Minute stellte sie sich auf die Treppe hinter Strindbergs Bronzebüste und blickte über das Wasser. Langsam brach die Dämmerung über dem Vergnügungspark Gröna Lund herein. Nathalie fühlte sich ebenso zaghaft und ebenso glühend wie dieses Licht.

Über ihr flatterte eins der beiden Banner im Wind und brachte sie abrupt zurück in die Wirklichkeit. Eine Ankündigung für *Hamlet* mit Rickard in der Hauptrolle und für die neue Operninszenierung *Don Juan*. Ihr Vater hatte Karten für diese einzigartige Kooperation zwischen Theater und Oper besorgt. Die Vorstellung, die sie sich mit ihm und Louise ansehen würde, war diesen Freitag, wenn sie sich recht erinnerte.

Sie warf erneut einen Blick auf das Handydisplay. Noch

immer keine Antwort. Da sie nicht zu anhänglich wirken wollte, beschloss sie, einfach nach Hause zu gehen, doch genau in dem Moment vibrierte ihr Handy.

Komm in 10 Minuten zum Karlaplan.

Um nicht den Eindruck zu erwecken, sie stünde auf Abruf bereit, wartete sie zehn Sekunden, bevor sie antwortete:

Ok.

Wie immer, seit Håkan eines Abends in ihrem Handy herumgeschnüffelt hatte, löschte sie die Nachrichten sofort und steuerte dann auf den Strandavägen zu. Zwischen der Artillerigatan und der Sibyllegatan kam sie an Louises Praxis für plastische Chirurgie vorbei. Sie betrachtete die Fotos von all den schönen Männern und Frauen im Fenster und dachte über Louises Angebot nach, ihr den Busen anzuheben und etwas Fett am Bauch abzusaugen. »Nach der Scheidung von Frank habe ich das auch machen lassen, und ich habe es keinen Tag bereut«, hatte Louise ihr eines Abends bei ein paar Drinks im Sturehof gesagt. »Und du bekommst natürlich einen Freundschaftspreis.«

Ja, warum eigentlich nicht, überlegte Nathalie und knuffte sich die Brüste. Was ihre Größe und Festigkeit anging, konnte sie sich zwar nicht beschweren, aber wieso sollte sie sich mit etwas zufriedengeben, was nur noch besser werden konnte?

Dann fiel ihr Rickard wieder ein, und sie ging weiter. An

der Djurgårdsbrücke kehrte sie dem Wasser und dem errötenden Himmel den Rücken zu und bog in den Narvavägen ein. Gegenüber dem Historischen Museum kam sie an Franks Haustür vorbei. Sie fragte sich, ob er an diesem Abend wohl arbeitete, denn er hatte sich noch gar nicht bei ihr gemeldet. Sonst wollte er sich immer mit ihr treffen, wenn sie in der Stadt war. Sowohl er als auch Louise hatten nach ihrer Scheidung wieder verstärkt Kontakt zu ihr gesucht. Louise brauchte eine Freundin zum Quatschen und Spaßhaben, Frank jemanden, dem er sich anvertrauen konnte.

Nathalie warf einen Blick auf die Uhr. Seit der SMS war jetzt eine Viertelstunde vergangen. Ich komme also genau richtig, stellte sie bei sich fest.

Als sie am Fußgängerüberweg zum Karlaplan angelangt war, erblickte sie Rickard. Er stand ein Stück vom Springbrunnen entfernt und sah auf sein Handy. Sie hob die Hand und wollte ihm gerade etwas zurufen, hielt jedoch inne, als sie sah, wie plötzlich jemand von einer Bank am Springbrunnen aufstand. Mit energischen Schritten ging er – oder war es eine Sie? – auf Rickard zu, der mit dem Rücken zu der sich nähernden Gestalt dastand. Im Schein des erleuchteten Springbrunnens blitzte irgendetwas auf, was die Person in der Hand hielt. Nathalie kniff die Augen zusammen, um im Halbdunkel besser sehen zu können.

Dann ertönte ein dumpfer Knall, und Rickard sank zu Boden. Der oder die Unbekannte packte ihn unter den Armen, zog ihn zum Springbrunnen und hievte ihn ins Wasser.

Nathalie verstand nicht, was passierte. Die Nervenbahnen, die ihren Sehsinn mit dem Denkvermögen verknüpften, waren wie blockiert.

Schließlich rannte die Gestalt zu einem Fahrrad, das an einer der Ulmen um den Springbrunnen lehnte. Nathalie gefror das Blut in den Adern, als sie die dunkle Jacke erblickte. Wie gelähmt stand sie da und starrte der Person hinterher. Keine Kapuze, stattdessen trug der oder die Fremde eine schwarze Mütze auf dem Kopf. Im grauen Licht der Morgendämmerung und halb verborgen durch die dunkle Kleidung war das Gesicht nicht zu erkennen.

Erst als die Person in die Pedale trat und in Richtung U-Bahn-Haltestelle davonfuhr, stürzte Nathalie zum Springbrunnen. Mit dem Gefühl, dass alles unendlich lange dauerte, näherte sie sich dem Wasser.

Das Erste, was sie sah, als sie vor Rickard stand, war das Blut, das sich wie ein Heiligenschein um seinen Kopf ausbreitete. Er lag mit halbgeschlossenen Augen auf dem Rücken, die schwarzen Stiefel waren auf den Boden des Springbrunnens gesunken, sein grauer Mantel trieb im Wasser und wurde nach und nach dunkler.

Sie stieg in das Becken.

»Rickard?«, hörte sie sich sagen, halb als Frage. Im Rauschen des Springbrunnens war ihre Stimme kaum zu hören.

Sie fasste ihn am Nacken und hob seinen Kopf aus dem Wasser. Das Blut quoll nur so hervor, und sie spürte die klebrige Wärme an der Hand.

Rickard rang um Atem, er heftete den Blick auf sie. Unter Aufbringung seiner ganzen Kraft hob er die Hand und drückte ihren Arm. Mit röchelnder, undeutlicher Stimme stotterte er: »Wi ... Wi ...«

Dann ging sein Blick ins Leere. Das Kinn sank auf seine Brust, der Körper erschlaffte und wurde gleich doppelt so schwer in ihren Armen.

Zwei Gedanken schossen ihr durch den Kopf.

Das hier passiert nicht.

Adam.

2

Die Geschehnisse der folgenden halben Stunde blieben Nathalie Svensson nur bruchstückhaft in Erinnerung. Wie sie Rickard Ekengård aus dem Wasser zog und ihn neben dem Springbrunnen auf den Boden legte. Wie sie versuchte, die Blutung zu stillen, indem sie ihm seinen Schal auf die Brust drückte, und gleichzeitig die Nummer des Notrufs tippte. Wie sie Puls und Atmung kontrollierte, um sich zu vergewissern, dass er noch lebte, auch wenn er auf ihre verzweifelten Rufe nicht reagierte.

Ein Krankenwagen bremste fünf Meter von dem schwerverletzten Körper auf dem Schotter, und gleichzeitig fuhr der erste Polizeiwagen durch eine Öffnung in dem Baumkreis, der den Springbrunnen umgab. Die grüngekleideten Rettungssanitäter gingen professionell vor, waren aber offensichtlich gestresst von all dem Blut, das den Boden und die Kleidung des Angeschossenen rot färbte. Dass es sich bei dem Opfer um Rickard Ekengård handelte, erkannten sie sofort, doch nachdem sie das einmal festgestellt hatten, fuhren sie unbeeindruckt mit ihren routinierten Handgriffen fort. Her mit der Trage, hinauf mit dem schlaffen Körper und rein in den Wagen. Tropf und Sauerstoffmaske angelegt und einen Druckverband am Brustkorb angebracht.

Der Fahrer des Wagens drängte Nathalie zurück und schlug die Türen zu. Drei Sekunden später verbreiteten die rotierenden Blaulichter ihr grelles Flackern in der Morgendämmerung. Die Sirenen hallten von den Steinfassaden wider, als der Krankenwagen mit Hochgeschwindigkeit über den Karlavägen verschwand.

Zwei uniformierte Polizisten legten ihr eine Decke um die Schultern und führten sie zu einer Bank jenseits des blauweißen Plastikbandes, das schon bald den Bereich um den Springbrunnen und einen Ausläufer in Richtung U-Bahn absperrte, wohin der Mörder mit seinem Fahrrad geflüchtet war.

Der Beamte und seine Kollegin stellten Fragen und sprachen Anweisungen in ihre Funkgeräte. Wenig später wimmelte es auf dem Platz nur so von Uniformen. Nathalie hörte sich antworten, doch es war, als gehörte die Stimme jemand anderem.

Rickard Ekengård.

Vor ihren Augen erschossen und in einen Springbrunnen gezerrt.

Aber ihr einziger Gedanke galt Adam, der Liebe ihres Lebens, die ihr so brutal entrissen worden war. Es war jetzt zehn Jahre her, doch das Bild, wie jemand ihm in den Rücken geschossen hatte, um ihn dann blutend im Springbrunnen vor dem Hauptbahnhof in Uppsala zurückzulassen, war kein bisschen verblichen. Dabei hatte sie die Szene nicht einmal mit eigenen Augen gesehen. Seit damals war kein Tag vergangen, an dem sie nicht an ihn gedacht hatte. Und nachdem der Fall Anfang des Monats in der Fernsehsendung *Ungelöste Verbrechen* aufgegriffen worden war, hatte die Erinnerung nur zusätzlich an Lebendigkeit gewonnen.

Nun hatte sie mit ansehen müssen, wie Rickard auf ganz ähnliche Weise niedergeschossen worden war. Das kann einfach nicht wahr sein, dachte sie, weck mich doch bitte jemand aus diesem Albtraum.

Auf dem Platz trafen noch mehr Polizisten ein. Sie hörte, wie einer von ihnen jemanden ans Telefon zu bekommen versuchte, der das Wasser abstellen konnte, drei neugierige Jugendliche blieben an der Absperrung zum Narvavägen stehen, das Surren einer Kamera war zu hören, als ein Fotograf eine Serie von Bildern schoss. Zwei Männer fuhren in einem schwarzen Wagen vor, zogen sich weiße Anzüge, Handschuhe und Überschuhe an und näherten sich der Blutlache.

Nathalie fröstelte und zog die Decke enger um sich, ohne dass es jedoch etwas nützte. Wie lange sie so dasaß, den Blick auf das Wasser gerichtet, wusste sie nicht. Schließlich setzte sich jemand neben sie und legte ihr eine Hand auf die Schulter.

»Hallo, Nathalie, wie geht es dir?«

Frank. Auch wenn seine Stimme den sonst so dunklen,

erdigen Klang vermissen ließ, erkannte sie ihn sofort. Nathalie wandte sich um und blickte in seine tiefliegenden grauen Augen. Sie waren gerötet und starrten sie auf eine prüfende Art an, die nach der anfänglichen Erleichterung über seine Anwesenheit unmittelbar Unbehagen in ihr aufkeimen ließ. Er saß dicht neben ihr, sein zerfurchtes Gesicht wirkte besorgt. Wie üblich trug er eine schwarze Lederjacke, T-Shirt und Jeans. Am Kinn hatte er eine Wunde, die anscheinend gerade erst aufgehört hatte zu bluten. Unter seiner Oberlippe klemmte eine Portion Snus, die aschblonden Bartstoppeln standen in alle Richtungen ab.

»Was machst du hier?«, fragte sie.

»Arbeiten, Nathalie«, sagte er in einem Versuch, möglichst beherrscht zu wirken, doch seine Stimme klang immer noch eigenartig fremd. »Ich habe heute Bereitschaftsdienst für die Kripo, vor zehn Minuten hat mich der Notruf erreicht.«

Die Sinneseindrücke überschlugen sich und wurden zu einem undurchdringlichen Wirrwarr in ihrem Kopf. Sie hörte sich sagen: »Ich bin vorhin an deiner Haustür vorbeigegangen … vor einer Minute … Ich wollte dich eigentlich heute anrufen … aber dann kam was dazwischen und ich … dann bin ich hierhergekommen und …«

Ihre Stimme versagte, und ihr kamen die Tränen.

»Ich weiß in etwa, was passiert ist«, sagte Frank und legte den Arm um sie, so dass sie eine wohlige Wärme durchströmte. »Es muss furchtbar gewesen sein …«

Sie nickte und betrachtete ihn.

»Was hast du am Kinn?«

»Ach, das ist nichts«, antwortete er. »Nur eine Schnittwunde vom Rasieren.«

Man brauchte jedoch keine medizinischen Fachkenntnisse, um zu sehen, dass er nicht die Wahrheit sagte.

»Warst du zu Hause?«, wollte sie wissen.

»Ja«, sagte er und ließ sie wieder los. »Was hast du hier gemacht?«

»Ich war auf dem Weg nach Hause ... vom Café Opera ... wollte noch ein bisschen frische Luft schnappen und bin einen Umweg gegangen.«

Die Lüge kam ihr wie von selbst über die Lippen. Um davon abzulenken, fragte sie: »Wird er überleben?«

»Keine Ahnung«, antwortete Frank. »Er kommt jetzt in den OP. Wir gehen natürlich vor wie bei einem Mord. Alle verfügbaren Streifen suchen gerade das Gebiet ab, in dem der Täter verschwunden ist«, ergänzte er und deutete mit dem Kopf in Richtung U-Bahn.

Nathalies Gedanken wanderten zu der Ermordung der Außenministerin Anna Lindh. Auf der Pressekonferenz hatten die Ärzte ihren Zustand zunächst als stabil bezeichnet. Wenige Stunden später war sie für tot erklärt worden.

»Es war furchtbar«, sagte sie und blickte auf ihre Schuhe, die so rot wie Rickards Blut waren. Über den Schotter näherten sich Schritte, und eine kleine, magere Gestalt erschien in ihrem Blickfeld.

»Hallo, Nathalie.«

Sie wandte den Kopf und begegnete Angelica Hübinettes Blick.

»Was machen Sie denn hier?«, wollte die Gerichtsmedizinerin wissen und sah abwechselnd von ihr zu Frank.

Nathalie hatte sie im Zuge ihrer Arbeit für die operative Fallanalyse kennengelernt. Sie war nett, kompetent und geradeheraus.

»Sie ist hier als Zeugin«, erklärte Frank.

»Verstehe«, sagte Angelica. »Ich dachte zuerst, die OFA-Einheit wäre vielleicht schon eingeschaltet.«

»Nein«, sagte Frank, »das wäre wohl etwas zu früh.«

»Ja«, stimmte Angelica zu. »Ich bin auch nur im regulären Dienst hier.«

Ein erneuter Blick in Richtung Nathalie und ein Nicken, das mit etwas Wohlwollen als ein Zeichen von Mitgefühl gedeutet werden konnte.

»Alles Gute, Nathalie. Wir hören voneinander.«

Damit ging Angelica Hübinette zu ihren Kollegen am Springbrunnen. Frank wandte sich zu Nathalie um und hob vielsagend eine Augenbraue. Er hatte sie zwar selbst der OFA-Einheit empfohlen, aber trotzdem war er jedes Mal skeptisch, wenn sich das Team in die Arbeit der örtlichen Kripo einmischte.

»Kannst du noch einmal beschreiben, was du gesehen hast?«, bat Frank sie und schaltete ein Diktiergerät ein.

Sie zwang sich, ein weiteres Mal den Hergang der Ereignisse zusammenzufassen. Nur die Verabredung mit Rickard ließ sie unerwähnt. Frank wusste nichts von den Männern, mit denen sie sich traf, und so sollte es auch bleiben. Vor allem aber ging sie davon aus, dass ihr Date wohl kaum etwas mit dem Überfall zu tun hatte.

Frank strich sich mit dem Finger über die Wunde am Kinn.

»Nathalie, ich weiß, wie schwer das für dich sein muss«, sagte er.

»Ich verstehe es einfach nicht«, antwortete sie mit halberstickter Stimme. Die Umgebung verschwamm vor ihren Augen, als ihr erneut die Tränen kamen.

»Zehn Jahre ist es jetzt her«, murmelte sie.

»Ich weiß. Er fehlt mir auch.«

Frank schwieg.

Er war Adams bester Freund gewesen. Nathalie und Louise hatten die beiden zu Beginn ihres Medizinstudiums kennengelernt. Ein paar Wochen später waren aus den vier Freunden zwei Pärchen geworden.

»Gibt es noch etwas, was für uns wichtig sein könnte?«, fragte Frank nach einer Weile.

Nathalie hielt den Blick geradeaus gerichtet und atmete tief ein. Die Ulmen um den Springbrunnen verschmolzen zunehmend mit der weißen Wassersäule. Sie schloss die Augen. Spürte, wie sie auf der kalten Bank ganz schwer wurde, wie ihre Lippen taub wurden und sämtliche Geräusche um sie herum erstarben.

»Ich muss nach Hause.«

»Ich kümmere mich darum«, sagte Frank. »Wann fährst du nach Uppsala?«

»Weiß nicht, ich nehme die Bahn, wie immer. Spätestens heute Abend um sieben muss ich zu Hause sein.«

»Ruf mich an, sobald du wach bist.«

Frank stand auf und beorderte einen Beamten namens

Hansson, sie nach Hause zu bringen. Zu ihrer Wohnung in der Artillerigatan waren es nur fünfhundert Meter, doch sie protestierte nicht.

Eine Minute später stand sie an dem Fußgängerüberweg, von dem aus sie Zeugin des Angriffs geworden war, und öffnete die Beifahrertür eines Streifenwagens. Das Letzte, was sie hörte, bevor sie die Tür zuzog, war der Ruf eines weißgekleideten Kriminaltechnikers. Er stand an der Ulme, an der das Fahrrad des Täters gelehnt hatte. »Frank! Ich habe hier etwas gefunden, das müssen Sie sich mal ansehen!«

3

»Soll ich noch mit reinkommen?«

Hansson hatte vor der Artillerigatan 32 gehalten. Nathalie wandte sich zu ihm um, sah seine Finger gegen das Lenkrad trommeln.

»Nein danke, ich komme schon zurecht«, sagte sie und drückte die Tür auf. »Danke fürs Fahren.«

Damit stellte sie die hohen Absätze auf den Asphalt und stieg aus. Ohne hinzusehen, hob sie die Hand zum Gruß und kehrte dem Polizisten den Rücken zu. Tief sog sie die kühle Luft ein und hörte die Glocke der Hedwig-Eleonora-Kirche ein Mal schlagen. Halb sechs. In den Bäumen auf dem Friedhof gegenüber zwitscherten die Vögel. Blaue, weiße und violette Blausterne kämpften sich zwischen den schneebedeckten Flecken Erde, die stets im Schatten der asymmetrisch angeordneten Grabsteine zu liegen schienen, ans Tageslicht.

Bevor sie ins Haus ging, sah sie noch, wie der Streifenwagen nach rechts in die Storgatan abbog. Sie überzeugte sich, dass die Tür hinter ihr auch wirklich ins Schloss gefallen war, und stieg die Treppe in die vierte Etage hinauf. Jede Zelle ihres Körpers vibrierte vor Unruhe, und gleichzeitig war sie unsagbar müde.

In dem winzigen Flur ihrer Wohnung, in dem sich fünf Kleiderhaken, ein Schuhregal, ein Spiegel und die Tür zur Toilette befanden, hängte sie ihren Mantel auf und zog sich die Schuhe aus. Erleichtert spürte sie ihre Füße auf dem Parkettboden, als wäre sie nach einer langen Flugreise endlich wieder gelandet. Ihr Blick fiel auf die ordentlich hingestellten neonfarbigen Joggingschuhe. Aus der Laufrunde um den Kungliga Djurgården würde dieses Wochenende wohl nichts mehr werden, ging ihr durch den Kopf. Als spielte das jetzt noch eine Rolle.

Beim Blick in den großen Spiegel an der Wand erschrak sie. Ihre dunkelbraunen Locken hingen in langen Strähnen herunter, der Mascara hatte schwarze Schatten unter ihren Augen hinterlassen, ihr Gesicht war aufgequollen, die Lippen bleich.

Schaudernd ging sie in das einzige Zimmer der Wohnung. Das graue Morgenlicht fiel durch das nordwestlich ausgerichtete Fenster, vor dem die knospenden Zweige noch immer den Blick über den Friedhof bis zum Östermalmstorg freigaben.

In dem Bemühen, sich etwas zu sammeln, ließ sie den Blick über die ihr so vertrauten, sorgfältig möblierten zweiundzwanzig Quadratmeter schweifen. Links das Bücherregal mit der Stereoanlage, auf der sie Aviciis Debütplatte gespielt hatte, bevor sie zum Café Opera aufgebrochen war. Rechts der Kleiderschrank, das Bett und die Kochnische. Die eingerahmten Fotocollagen ihrer Mutter, der orientalische Teppich, den sie von ihrem Vater bekommen hatte, und der Arne-Jacobsen-Sessel, den sie im Internet ersteigert hatte.

Zwischen den Blumentöpfen mit den weißen Orchideen lagen die viel zu teuren Videospiele, die sie für Gabriel und Tea gekauft hatte. Mitten im Raum stand der Notenständer mit den Chornoten der Woche, an den sie die Medaille vom Frauenlauf vergangenes Jahr gehängt hatte – zur Erinnerung daran, das sie mehr trainieren musste. Sie hatte sich bemüht, eine möglichst wohnliche Atmosphäre zu schaffen.

In diesem Moment aber kam ihr irgendetwas komisch vor. Das Gefühl von Sicherheit, das sich normalerweise einstellte, war wie weggeblasen. Ihr Blick irrte umher und versuchte, den Grund dafür zu finden. An dem weißgestreiften Vorhang zwischen Bett und Kochnische, hinter dem sich die Putzecke verbarg, blieb er hängen. Fielen die Falten nicht irgendwie anders als sonst? Was ragte da einen halben Meter über dem Fußboden hervor? Mit weit aufgerissenen Augen ging sie darauf zu und schob den Vorhang zur Seite.

Dahinter stand natürlich niemand. Nur ihre Putzsachen und das Bügelbrett. Der Staubsaugerschlauch war nach vorne gefallen und hatte sich in den Raum geschoben.

Mit einem Seufzen ließ sie die angehaltene Luft aus ihren Lungen entweichen und schüttelte den Kopf über ihre Hirngespinste. Noch einmal rief sie sich die Bilder ihres unbekannten Verfolgers in Erinnerung. Wie er oder sie um eine Ecke verschwunden war. Das Gefühl, dass da immer jemand war, aber nie greifbar.

Sie zog sich das Kleid aus und hängte es zu den anderen in den Kleiderschrank. In der Kochnische ließ sie eine Brausetablette in ein Glas Wasser fallen. Durch das Rauschen hörte und sah sie noch einmal den Springbrunnen vor sich. Die Person auf der Bank, den plötzlichen Angriff und das Blut, das das Wasser rot gefärbt hatte. Rickards Hand an ihrem Arm und seine Worte: »Wi ... Wi ...«

Sein letzter Moment bei Bewusstsein, ihr Anblick hatte ihn bis zum Schluss begleitet.

Was hatte er gemeint?

Wir beide?

Rickard. Wirst du überleben?

Sie unterdrückte den Impuls, im Krankenhaus anzurufen und sich nach ihm zu erkundigen. Sah ein, dass es zwecklos war und dass sie, so schwer es ihr fiel, versuchen musste zu schlafen.

Sie ging zurück zum Bad, klappte den Spiegel am Badezimmerschrank zur Seite, um nicht noch einmal ihr Spiegelbild sehen zu müssen, und holte eine halbe Tablette Benzodiazepin aus dem Kulturbeutel. Normalerweise nahm sie keine Beruhigungsmittel, doch das war ein Notfall.

Dann legte sie den Haken an der Tür vor, zog sich aus und stellte sich unter die Dusche. Drehte so viel heißes

Wasser auf, bis ihre Haut brannte und sie von einer Dampfwolke umhüllt war. Die Hitze und der harte Strahl auf der Haut ließen ihre Gedanken in all dem Gefühlschaos ein wenig klarer werden.

Was geschehen war, war unbegreiflich und dennoch geschehen. Als Ärztin war sie es gewohnt, zwischen Empathie und Analyse hin- und herzuwechseln, doch in diesem Moment fühlte sie sich ebenso hilflos wie die Patienten, die manchmal vor ihr zusammenbrachen.

Sie war Zeugin eines Mordversuchs an Rickard Ekengård geworden.

Hätte ich nicht so schnell die Blutung gestillt und den Krankenwagen gerufen, wäre er jetzt tot, mutmaßte sie und spülte sich den Schaum aus dem Haar.

Rickard. Warum wollte er sie ausgerechnet heute treffen? Hatte er einfach nur zu viel getrunken, Lust auf Sex gehabt und darauf gesetzt, dass sie bestimmt mit ihm nach Hause kommen würde?

Nathalie dachte an den Abend im Riche vor ein paar Wochen. Wie sie dort an der Bar saß und ein Glas Wein getrunken hatte, bis er sich plötzlich neben sie gesetzt und Hallo gesagt hatte. Wie verblüfft sie gewesen war. Zwar hatte er ihr von dem Tisch, an dem er zuvor mit seinen Schauspielerkollegen saß, schon die ganze Zeit Blicke zugeworfen, aber dass er zu ihr herüberkommen würde, hätte sie nie gedacht.

Sofort hatte sich zwischen ihnen ein unbeschwertes Gespräch aus der üblichen Mischung von Faktenaustausch und Scherzen entsponnen. Im Gegensatz zu vielen anderen Männern hatte er aufrichtiges Interesse an ihren Antworten gezeigt. Das hatte sie sehr angenehm gefunden und gefreut. Er hatte sich nach ihrer Familie erkundigt, wollte wissen, wie es war, als Psychiaterin zu arbeiten, und hatte sowohl Fragen zum Chor als auch zu ihrer Scheidung gestellt (die sie im Normalfall gar nicht erwähnte).

Die Stunden waren nur so verflogen. Als der Bartender sagte, dass bald geschlossen würde, hatte Rickard sie noch auf eine Flasche gutgelagerten Amarone, die er vom Theaterchef bekommen hatte, zu sich eingeladen. Er war fröhlich und ausgelassen gewesen, hatte von dem Stück erzählt, für das er gerade probte, und von seinen kommenden Filmprojekten.

Als sie aber auf seinem großen Ledersofa Platz genommen und mit dem rubinroten Wein angestoßen hatten, war er plötzlich ernst geworden. Er hatte erzählt, dass er gerade an einer Autobiographie arbeite. Er wolle alles auffliegen lassen.

Noch bevor sie fragen konnte, was genau er darin auffliegen lassen wolle, hatte er sich vorgebeugt und sie geküsst. Seine Hand war an ihr hinaufgewandert, und sie hatte seinen Nacken umfasst. Wieder und wieder hatten sie sich geliebt. Anschließend hatte er gesagt, dass er es gewohnt sei, allein zu schlafen. Bis zu seiner SMS hatten sie nichts mehr voneinander gehört.

Nathalie drehte das Wasser ab. Die Wärme und die Tablette machten sie ganz schläfrig und betäubt. Sie trocknete sich sorgfältig mit dem neuen Ralph-Lauren-Handtuch ab, schlüpfte in ihr Seidennachthemd und putzte sich drei Minuten die Zähne. Dann löschte sie überall das Licht und ging zum Fenster, um die Jalousien herunterzulassen. Eine Weile blieb sie dort stehen und blickte auf den Friedhof, wo drei Spatzen über einen der Kieswege hüpften, bis die Gräber zu einem einzigen großen, grauen Stein vor ihren Augen verschwommen.

Noch einmal hallte die grauenvolle Nachricht von Adams Tod in ihr wider. Die Worte der Polizisten hatten ihr Leben zerstört, und was sie selbst in dieser Nacht erlebt hatte, war in einer undurchdringlichen Finsternis verschwunden, die sie seither in sich trug.

Die Mordermittlungen, an denen Frank als frischgebackener Kommissar beteiligt gewesen war, hatten rein gar nichts ergeben. Man wusste nur, dass Adam noch spät wegen einer Story ausgerückt war, worum es ging, war allerdings nicht klar. Der Saab, den er sich mit einem Kollegen teilte, stand vor dem Haus des Kollegen in der Salagatan. Adam hatte ihn im Laufe des Abends genommen und wie besprochen wieder zurückgebracht, vermutlich gegen 23:15 Uhr. Da es keine andere plausible Möglichkeit gab, nahm man an, dass er sich danach auf den Weg in die Redaktion der *Upsala Nya Tidning* gemacht hatte. Was er dort mitten in der Nacht wollte, wusste niemand, doch seit er eine Woche zuvor einen anonymen Hinweis bekommen hatte, war sein Verhalten ohnehin etwas seltsam gewesen.

Trotz aller Anstrengungen hatte die Polizei nie herausgefunden, worauf sich der Hinweis bezog, dem Adam heimlich nachgegangen war. Der einzige Zeuge war ein Taxifahrer, der gegen Mitternacht eine Zigarettenpause eingelegt und Adam im Springbrunnen gefunden hatte.

Bevor der Mann aus seinem Wagen gestiegen war, hatte er eine Person Richtung Norden zum Parkplatz vor dem Rathaus eilen sehen. Zehn Sekunden später hatte er gehört, wie ein Auto mit quietschenden Reifen davongefahren war. Eine genauere Beschreibung des Autos oder des Flüchtenden konnte er nicht abgeben. Dann war er zum Springbrunnen gegangen und hatte Adam vornüber im Wasser liegend gefunden.

Das Blut hatte ihn wie eine rote Wolke umgeben. Sein Körper war noch warm gewesen, als der Krankenwagen eintraf, doch sämtliche Wiederbelebungsversuche waren erfolglos geblieben.

Etwa zur selben Zeit hatte Nathalie *das Furchtbare* ereilt. Neue Bilder, neue Qualen. Sie stand noch immer am Fenster und hielt sich krampfhaft am Fensterrahmen fest.

Die Polizei hatte die Theorie, dass es sich um einen Raubüberfall handelte, der aus dem Ruder gelaufen war. Adams Kamera und Portemonnaie waren verschwunden, und in Uppsala trieb gerade eine gewalttätige Bande aus Osteuropa ihr Unwesen. Nathalie hatte nie daran geglaubt, und diese Überzeugung war noch stärker geworden, nachdem sie die Sendung *Ungelöste Verbrechen* gesehen hatte. Darin war zwar nichts Konkretes erwähnt worden, was die Theorie der Polizei widerlegt hätte, doch der Einschätzung des anwesenden Professors nach gab es in dem Fall diverse Ungereimtheiten. Im Anschluss an die Sendung war Nathalie auf den Dachboden gegangen und hatte die Kisten mit Adams Sachen hervorgekramt. Als sie im Begriff war, den ersten Karton zu öffnen, überlegte sie es sich jedoch anders.

Sie hatte nie in diese Kisten hineingeschaut. Kurz nach dem Mord war sie zu traurig gewesen, und später, als sie mit ihrer Trauer umgehen konnte, hatte sie zu große Angst gehabt, erneut von ihr eingeholt zu werden. Außerdem hatte die Polizei den Inhalt bereits gründlich untersucht.

Dieses Mal hatten die Ermittler hoffentlich mehr Erfolg. Vielleicht war der Täter ja bereits gefasst. Vielleicht würde Rickard überleben.

Adam. Rickard.

Zehn Jahre, die plötzlich wie weggeblasen waren.

In einem Moment mühsam erkämpfter Handlungsfähigkeit ließ Nathalie die Jalousien herunter und wankte ins Bett. Sie zwang sich, die Augen zu schließen, dämmerte ein und wurde schließlich von einem tiefen Schlaf übermannt.

Um halb sieben vibrierte ihr Handy auf dem Schreibtisch. Eine neue SMS erleuchtete das Display:

> Schön, dass du gut nach Hause gekommen bist. Ich hoffe, du schläfst jetzt. Du hast es doch nicht vergessen? Freundschaftliche Grüße.

Doch sie träumte bereits von Adam und hörte nichts mehr.

4

UPPSALA, 2004

Als sie nach Hause in die Mietwohnung im Gustaf Kjellbergs Väg kam, war sie völlig erschöpft. Der Tagesdienst in der psychiatrischen Notaufnahme war chaotisch gewesen. Von der Begutachtung zur Unterbringung des psychotischen Lkw-Fahrers, die gleich nach Dienstantritt auf sie gewartet hatte, bis zur Aufnahme der selbstmordgefährdeten Algerierin, deren Ausweisung nun amtlich war, hatte sie gerade mal zehn Minuten Pause gehabt. Der verantwortliche Oberarzt befand sich auf einer Computerfortbildung, und so hatte sie Entscheidungen treffen müssen, die weit über ihre Kompetenz als Ärztin im Praktikum hinausgingen. Zu allem Überfluss hatte dann während der Mittagspause auch noch ihre Mutter angerufen und sie gebeten, die Einladung zur Vernissage für irgendeine bevorstehende Fotoausstellung zu formulieren. Obwohl Nathalie tausend Gründe gehabt hätte, nein zu sagen, hatte sie versprochen, ihrer Mutter zu helfen. Ihr klarzumachen, dass sie keine Zeit hatte, hätte nur doppelt so lange gedauert.

Hoffentlich hat Adam Essen gemacht, dachte sie, als sie die letzten Stufen zu ihrer gemeinsamen Zweizimmerwohnung in der dritten Etage hinaufstieg. Zu ihrer Überraschung war die Haustür abgeschlossen. War Adam etwa nicht nach Hause gekommen, wie er es versprochen hatte, als sie vor der Nachmittagsvisite miteinander telefoniert hatten? Sie warf einen Blick auf die Armbanduhr. Fünf nach sechs. Er hätte schon vor über einer Stunde zu Hause sein sollen.

Sie schloss die Tür auf und ging in die Wohnung. Auf dem Küchentisch standen noch die Reste des Frühstücks. Die Müdigkeit und ihr niedriger Blutzuckerspiegel ließen sie laut fluchen. Über Adams miserablen Sinn für Ordnung konnte sie sich kolossal aufregen. Wütend wählte sie seine Nummer. Nichts. Nur die freundliche Ansage, man solle es später noch einmal versuchen oder sich an die Redaktion wenden.

Sie räumte das Geschirr ab und warf die mit Marmelade bekleckste Tischdecke in die Waschmaschine. Sicher saß er noch an diesem Artikel über das Jugendheim, von dem er letzte Woche geredet hatte, ärgerte sie sich. Oder es war wieder irgendwas mit diesem gekränkten Schauspieler, der ihn neulich in der Universitätsbuchhandlung bedroht hatte. So oder so wurde Adam garantiert von einer seiner Storys aufgehalten – eine wichtiger als die andere und unmöglich in eine Rangfolge zu bringen.

Adam machte oft Überstunden. In letzter Zeit war es eher die Regel als ein Ausnahmefall. Immer gab es irgendwelche neuen Interviews, dringenden Artikel oder Chroniken, die geschrieben werden mussten. Bisher hatte Nathalie ihren Unmut noch für sich behalten, aber allmählich hatte sie die Nase voll. In einer Stunde wollten sie zu einer Party im Studentencenter, und vorher waren sie mit Louise, Håkan und der übrigen Clique zum Vorglühen bei Frank verabredet. Wenn sie noch eine realistische Chance haben wollte, zu duschen und sich fertigzumachen, hatte sie jetzt keine Zeit, Putzfrau und Köchin zu spielen.

Sie sah Adam vor sich und musste trotz allem lächeln. Darüber, wie ehrgeizig er war, wie er jeden Tag aufs Neue seine Qualifikation beweisen wollte, wie er mit Klauen und Zähnen dafür kämpfte, dass seine Vertretungsstelle bei der *Upsala Nya Tidning* zum Herbst hin in eine feste Stelle umgewandelt würde. Sie wusste, dass er tief im Inneren Komplexe hatte, weil sie aus einer »vornehmeren Familie« stammte, wie er immer voller Ironie zu sagen pflegte. Adam kam aus einer Arbeiterfamilie – seine Mutter war nach dreißig Jahren als Pflegehelferin wegen gesundheitlicher Probleme in Frührente gegangen, und sein Vater arbeitete als Gabelstaplerfahrer bei einer Kaffeerösterei. Ihre Eltern trugen zwar den gewöhnlichen Nachnamen Nilson, doch ihr Vater Victor war ein angesehener Geschäftsmann, der mehrere Hotels besaß und oft wegen seines Engagements für mehr Gleichberechtigung in den Medien vertreten war. Sonja, ihre Mutter, stammte aus einer adeligen Stockholmer Familie und hatte den Standesdünkel bereits mit der Muttermilch eingesogen.

Nathalie ging ins Bad und warf ihre Kleidung in den Wäschekorb. Nahm den Verlobungsring ab und reinigte ihn mit dem Desinfektionsmittel, das sie aus der Notaufnahme mitgenommen hatte. Als sie unter der Dusche stand und das warme Wasser auf der Haut spürte, musste sie wieder an Adam denken.

Morgen waren sie seit genau neun Monaten verlobt. Sie freute sich aufs Heiraten und Kinderkriegen. Das war ein klares Ziel für sie. Sie stellte sich oft vor, wie ihre zukünftigen Kinder wohl aussehen, wie sie reden und sich bewegen würden. Der Kinderwunsch brannte in ihr und wurde jeden Tag stärker.

Bald war sie fünfunddreißig. Allmählich wurde es höchste Zeit, doch sie wollte es Adam überlassen, einen Termin für die Hochzeit vorzuschlagen. Vielleicht irgendwann im Herbst, hoffte sie und massierte die Pflegespülung ins Haar. Als sie aus der Dusche kam, hörte sie seine Stimme im Flur: »Nathalie? Hallo?«

Obwohl sie Wasser im Ohr hatte, bemerkte sie, wie aufgewühlt er klang. Schnell wickelte sie sich ein Handtuch um und öffnete die Badezimmertür. Als sie in seine braunen Augen blickte, fand sie ihren Verdacht bestätigt: Irgendetwas war passiert.

»Was ist los?«, fragte sie.

»Nichts«, antwortete er und zog sich die Schuhe aus.

»Doch, jetzt sag schon! Ich sehe doch, dass etwas nicht stimmt.«

»Tut mir leid, dass ich so spät bin«, sagte er und warf einen Blick auf die Armbanduhr, die sie ihm zum Geburtstag geschenkt hatte.

Sie legte ihm eine feuchte Hand auf die Wange und sah ihm in die Augen.

»Komm schon, erzähl es mir! Wir haben nicht viel Zeit.«

Er marschierte in die Küche. Trank den restlichen Apfelsaft direkt aus der Tüte und stellte sie anschließend auf der Spüle ab. Dann sah er Nathalie ernst an.

»Ich habe einen Tipp bekommen, deshalb bin ich so spät dran. Daraus kann etwas richtig Großes werden ...«

Er wischte sich den Mund mit dem Handrücken ab, ging

einen Schritt auf sie zu und sagte mit einem Ernst, den sie so noch nicht von ihm kannte: »Dafür kann ich den Großen Journalistenpreis bekommen, Nathalie.«

5

STOCKHOLM,
MONTAG, 28. APRIL 2014

Das fahle Weiß ging allmählich in ein helles Orange über, und sie spürte die morgendliche Wärme auf den Lidern. Langsam tauchte sie aus ihrem Traum auf, in dem Adam sich so wirklich angefühlt hatte wie schon seit Jahren nicht mehr. Sie hatte seine Stimme gehört, ihn umarmt, seinen Geruch wahrgenommen, das Salz seiner Haut geschmeckt. Alles in einer unlogischen Abfolge von Ereignissen, die ihr wie das Natürlichste auf der Welt vorgekommen war.

Die Seele kennt keine Zeit, sagte sie immer, wenn sie Eindrücke aus weit zurückliegenden Phasen ihres Lebens noch einmal mit derselben Intensität durchlebte wie zum ursprünglichen Zeitpunkt.

Adam. Sie versuchte ihn festzuhalten, doch er entglitt ihr und wurde durch die quälenden Bilder von dem Angriff auf Rickard verdrängt. Erneut überkam sie dieses unangenehm unwirkliche Gefühl, mit dem sie eingeschlafen war. Diese erdrückende Finsternis, die sie weder in Worte fassen konnte noch wollte.

Sie starrte an die weiße Decke, und ihr Blick blieb an einem halbmondförmigen Riss in der Farbe hängen. Ihr Kopf schmerzte, das Nachthemd klebte an ihrem Körper. Ihre Glieder waren wie betäubt, und es fühlte sich so an, als könnte sie nie wieder aufstehen. Um dieses lähmende Gefühl loszuwerden, zwang sie schließlich ihre Beine über die Bettkante, setzte sich auf und sah auf den Wecker neben dem Bett. Fünf nach zehn.

Wankend ging sie hinüber zur Kochnische und trank zwei Gläser Orangensaft. Das gab ihr die Energie, um ans Fenster zu treten und es den fünf Zentimeter breiten Spalt zu öffnen, den die Fenstersperre zuließ. Kühle Luft strömte ihr entgegen, und das Nachthemd löste sich von der Haut.

Auf dem Östermalmstorg herrschte buntes Markttreiben, als wäre überhaupt nichts geschehen. Alles nur ein böser Traum, dachte sie. Dann nahm sie ihr Handy vom Schreibtisch, um die Schlagzeilen im *Aftonbladet* zu lesen.

Auf dem Display leuchtete ihr eine SMS entgegen. Sie war um 06:32 Uhr geschickt worden. Ob sie von einem der Männer kam, mit denen sie sich getroffen hatte?

Neugierig las sie den Text. Vier Sätze. Dann wog das Handy mit einem Mal schwer wie Blei. Adrenalin schoss ihr durch die Adern und vertrieb augenblicklich jede Müdigkeit. Die einzelnen Wörter waren an sich ganz alltäglich, doch zusammen und in dieser Situation ergaben sie die unheimlichste Nachricht, die sie jemals erhalten hatte.

Schön, dass du gut nach Hause gekommen bist. Ich hoffe, du schläfst jetzt. Du hast es doch nicht vergessen? Freundschaftliche Grüße.

Schnell griff sie zu einem Stift, notierte die Nummer des Absenders auf einer Werbezeitung und rief die Auskunft an. Die Rufnummer gehöre zu einer unregistrierten Prepaidkarte, erfuhr sie dort.

Das bist doch garantiert du. Mein Stalker.

Sämtliche Erinnerungen an die fremde Person, die zu verschiedenen Gelegenheiten in ihrer Nähe aufgetaucht war, verbanden sich zu einem Film, der nun vor ihrem inneren Auge ablief.

Bist du hier? Bist du mir gestern gefolgt?

Sie trat zurück ans Fenster. Suchte mit den Augen die Straße, den Friedhof und den Marktplatz ab. Nirgendwo war jemand in einer grünen Jacke zu sehen, jemand, der sie zu beobachten schien.

Ihre Gedanken überschlugen sich. Bis gestern war der oder die Unbekannte nur in Uppsala aufgetaucht. Außer Frank, Louise und ihren Eltern wusste niemand von der Wohnung in Stockholm.

Bist du mir hierher gefolgt?

Das machte das Ganze gleich um einiges verrückter. Zu Hause im Alltag einen Stalker zu haben, war ja schon schräg genug, aber dass dieser jemand ihr offenbar auch hinterherreiste, war eine andere Nummer.

Die Muskeln um ihren Brustkorb spannten sich an. Sie lehnte sich zum Fensterspalt vor und füllte ihre Lunge erneut mit Sauerstoff. Atmete langsam durch den Mund wieder aus und zählte bis drei, so wie sie es mit Patienten machte, die einen Panikanfall bekamen.

Vom Karlaplan war sie nach Hause gefahren worden.

Soweit sie sich erinnerte, war ihr niemand gefolgt, aber andererseits hätte sie vermutlich ohnehin nichts davon mitbekommen.

Oder du hast mich am Karlaplan ins Auto steigen sehen und bist einfach davon ausgegangen, dass ich auf dem Heimweg war und wahrscheinlich schon schlief, als du die SMS geschickt hast.

Warum sonst würde irgendwer um halb sieben morgens »Ich hoffe, du schläfst jetzt« schreiben?

Noch einmal starrte sie auf das Display.

Du hast es doch nicht vergessen? Freundschaftliche Grüße.

»Wer immer du auch bist, mein Freund bist du jedenfalls nicht«, murmelte sie.

Erneut rief sie sich die Bilder des Verfolgers in Erinnerung. Sie waren verschwommen und vage. Die grüne Jacke, der durchschnittliche Körperbau, die zielstrebigen Bewegungen. Konnte es sich um dieselbe Person handeln, die Rickard niedergeschossen hatte?

Sie suchte Franks Nummer in ihrer Kontaktliste. Nach drei Freizeichen hatte sie ihn am Apparat. Er klang gehetzt, im Hintergrund war Stimmengewirr zu hören.

»Hallo, ich bin's ...«

»Ah, gut«, sagte Frank. »Ich wollte dich gerade anrufen. Kannst du herkommen? Ich habe noch ein paar Fragen.«

»Natürlich«, sagte sie. »Lebt er?«

Frank zögerte einen Moment.

»Du hast die Nachrichten also noch nicht gesehen? Nein, Nathalie, es tut mir leid, Rickard Ekengård ist tot. Man hat die besten Thoraxchirurgen von ganz Schweden zusammengetrommelt und die halbe Blutbank von Stockholm in ihn reingepumpt, aber es war nichts zu machen. Ich habe es vor einer Stunde erfahren.«

Vor ihren Augen blitzte das Blut im Wasser des Springbrunnens auf und färbte ihre Wohnung für eine Sekunde rot. Frank fuhr fort, ohne dass sie ihn dazu auffordern musste: »Wir haben noch keinen Verdächtigen gefasst. Eine Handvoll Zeugen hat in der Nähe des Tatorts einen Radfahrer in einer dunklen Jacke gesehen, zum Teil mit, zum Teil ohne Kapuze. Wie immer sind die Aussagen vage und widersprüchlich. Wir wissen nicht mal, ob es sich um eine Frau oder einen Mann handelt ... Einige haben einen ›Knall‹ oder ein ›Dröhnen‹ gehört, aber auch hier gehen die Meinungen auseinander.«

Frank wurde von irgendwem unterbrochen und antwortete irritiert: »Augenblick, ich komme gleich.« Dann sprach er weiter. »Die Chirurgen haben die Kugel aus seinem Brustkorb geholt, sie ist jetzt auf dem Weg ins Labor. Im besten Fall kann dort festgestellt werden, von welcher Waffe sie abgefeuert wurde. Kannst du kommen?«

Nathalie sank auf die Bettkante, spürte die Schwere in den Gliedern und sehnte sich zurück in ihren Traum.

»Klar«, sagte sie. »In einer halben Stunde bin ich da.«

Sie beendete das Gespräch und öffnete die *Aftonbladet*-App. Fette Schlagzeilen, Fotos von Rickard, Berichte über den Mord und Zitate von Schauspielerkollegen, die ihr Entsetzen ausdrückten. Ihr wurde schlecht.

Ich muss Frank die SMS zeigen, beschloss sie. *Wer immer du auch bist, jetzt bist du zu weit gegangen.*

Sie zog ihr Nachthemd aus und schlüpfte in ein weißes Baumwolltop und ein Paar Jeans. Aß eine Banane und eine Handvoll Cashewnüsse, die sie mit einer Tasse Instantkaffee und einer aufgelösten Kopfschmerztablette hinunterspülte. So vertraut ihr diese Abläufe waren, so bedrohlich und fremd kam ihr in diesem Moment doch alles vor.

Sie wählte Gabriels Handynummer, erreichte ihn aber nicht. Dann rief sie Håkan an, auch wenn ihr gerade überhaupt nicht danach war, seine Stimme zu hören. Er klang überrascht und irritiert. Sagte, er sei gerade am Flughafen Göteborg und habe keine Zeit zu reden. Sie schluckte ihren Stolz herunter und erkundigte sich nach den Kindern.

»Ruf sie doch selbst an, wenn dich das interessiert«, unterbrach er sie.

»Ich erreiche sie aber nicht«, entgegnete sie, auch wenn sie das Gespräch wohl besser beendet hätte.

»Gabriel ist beim Fußballtraining, und Tea backt mit meiner Mutter Milchbrötchen.«

Bei diesen Worten schossen Nathalie die Tränen in die Augen. Sie riss sich zusammen, sagte, dass sie die beiden um sieben Uhr abholen werde, wie abgemacht, und legte auf. Dann zog sie ihre Jeansjacke an und warf einen Blick durch den Türspion. Draußen war niemand zu sehen. Nachdem sie die Wohnungstür sorgfältig abgeschlossen hatte, lief sie die Treppe hinunter.

Die Sonnenbrille zum Schutz vor dem grellen Vormittagslicht auf der Nase ging sie die Artillerigatan in Richtung Karlavägen hinunter. In der Sonne war es warm, doch es war eine Wärme, die noch viel zu eng mit der eisigen Kälte des Winters verbandelt war. Sobald Nathalie ein Stück durch den Schatten ging, begann sie zu frieren.

An der Kreuzung zur Linnégatan kam sie an dem Kiosk vorbei, an dem sie sich immer Eis und Süßigkeiten kaufte, wenn sie Heißhunger auf etwas Süßes bekam. Von den ausgelegten Titelseiten schrien ihr fettgedruckte Schlagzeilen wie RICKARD EKENGÅRD AUF DEM KARLAPLAN ERMORDET entgegen. Reflexartig wandte sie den Blick ab und rief Louise an.

»Was? Ist das wahr?«, rief diese, als Nathalie ihr von dem Geschehen erzählt hatte.

Louise redete mehr als sonst. Nur zwei Stunden vor dem Mord sei sie auf dem Rückweg von einer Party am Karlaplan vorbeigegangen, ganz allein. Es habe nicht viel gefehlt, und sie sei selbst Zeugin des Mordes geworden.

»Das ist doch völlig verrückt, Nathalie! Und ausgerechnet Rickard Ekengård! Wann bist du noch mal mit ihm nach Hause gegangen? Ist das nicht erst zwei Wochen her?«

»Ja«, seufzte sie.

»Unglaublich«, sagte Louise. »Was machst du denn jetzt? Willst du herkommen?«

»Nein, ich muss zur Polizei und dann noch Papa treffen, bevor ich zurück zu den Kindern fahre.«

»Ich kann das einfach nicht fassen!«, sagte Louise.

»Kann ich irgendetwas tun? Wenn du möchtest, bitte ich Frank mal, dass er dich anruft ...«

»Ich habe schon mit ihm gesprochen, Louise. Er leitet die Ermittlungen. In fünf Minuten treffe ich ihn am Karlaplan.«

Ein paar Sekunden hörte sie nur Louises Atemzüge.

»Ich melde mich, sobald ich kann«, fuhr Nathalie fort.

»Okay, du weißt ja, dass du mich jederzeit anrufen kannst.«

Die Neugier war Louise immer noch deutlich anzuhören, doch sie stellte keine weiteren Fragen. Nathalie spürte, dass sie mindestens eine Stunde nur für sich brauchte, bevor sie ihre Freundin das nächste Mal anrufen konnte.

Plötzlich hustete jemand hinter ihr.

Sie drehte sich ruckartig um.

6

Als Nathalie sah, dass das Husten von einem älteren Herrn mit zwei weißen Pudeln stammte, kam sie sich lächerlich vor. Der Mann schaute sie verwundert an, räusperte sich und verschwand im nächsten Hauseingang. Sie schob ihre Sonnenbrille hoch und ging eilig weiter.

Auf dem Karlaplan wimmelte es von Menschen. Der Springbrunnen war abgesperrt, genau wie der Fußgängerübergang zum Maximtheater. Schaulustige allen Alters standen vor den blauweißen Plastikbändern, unterhielten sich, zeigten hierhin und dorthin und fotografierten mit ihren Handys die Polizisten bei der Arbeit.

Was interessiert die Leute nur so sehr an schrecklichen plötzlichen Todesfällen?

In das Stimmengewirr mischten sich Vogelgezwitscher und das Geräusch der Autos, die an dem symmetrisch angelegten runden Platz vorüberfuhren. Die Fontäne des Springbrunnens war mittlerweile abgeschaltet. Zwei weißgekleidete Techniker standen mit den Stiefeln im Wasser und untersuchten den Boden. Vier Journalisten mit gezückten Kameras und Mikrofonen versuchten, die Aufmerksamkeit der uniformierten Polizisten zu erlangen. An der Stelle, wo Nathalie Rickard aus dem Wasser gezogen hatte, lagen etliche Rosen und Tulpen. Vor der Absperrung standen zwei Busse des Bereitschaftstrupps. In einem davon erahnte sie Franks Silhouette auf dem Vordersitz. Dreißig Meter weiter standen ein Bus des Fernsehsenders SVT und einer von TV4.

Bist du auch hier?

Sie verspürte den Impuls, einfach kehrtzumachen und davonzulaufen, doch ihre Beine zwangen sie weiter geradeaus. Als wäre ihr Gedanke soeben Wirklichkeit geworden, sah sie hinter dem Plastikband auf der anderen Seite des Springbrunnens einen Mann in grüner Öljacke stehen. Sie hielt mitten in der Bewegung inne. Panik schlug ihr wie eine Faust in die Magengrube.

Ein Mann also, dieses Mal war sie sich sicher. Er war etwa ein Meter achtzig groß, hatte kurzes dunkles Haar und trug eine helle Stoffhose.

Nein, das bist du nicht, dachte sie dann.

Der Mann sah genau in ihre Richtung.

Das Unbehagen kroch ihr tief unter die Haut und packte sie bei den Eingeweiden. Sie hielt den Atem an. Schließlich drehte sich der Fremde auf dem Absatz um und ging auf die U-Bahn-Station am Einkaufszentrum Fältöversten zu.

Nein, der war es nicht, sagte sie sich, und ihre Anspannung ließ ein wenig nach. Als der Mann hinter einem Grüppchen Jugendlicher mit Skateboards verschwunden war, ging sie auf den Polizeibus zu. Auf halber Strecke sah Frank sie kommen und lief ihr sofort entgegen. Seine Augen waren gerötet, die Haut über den markanten Wangenknochen wirkte schlaffer als sonst. Die Wunde am Kinn war unter den Bartstoppeln kaum noch zu sehen.

»Hallo, Nathalie, gut, dass du kommst.«

Sie warf einen Blick in die Richtung, in die der Mann mit der grünen Jacke verschwunden war, biss sich auf die Unterlippe und nickte.

»Komm, wir setzen uns in den Bus, da können wir ungestört reden«, fuhr Frank fort.

Sie setzte sich neben ihn auf den Beifahrersitz und zog die Tür zu. Als das Gemurmel von draußen verstummte, war es mit einem Mal so still, als hätten sie sich in eine schalldichte Kapsel zurückgezogen und wären nur noch Beobachter der Geschehnisse um sie herum. Wieder ergriff Nathalie dieses unwirkliche Gefühl. Frank sah ihr in die Augen und fragte: »Wie geht es dir?«

Anstatt zu antworten, schüttelte sie nur den Kopf und ließ ihren Blick über den Springbrunnen schweifen. Frank fuhr fort: »Wie ich eben schon am Telefon sagte, haben wir noch keinen Verdächtigen, aber wir arbeiten unter Hochdruck. Wir gehen die Aufnahmen verschiedener Überwachungskameras durch, reden mit Anwohnern und Taxiunternehmen in der Gegend. Deine Beschreibung wurde im Großen und Ganzen von einem zweiten Zeugen bestätigt – einem Obdachlosen, der zum Zeitpunkt der Tat an einem Mülleimer auf der anderen Seite des Springbrunnens stand«, schloss er und deutete mit dem Kopf auf die Stelle, an der sie vor wenigen Augenblicken noch ihren Verfolger gesehen zu haben glaubte.

Plötzlich überwältigte sie ein Gefühl, das sie nicht in Worte fassen konnte. Tränen traten ihr in die Augen, und ihr Blick floh hinauf in die Baumkronen. Sie stellte sich vor, wie das Leben durch die kahlen, schwarzen Zweige strömte, bald würden Knospen und Blätter voller Chlorophyll daran sprießen – eine Wiedergeburt, die in herbem Kontrast zu Adams und Rickards grauenhaftem Ableben stand.

»Hatte er Familie?«, fragte sie.

»Nein«, sagte Frank. »Er ist in Pflegefamilien groß geworden, seine Eltern leben nicht mehr, und er hatte keine Geschwister. Der nächste Angehörige ist ein Onkel in Umeå.«

»Was wollte der Techniker dir gestern zeigen, als ich in den Polizeiwagen gestiegen bin?«

»Ein Nikotinkaugummi«, antwortete Frank und fuhr sich mit der Hand durchs Haar. »Es war noch frisch und lag neben dem Baum, an dem das Fahrrad gelehnt hat. Wenn wir Glück haben, stammt es vom Täter. Es wurde schon zur DNA-Analyse ins Labor geschickt und ...«

Er hielt inne, blickte sie an und lächelte matt.

»Ich sitze hier und rede. Tut mir leid, ich bin müde und vergesse vollkommen, dich wie eine ganz normale Zeugin zu behandeln.«

Sie lächelte zurück, eher bestätigend als froh. Ihr kam in den Sinn, dass Håkan der einzige Mensch in ihrem Bekanntenkreis war, der Nikotinkaugummis kaute. Und zwar nicht etwa, weil er aufhören wollte zu rauchen – in seinem ganzen schönen Vorzeigeleben hatte er kein einziges Mal an einer Zigarette gezogen –, sondern weil er gelesen hatte, dass man damit Alzheimer vorbeugen könne. Sie schüttelte den Gedanken ab und beobachtete sich verwundert dabei, wie sie Frank über die Schulter strich.

»Aber ich bin ja auch keine ganz normale Zeugin ... wir sind schließlich Freunde und ...«

Das Lächeln verschwand von ihren Lippen. Wieder überkam sie dieses stumme, lähmende Gefühl. Sie ließ die Hand in den Schoß sinken und richtete den Blick auf das Wasser. Das Vormittagslicht spielte darin und erzeugte ein türkisfarbenes Glitzern wie in einer surrealistischen Traumwelt. Nirgendwo war mehr Blut zu sehen, doch aus ihrer Erinnerung würde das Bild nicht mehr verschwinden. Gedanklich wieder bei Frank führte sie den Satz zu Ende: »... und dann ist da ja noch die Sache mit Adam.«

»Ich kann verstehen, dass du daran denkst«, sagte Frank. »Aber nichts deutet darauf hin, dass die beiden Morde etwas miteinander zu tun haben.«

»Bis auf exakt das gleiche Szenario? Der Springbrunnen, der Schuss in den Rücken ...«

»Nathalie, das ist über zehn Jahre her!«

»Hm«, sagte sie nickend. »Aber all die Erinnerungen sind auf einmal wieder da, und es frustriert mich einfach, dass wir nie die Wahrheit erfahren haben.«

Frank nahm ihre Hand.

»Ich war doch bei den Ermittlungen dabei. Höchstwahrscheinlich ist er einfach nur Opfer eines Überfalls geworden.«

»Nein!«, entgegnete sie so bestimmt, dass sie selbst ganz überrascht war. »Du weißt, dass ich das nie geglaubt habe. Und bei dem Mord an Rickard handelt es sich auf keinen Fall um einen Überfall.«

»Da hast du recht«, sagte Frank. »Deine Beschreibung der Tat schließt das aus ... und sein Handy und Portemonnaie waren noch im Mantel. Bisher fehlt uns allerdings ein plausibles Motiv. Ein paar Kollegen und Freunde behaupten, er habe in letzter Zeit gestresster gewirkt als sonst, aber etwas Konkretes haben sie auch nicht. Die Verhöre laufen weiter, und wir untersuchen auch sein Handy.«

Dann werdet ihr meine Nachrichten finden, schoss es ihr durch den Kopf, ohne dass sie jedoch ein Wort herausbrachte.

»Es könnte sich um ein Eifersuchtsdrama handeln. Rickard Ekengård war ein berüchtigter Frauenheld, hat jede Nacht eine Neue mit nach Hause genommen.«

Sie spürte Scham und Irritation in sich aufsteigen.

»Vielleicht war es auch ein Stalker. Irgendein Verrückter, der besessen von ihm war und sein Idol umbringen wollte ... so ähnlich wie bei John Lennon.«

Sie schloss die Hand fest um ihr Handy, sah ein, dass sie Frank von der SMS erzählen musste, doch ehe sie etwas sagen konnte, redete er weiter: »Die Frage ist, warum der Täter ausgerechnet hier zugeschlagen hat. Trotz der späten Uhrzeit hätte er hier schließlich sofort gefasst werden können. Und wieso hat er ihn ins Wasser gezerrt?«

»Das war bei Adam genauso«, sagte sie. »Ich wünschte, du würdest dir den Fall noch einmal ansehen. Vielleicht sind ja neue Hinweise eingegangen, seit im Fernsehen davon berichtet wurde.« Sie hatte schon darüber nachgedacht, selbst bei der Redaktion von *Ungelöste Verbrechen* anzurufen, aber dann hatte sie sich gesagt, dass man sie sicher benachrichtigen würde, sobald es etwas Neues gab.

»Ist die operative Fallanalyse im Einsatz?«

»Ja«, seufzte Frank. »Sie waren hier und haben sich umgesehen, aber wie du weißt, liegt die Einsatzleitung bei uns von der örtlichen Kripo.«

Was die OFA-Einheit wohl herausfinden wird?, fragte Nathalie sich und blickte über den Karlaplan. Die Psychologie der Gruppe besagte, dass der Tatort stets Auskunft über den Mörder gab, die äußeren Umstände enthielten Hinweise auf den Menschen, der sie ausgesucht hatte.

Frank sah sie an.

»Aber da du Zeugin bist, werden sie dich in diesem Fall nicht um Hilfe bitten, das weißt du, oder?«

Sie nickte. Das würde sie jedoch nicht daran hindern, einen der zehn, die sie aus der Gruppe am besten kannte, mal anzurufen. Angelica Hübinette vielleicht oder den Verhaltensanalytiker Fernando Rodriguez.

Ein Mann mit Kamera näherte sich dem Polizeibus. Frank fuchtelte abwehrend vor ihm herum, woraufhin der Reporter weiterging und auf drei ältere Damen in Pelzmänteln zusteuerte, die an der Absperrung an der Nordseite des Rundplatzes standen.

»Was du auch tust, sprich bloß nicht mit den Schmierfinken von der Presse, wenn du gleich nach Hause gehst«, sagte Frank. »Wenn die mitkriegen, dass du die Hauptzeugin bist, hast du keine ruhige Minute mehr.«

Endlich nahm Nathalie ihr Handy und zeigte Frank die anonyme SMS. Sie spürte seinen Atem auf der Wange, als er den Text laut vom Display ablas. Seltsamerweise klangen die drei Sätze gesprochen noch unheimlicher.

Er hob den Blick und sah sie an. Seine Augen leuchteten gräulich grün, so als würde sich das türkisfarbene Funkeln des Springbrunnens in ihnen bündeln. Sie erzählte von der unbekannten Person, die sie verfolgte. Von dem Anruf bei der Auskunft und von der unspezifischen Ähnlichkeit mit dem Mörder.

»Nathalie, du musst Anzeige erstatten. Dein Handy werden wir uns mal ansehen.«

Zwischen seinen Augenbrauen trat eine besorgte Falte hervor.

»Damit darfst du dich nicht abfinden, verstanden?«

»Ja«, antwortete sie mit einem Seufzen, das tief aus ihrem Inneren kam. »Was meinst du, besteht da vielleicht ein Zusammenhang zu ...«

Sie führte den Satz nicht zu Ende, sondern deutete nur mit dem Kopf in Richtung Springbrunnen.

»Was glaubst du selbst?«

»Ich wüsste nicht, welcher. Der Mörder saß ja schon auf der Parkbank, als ich kam, er konnte unmöglich wissen, dass ich ausgerechnet in dem Moment vorbeikommen würde. Und Rickard kam aus einer anderen Richtung ...«

»Aber trotzdem meinst du, es könnte sich vielleicht um dieselbe Person handeln?«

»Keine Ahnung. Ich erinnere mich an keine Details. Ich weiß, wie unlogisch das klingt, aber ...«

Eine Weile saßen sie schweigend da. Der Mann mit der Kamera fotografierte gerade das Damentrio im Pelz vor dem Springbrunnen.

»Ja, das ist vielleicht tatsächlich etwas weit hergeholt«, stimmte Frank ihr schließlich zu. »Aber wir müssen uns das Handy ansehen.«

Er streckte die Hand aus. Sie zögerte.

»Du bekommst es in einer Viertelstunde zurück«, erklärte er.

Ohne ihre Antwort abzuwarten, rief er jemanden an. Eine halbe Minute später kam ein junger Mann Mitte zwanzig mit nach hinten gedrehtem Baseball-Cap zu ihnen und nahm das Handy entgegen. Schnellen Schrittes ging er damit hinüber zu dem anderen Polizeibus, dessen Scheiben getönt waren.

Franks Handy klingelte. Er hatte einen neuen Rufton. Wenn Nathalie nicht alles täuschte, hatte er Springsteens *Hungry heart* gegen die Ouvertüre aus Mozarts *Don Giovanni* ausgetauscht. Das Gespräch dauerte etwa eine Minute. Es musste irgendetwas Interessantes passiert sein, das hörte sie ihm an. Als er aufgelegt hatte, warf sie ihm einen fragenden Blick zu.

»Ein Theaterkollege namens Carl-Henric Gyllenborg, der von allen nur CH genannt wird, hat Rickard gestern Mittag im Pausenraum des Theaterpersonals bedroht. Die beiden konnten sich offenbar nicht ausstehen. Gyllenborg hatte gerade erfahren, dass Rickard eine Filmrolle als Gustav III. ergattert hatte. Dem Zeugen zufolge, einem Regisseur am Theater, war Gyllenborg der Zweite auf der Liste. Also bekommt er jetzt wahrscheinlich die Rolle.«

Carl-Henric Gyllenborg. Der Name kam Nathalie irgendwie bekannt vor, doch sie konnte sich nicht erinnern, woher. Ihr Gedächtnis arbeitete gerade so träge wie ihre Wahrnehmung. Die Folgen der viel zu kurzen, medikamentös herbeigeführten Nachtruhe machten sich bemerkbar. Der Springbrunnen drehte sich vor ihren Augen wie ein Karussell. Sie ließ das Fenster herunter, legte den Kopf in den Nacken und atmete ein paarmal tief durch. Nach einer Weile ließ das Schwindelgefühl nach. Zurück blieb nur das starke Bedürfnis, diesen Ort zu verlassen.

»Ich muss gehen«, sagte sie.

Zu ihrer Überraschung nickte Frank.

»Natürlich, aber warte noch kurz auf dein Handy. Und sorg dafür, dass wir dich jederzeit erreichen können.«

»Ich gehe zurück in die Wohnung und ruhe mich ein bisschen aus. Um fünf treffe ich noch Papa auf einen Kaffee, und dann nehme ich die Bahn nach Uppsala.«

»Nathalie«, sagte Frank und beugte sich zu ihr. »Wir

müssen uns bald noch mal sehen und einfach ein bisschen reden, so wie immer. Mir kommt das alles hier völlig absurd vor ... Wann bist wieder in der Stadt?«

»Nächstes Wochenende hatte ich eigentlich gedacht, aber jetzt weiß ich es nicht so genau.«

Sie wurden von einem Klopfen an die Fensterscheibe unterbrochen. Der junge Techniker schaute grinsend zu ihnen hinein. Frank ließ das Fenster herunter, nahm das Handy entgegen und reichte es Nathalie.

»Die Nachricht kommt von einer unregistrierten Prepaidkarte«, erklärte der Techniker. »Sie lässt sich also nicht zurückverfolgen. Wir können höchstens gucken, von welchem Sendemast sie verschickt wurde, dann wissen wir auf einen Radius von zwei Kilometern genau, wo sich der Absender in etwa befand.«

Während der junge Mann zurück zu dem anderen Bus ging, warf Nathalie einen Blick auf ihr Handy und sah, dass die Nachricht noch da war. Sie schaute auf.

»Was machen wir jetzt?«

»Entweder zerschneidest du die SIM-Karte und besorgst dir eine neue Nummer, oder du behältst sie.«

Sie überlegte kurz.

»Ich behalte sie. Ich will es mitbekommen, wenn er oder sie mir noch mal schreibt.«

»Klingt vernünftig«, stimmte Frank ihr zu.

»Kann ich jetzt gehen?«

Frank drückte ihr noch einmal die Hand und sah sie mit einem Blick an, den sie nicht so recht zu deuten wusste.

»Du kannst mich jederzeit anrufen.«

Nickend zog sie die Hand zurück und öffnete die Tür.

Als sie hinaus auf den Schotterplatz trat, erschien ihr das Treiben um sie herum plötzlich unruhiger, das Stimmengewirr dröhnte ihr in den Ohren, und das Tageslicht blendete sie. Sie setzte die Sonnenbrille auf und sah sich um. Bis auf zwei Journalisten schien niemand zu ihr herüberzusehen.

»Soll ich dich nach Hause fahren?«

Frank hatte noch einmal das Fenster heruntergelassen und rief ihr die Frage vom Wagen aus zu.

»Nein danke«, antwortete sie.

Dann kehrte sie ihm und dem Springbrunnen den Rücken zu und verließ den Platz in Richtung Karlavägen.

7

Ich sehe, wie sie sich umdreht und mit entschlossenen Schritten Richtung Karlavägen geht. Nicht einmal als sie unter der blau-weißen Absperrung durchschlüpft, wirft sie einen Blick zurück, aber warum sollte sie auch? Sie kann ja nicht wissen, dass ich sie beobachte.

Sie verschwindet hinter der Menschenmenge, ist jetzt auf dem Weg zu ihrer Wohnung in der Artillerigatan. Gleich werde ich ihr folgen, aber ich warte noch eine halbe Minute, genau, wie ich es mir vorgenommen habe. Ich schaue auf die Armbanduhr und merke mir die Position des Sekundenzeigers.

Ob sie ahnt, wie alles zusammenhängt? Aber nein, wie könnte sie?

Vor mir liegt der Schauplatz des Prologs, den ich inszeniert habe. Die Menschen versammeln sich wie die Fliegen um einen Hundehaufen, sobald jemand ermordet wurde. In diesem Fall entspricht das genau dem Plan – je mehr Aufmerksamkeit, umso besser.

Ich mustere die Polizisten um mich herum. Die Pistole und das Fahrrad werden die wohl kaum finden. Erstens sind sie nicht clever genug, und zweitens habe ich die Sachen an einem sicheren Ort versteckt.

In der Jackentasche spüre ich die Kaugummipackung, aber ich nehme mir jetzt kein neues. Will keine unnötige Aufmerksamkeit auf mich lenken. Dass ich das Kaugummi gestern ausgespuckt habe, war mein einziger Fehler, ein so dummer Fehler, dass er fast nicht vorauszusehen war. Doch selbst die Sonne hat Flecken, und ich stehe zum Glück in keinem Register.

Eine Amsel hüpft auf den Rand des Springbrunnens und pickt nach etwas, das wie eine Brotkrume aussieht, ein lauer Wind weht durch mein Haar, und der Geruch von aufgetautem Hundekot steigt mir in die Nase.

Polizeihunde, denke ich. Zum Glück ist gestern niemand auf die Idee gekommen, sie hinter mir herzuhetzen. Nicht dass sie mich eingeholt hätten, aber sie hätten die sogenannte Ordnungsmacht vielleicht auf die richtige Spur gebracht.

Noch ein Blick auf die Uhr.

Jetzt ist es so weit.

Ich sage etwas zu der Person neben mir und setze mich in Bewegung.

8

Sobald er sie sah, stand er vom Barhocker auf und winkte ihr zu. Eilig ging sie zu ihm hinüber und nahm ihn fest in den Arm, drückte ihn eine Sekunde länger an sich als sonst. Sie spürte seine Wärme durch den grauen Anzug, nahm den Geruch von Geborgenheit wahr und konnte sich endlich entspannen.

»Hallo, Papa«, sagte sie. »Schön, dass du herkommen konntest.«

»Aber klar doch«, sagte er und deutete mit ausgestrecktem Arm auf den Panoramablick über das Rathaus und die Altstadt. »Ist ja wie auf Wolke sieben hier«, sagte er lächelnd mit einem Blick in den klaren Abendhimmel.

In der Skybar des Hotels Royal Viking saßen etwa fünfzehn Gäste, und das Lokal war von angenehmem Gemurmel erfüllt.

»Ich bin wie immer auf dem Sprung, muss gleich noch zu einem Treffen mit der zukünftigen Gleichstellungsministerin in Nynäshamn. Mein Zug geht um Viertel vor sechs, was möchtest du haben?«

»Einen Cappuccino, bitte«, sagte sie. »Du bist dir also sicher, dass ihr die Wahl gewinnt?«

»Ja«, sagte er. »Wir haben die öffentliche Meinung auf

unserer Seite. Unsere Forderung nach strengeren Haftstrafen für Freier ist gerade sehr populär.«

Sie nahmen auf den rotgepolsterten Barhockern Platz, von denen sie die beste Aussicht hatten. Er bestellte.

»Warum wolltest du eigentlich, dass wir uns hier treffen?«, fragte er.

Sie blickte ihm in die braunen Augen und sagte mit leiser Stimme: »Weil hier nicht so viel los ist.«

Ursprünglich waren sie am Hauptbahnhof verabredet gewesen, doch dann hatte sie ihn angerufen und die Bar als Treffpunkt vorgeschlagen. Große Menschenansammlungen wollte sie im Moment um jeden Preis meiden. Das Gefühl, verfolgt zu werden, saß ihr immer noch in den Knochen, auch wenn sie von der Person im grünen Anorak nichts mehr gehört oder gesehen hatte. Sie holte tief Luft und sagte: »Du hast doch sicher mitbekommen, was mit Rickard Ekengård passiert ist, oder?«

»Ja, furchtbar.«

Der Kellner kam mit zwei dampfenden Cappuccinos. Sie wartete einen Moment, bis der junge Mann wieder dazu übergegangen war, die Weingläser zu polieren, die am anderen Ende der Bar in einem Kupfergestell hingen.

»Ich habe den Mord beobachtet«, sagte sie dann.

Victor wand sich zu ihr um und hob verwundert die Augenbrauen.

»Was sagst du da?«

»Ich war gestern aus und gerade auf dem Heimweg, als ich ...«

Außerstande weiterzureden sog sie etwas von dem zimtigen Milchschaum in den Mund. Victor legte seine warme Hand auf ihre und drückte sie sanft.

Mit stockenden Worten begann sie zu erzählen. Wie gewohnt fiel es ihr nicht schwer, sich ihrem Vater anzuvertrauen. Sie hatte schon immer ein besseres Verhältnis zu ihm als zu ihrer Mutter gehabt, obwohl er stets viel gearbeitet hatte und selten zu Hause gewesen war.

»Ich verstehe, dass du geschockt bist«, sagte er.

»Hinzu kommt, dass ich vorher schon ein Date mit ihm hatte«, fuhr sie fort. »Vorletztes Wochenende sind wir uns ziemlich nah gekommen, aber es war eine relativ flüchtige Begegnung ...«

Sie hielt einen Moment inne, um seine Reaktion abzuwarten, doch da er nur aufmunternd nickte, fuhr sie fort: »Jedenfalls hat er mir gestern Abend eine SMS geschickt, als ich auf dem Weg nach Hause war. Wir wollten uns am Karlaplan treffen. Und als ich dort ankam, vielleicht eine Viertelstunde später, da ...«

Sie verstummte wieder, trank einen Schluck Cappuccino und spürte, wie das warme Getränk ihr die Kehle hinunter rann.

»Wirklich ein merkwürdiges Zusammentreffen«, stellte ihr Vater fest.

»Es muss reiner Zufall gewesen sein«, sagte sie. »Ich meine: Warum hätte er sich mit mir verabreden sollen, wenn er etwas von seiner Ermordung geahnt hätte?«

»Da hast du sicher recht«, stimmte ihr Vater zu. »Trotzdem verdammt unangenehm.«

Er warf einen Blick auf seine silbern glänzende Breitling.

»Du hattest also ein Date mit Rickard Ekengård, was? Nicht schlecht, muss ich schon sagen. Eine ganz schöne Steigerung nach Håkan.«

»Wie bitte?«, entfuhr es ihr so laut, dass der Bartender verwundert zu ihr hinübersah.

»Der Mann ist tot! Wie kannst du so was nur sagen?«

»Entschuldige«, antwortete er und strich seine Krawatte glatt. »Das war etwas unglücklich ausgedrückt. Ich meinte ja nur, es ist gut, dass du neue Männer triffst. Håkan war so ein verdammter Langweiler, du weißt doch, was ich von ihm halte.«

Ihre Wangen glühten. Sie bat den Kellner um ein Glas Wasser und trank es in einem Zug leer.

»Was sagt die Polizei?«

»Nicht viel. Sie haben mich verhört und so weiter, aber bisher wurde noch niemand gefasst.«

»Hat sich die Presse schon bei dir gemeldet?«

»Nur die beiden Abendblätter«, sagte sie und lächelte halbherzig. »Aber ich habe gesagt, dass ich nicht dazu befragt werden will.«

»Gut«, sagte ihr Vater und sah noch einmal auf die Uhr. »Halt sie dir bloß vom Hals. Wenn du Hilfe brauchst, kannst du mich jederzeit anrufen, das weißt du.«

Sie nickte. Als Oppositionssprecher war er in letzter Zeit oft im Fernsehen und Radio sowie in den Zeitungen aufgetreten – und er hinterließ stets einen guten Eindruck.

»Mein Zug geht in zehn Minuten, ich muss los«, sagte er, während er aufstand und seinen Anzug richtete.

Nathalie gähnte und spürte die Müdigkeit wie eine

Welle über sie hereinbrechen. Das Erzählen hatte gutgetan. Sie glitt vom Barhocker und streckte sich. Trotz ihrer hohen Absätze war sie immer noch zehn Zentimeter kleiner als ihr Vater.

»Wie geht es Mama?«, fragte sie.

»Wie immer. Dieses Wochenende hat sie irgendeine Veranstaltung im Lions Club.«

»Dann trinkt sie also gerade nicht?«

»Nicht mehr als sonst zumindest. Ich muss jetzt los.«

»Ich komme mit«, sagte sie.

Vor dem Hotel umarmte er sie.

»Du kannst mich ruhig heute Abend anrufen«, sagte er. »Wir sitzen dann zwar beim Essen, aber das ist kein Problem. Und am Freitag müssen wir vor der Vorstellung noch ein Bier zusammen trinken. *Don Giovanni* ist wirklich eine tolle Oper. Ich bin gespannt, wie sie Molières *Don Juan* damit verbinden ...«

»Hm«, machte sie gedankenversunken.

»Vergiss nicht, wie stark du bist, Nathalie. Grüß Tea und Gabriel von mir«, sagte er zum Abschied und eilte davon.

Sie blieb noch eine Weile stehen, sah seinen Mantel davonflattern und schließlich hinter einer Reihe Taxis verschwinden. Dann machte sie sich auf den Weg zur Bahn und kam gerade rechtzeitig, bevor die Türen schlossen. Wie gut, dass es jetzt nach Hause ging.

Kurz nachdem sie eingestiegen war, fühlte sie sich wieder beobachtet. Als würde irgendwer in der fast vollen Bahn sie anstarren. Ihr Blick irrte umher, doch sie entdeckte niemanden, der in ihre Richtung sah. Ob sie vielleicht jemand heimlich durch den Spalt zwischen zwei Sitzen beobachtete? Oder von draußen auf dem Bahnsteig?

Sie schaute hinaus, doch bis auf das übliche Gewimmel der Sonntagsreisenden gab es dort nichts zu sehen. Schnell setzte sie sich auf den ersten freien Fensterplatz und legte die Handtasche auf den Sitz neben sich.

9

Sie stand an der Tür und betrachtete das ihr so vertraute, aber ständig wechselnde Stadtbild von Uppsala, als die S-Bahn im Bahnhof einfuhr: das neue Bahnhofsgebäude aus Glas und Holz, die niedrigen Mietshäuser auf der anderen Seite der Kungsgatan, die gelben Kräne, die sich leuchtend vom taubenblauen Himmel abhoben, und – höher als alles andere – die beiden Türme des Doms, die wie eine Erinnerung an die ewige Suche des Menschen nach Gott emporragten.

Das unangenehme Gefühl, verfolgt zu werden, hatte sie die ganze Fahrt über nicht losgelassen. Es war, als würde sich in ihrem Inneren wieder und wieder ein dissonanter Akkord brechen, ein beunruhigender Missklang, der sich nie in die ihm zugedachte Harmonie auflöste.

Der Platz neben ihr war zwar frei geblieben, doch sie hatte nicht die Ruhe gehabt, Musik zu hören oder die Augen zu schließen. Panisch hatte sie jeden beobachtet, der im Wagen an ihr vorbeiging. Ihr war niemand Verdächtiges aufgefallen, niemand in einer grünen Jacke, aber beruhigt hatte sie das nicht.

Es war auch keine neue SMS von dem unbekannten Absender gekommen. Dafür hatte sie die erste wieder und wieder gelesen und zu verstehen versucht, was es damit auf sich hatte.

Wer bist du? Was willst du? Hast du Rickard umgebracht?

Es lief ihr kalt den Rücken hinunter. Ob auch sie in Gefahr schwebte?

Nein, sagte sie sich. Welches Motiv sollte dahinterstecken?

War es einer der Männer, mit denen sie sich traf? Ein Patient, der sich in sie verliebt hatte, gekränkt war oder irgendeinen anderen unbegreiflichen Plan verfolgte? Ihr fiel nichts ein, was wahrscheinlicher gewesen wäre als alles andere.

Frank hatte sich noch nicht gemeldet, doch sie wusste, dass er anrufen würde, sobald es etwas Neues gab. Neben den beiden Abendblättern hatte noch ein Journalist von der Nachrichtensendung *Rapport* angerufen, aber Nathalie hatte ihm nur gesagt, er sei falsch verbunden. Als er es noch einmal versucht hatte, war sie nicht mehr rangegangen.

In den Apps der Abendblätter war die Auseinandersetzung zwischen Rickard und einem »bekannten Theaterkollegen« das beherrschende Thema. Carl-Henric Gyllenborg. Bei diesem Namen, der Nathalie keineswegs fremd war, sah sie das Bild eines blonden Mannes mit markanter Nase und ansonsten eher weiblichen Gesichtszügen vor sich. Spielte er nicht auch in der *Don Juan*-Inszenierung mit, die sie sich mit ihrem Vater und Louise ansehen würde?

Doch, so war es, dachte sie, aber da war noch mehr. Eine unangenehme Erinnerung, die ihr entglitt, sobald sie versuchte, sich darauf zu konzentrieren. So musste es ihren Patienten gehen, denen es so stark vor den Augen flimmerte, dass sie das Gefühl hatten, die Sehkraft zu verlieren.

Ob hinter dem Mord eine so simple Erklärung wie der Wettstreit um die Rolle als Gustav III. stecken konnte? Oder war es ein Eifersuchtsdrama, wie Frank vermutete? Letzteres schien ihr wahrscheinlicher, doch es war nicht an ihr, Spekulationen anzustellen. Sie interessierte vor allem, was Adam zugestoßen war. Die Tatsache, dass sie einen Mord mit angesehen hatte, der dem an Adam so ähnlich war, und noch dazu dieser Bericht in *Ungelöste Verbrechen*, ließen ein so starkes Verlangen nach der Wahrheit in ihr aufkommen, dass sie sich fragte, wie sie all die Jahre mit der Ungewissheit hatte leben können.

Die Bahn kam zum Stehen. Sobald das mechanische Klicken der Türen ertönte, zog sie den Hebel zur Seite und trat hinaus. Sie war die Erste auf dem Bahnsteig, erpicht darauf, all die lästigen Fragen, all die Menschen in der vollen S-Bahn endlich hinter sich zu lassen. Jetzt wollte sie nur noch zu Gabriel und Tea.

Im Gewimmel der Wochenendpendler ging sie auf die Glastüren des Bahnhofsgebäudes zu. Das Klappern der Schuhe und die zielstrebigen Bewegungen hatten eine beruhigende Wirkung auf sie. In der kühlen Unterführung bog sie nach links ab und blickte dem Licht am Ende des Tunnels entgegen.

Tea und Gabriel. Jetzt kommt eure Mama.

Auf dem Weg zum Parkplatz blieb sie kurz vor dem Springbrunnen stehen. Das Wasser glitzerte im Abendlicht. Bror Hjorths polkatanzendes Paar und der Nöck standen ebenso unbeweglich da wie immer. Das Bild von Adam kam ihr in den Sinn, und so ging sie eilig weiter.

Als sie den Motor des Volvos startete, klingelte ihr Handy. Es war Sonja. Einen Moment erwog sie, einfach nicht ranzugehen, doch dann sah sie ein, dass ihre Mutter keine Ruhe geben würde, bis sie mit ihr gesprochen hatte.

Sie hatten schon immer ein schwieriges Mutter-Tochter-Verhältnis gehabt. Die Wochenenden in Stockholm waren daher ebenso sehr eine Flucht vor Sonja wie vor Håkan. Nathalie fühlte sich in Gegenwart ihrer Mutter stets beklommen, egal, ob diese gerade eine ihrer Phasen hatte, in denen sie viel trank, sich ihrer Wohltätigkeitsarbeit widmete oder rund um die Uhr im Fotostudio arbeitete.

Nathalies kleine Schwester Estelle hatte die Familie vor neun Jahren verlassen, als sie eine Stelle als Krankenschwester in Sundsvall bekommen hatte. Mittlerweile hatte sie vier Kinder, und die beiden Schwestern hörten immer seltener voneinander – das letzte Mal hatten sie sich vor drei Jahren zu Weihnachten gesehen. Der abrupte Bruch (erst am Sonntagnachmittag vor ihrer Abreise hatte Estelle von ihrem Umzug erzählt) war ebenso merkwürdig wie traurig gewesen. Estelle war seit jeher Mamas Liebling und hatte nie die Pflichten der großen Schwester, sondern immer nur die uneingeschränkte Narrenfreiheit der kleinen gehabt. Nathalie war überzeugt davon, dass ihre Mutter längst nicht so viel trinken würde, wenn Estelle in der Nähe geblieben wäre.

Dass ihr Vater mehr und mehr Zeit in der parteieigenen Wohnung im Stockholmer Stadtteil Vasastan verbrachte, konnte Nathalie nur zu gut verstehen. Im Grunde wunderte sie es, dass ihre Eltern überhaupt noch verheiratet waren, doch das hatte einen einfachen und deprimierenden Grund: Die beiden waren abhängig voneinander – sie war auf sein Geld angewiesen, und er wiederum musste als rechte Hand der Gleichstellungsministerin eine perfekte Fassade aufrechterhalten.

Nathalie griff zum Freisprech-Headset und nahm den Anruf entgegen, während sie den Springbrunnen im Rückspiegel verschwinden sah. Schon nach drei Sätzen hörte sie, dass Sonja sich das erste Glas des Tages genehmigt hatte. Enttäuscht konterte sie die Bitte ihrer Mutter, Halspastillen und Servietten für sie zu besorgen, mit ihrem Bericht von dem Mord. Da hörte Sonja ihr ausnahmsweise mal zu, ohne sie zu unterbrechen.

»Das ist ja schrecklich, Nathalie«, sagte sie schließlich. »Heute Nacht schlafe ich natürlich bei euch!«

»Nein«, entgegnete Nathalie prompt. »Du hast getrunken, und ich will mit den Kindern erst mal allein sein, wenn ich weg war, das weißt du.«

»Aber das ist doch Wahnsinn! Wie soll ich denn nach dem, was du mir da erzählst, jetzt noch alleine schlafen können?«

»Bitte, Mama, leg dich einfach hin, und trink nicht noch

mehr«, sagte Nathalie und hörte, wie ihre Stimme zwischen Befehl und Bitte wechselte. »Morgen nach Gabriels Basketballtraining kommen wir bei dir vorbei.«

»Aber mein liebes Kind, ich ...«

»Ich kann jetzt nicht, ich muss fahren«, schnitt Nathalie ihr das Wort ab und beendete das Telefonat.

Auf dem Weg vorbei am Studentensportplatz gelang es ihr, das Schuldgefühl abschütteln, indem sie sich innerlich Adam zuwandte. Sie erinnerte sich, wie er sie zum Finalspiel der schwedischen Bandy-Meisterschaft zwischen Bollnäs und Sandviken mitgenommen hatte. Wie stolz er auf jeden neuen Auftrag gewesen war und wie sehr er sich immer auf die nächste Sprosse seiner Karriereleiter konzentriert hatte. Und sie musste an den Tipp denken, den er in der Woche vor seiner Ermordung bekommen hatte und der ihn in Aufregung, aber auch in Sorge versetzt hatte.

Als sie von ihm wissen wollte, worum es dabei ging, hatte er geantwortet: »Nathalie, über meine Quellen werde ich auf keinen Fall reden. Du darfst mich gar nicht erst danach fragen, denk daran.«

Sie hatte seine Haltung übertrieben gefunden, doch anstatt sie in Frage zu stellen, hatte sie ihn in den Arm genommen und nur bei sich gedacht, dass er noch immer etwas von dem Sechsjährigen in sich trug, den sie im Fotoalbum seiner Mutter gesehen hatte. Dass sie diesen ehrgeizigen, frühreifen Jungen im Körper eines erwachsenen Mannes liebte, dass sie Kinder mit ihm wollte, sobald sie ihr AIP beendet und endlich die ersehnte Approbation hatte.

Sie musste sich unbedingt noch einmal Adams Pappkartons vornehmen. Vielleicht würde sie darin ja irgendetwas finden, was ein neues Licht auf den Mord werfen konnte, auch wenn die Polizei den Inhalt natürlich schon gründlich untersucht hatte.

Drei Blöcke von dem Haus im Norbyvägen entfernt warf sie einen Blick auf die Uhr. Viertel vor sieben. Sie hielt an und beschloss, noch ein wenig zu warten. Wenn sie auch nur eine Minute zu früh kam, würde sie einen säuerlichen Kommentar von Håkan ernten, und zwar vor den Kindern.

Sie nahm ihr Smartphone und rief die Seite der Partnerbörse auf. Siebzehn neue Nachrichten. Sie las, antwortete und löschte. Die letzte war von ihrem gleichaltrigen Kollegen Bengt Vallmann, der am Karolinska-Universitätskrankenhaus arbeitete und mit dem sie vor ein paar Wochen im Prinsen zu Abend gegessen hatte. Obwohl er nett war und auch nicht schlecht aussah, war sie an dem Abend früh nach Hause gegangen – irgendetwas an seiner Persönlichkeit war ihr eigenartig vorgekommen und hatte sie vorsichtig werden lassen. Nun wollte er sich erneut mit ihr treffen. Sie antwortete mit »Vielleicht« und der Gegenfrage, ob er einen Vorschlag habe. Die Antwort kam prompt:

Nach dem Prinsen können wir ja vielleicht mal das Grodan ausprobieren ☺

Ja, vielleicht. Wann?

Samstag, sieben Uhr? Essen, Drinks oder beides?

Ich melde mich.

Nathalie sah noch einmal auf die Uhr. Nun war es drei Minuten vor sieben. Sie legte das Handy weg und warf den Motor an.

Vor dem weißen Einfamilienhaus, das sie und Håkan als frisch verheiratetes Paar im vornehmen Stadtteil Kåbo gekauft hatten, hielt sie an und betrachtete die grün-weiß karierte Gardine im Küchenfenster. Seit ihrem Auszug vor sechs Monaten hatte Håkan es offenbar nicht für nötig gehalten, die Gardinen auszutauschen, unpraktisch und desinteressiert an häuslichen Dingen, wie er nun mal war. Es kam ihr immer noch jedes Mal komisch vor, die Kinder hier abzuholen. Seit Håkan das alleinige Sorgerecht beantragt hatte, empfand sie es als regelrecht unangenehm.

Die Haustür flog auf, und Gabriels blonder Haarschopf kam zum Vorschein, gefolgt von Teas kastanienbraunem. Sie trugen schon ihre Jacken und Schuhe und stürmten so schnell die Treppe herunter, dass Nathalie befürchtete, sie könnten stürzen. Gabriel war wie immer der Schnellere. Mit einem breiten Grinsen im Gesicht sprang er ihr in die Arme, so dass sie kurz wankte.

Sie drückte ihn an sich.

»Hallo, mein Schatz, was habe ich dich vermisst!«

Als Tea sah, dass der Sieg außer Reichweite war, verlangsamte sie mit beleidigter Miene das Tempo. Nathalie ließ Gabriel los und lief ihrer Tochter entgegen. Sie hob sie hoch und wirbelte sie herum, um die Enttäuschung aus ihrem Gesicht zu vertreiben. Als das nicht half, nahm sie Tea fest in den Arm, während Gabriel um sie herumsprang und dabei heulte wie ein Indianer.

Aus dem Augenwinkel sah sie, wie Håkan mit den Taschen der Kinder auf der Treppe erschien. Er trug einen Anzug und hatte das schmale, lange Gesicht in sorgenvolle Falten gelegt.

»Wir müssen reden«, sagte er trocken und schob sich die vergoldete Brille hoch.

»So?«, sagte sie.

»Kommst du kurz rein? Ich will das nicht hier draußen besprechen«, sagte er und machte auf dem Absatz kehrt, ohne ihre Antwort abzuwarten.

In den letzten Wochen hatten sie nur das Nötigste miteinander gesprochen, und Nathalie fragte sich, was nun so wichtig sein konnte.

Sie lockte Gabriel vom Kletterbaum herunter, indem sie ihm ein Geschenk in Aussicht stellte, und als er und Tea mit ihren neuen Videospielen im Wohnzimmer saßen, ging sie mit Håkan in die Küche und schloss die Tür hinter sich.

»So«, begann er. »Du hast also gesehen, wie Rickard Ekengård umgebracht wurde?«

Sie erstarrte. Vorhin im Zug war ihr Name noch nirgendwo in Verbindung mit dem Mord zu lesen gewesen.

»Woher weißt du das?«

Håkan strich sich mit der Hand über die Krawatte und blickte hinaus in den Garten.

»Das stand irgendwo im Netz. Was treibst du eigentlich an den Wochenenden? Wieso warst du um halb vier morgens noch unterwegs?«

»Ich war nur spazieren. Aber im Ernst, wo hast du meinen Namen gelesen?«

Die glänzenden Augen auf den Apfelbaum gerichtet, antwortete er: »Weiß ich nicht mehr. Dein Name stand vielleicht gar nicht dabei, es war nur von einer Ärztin aus Uppsala die Rede, und da bin ich davon ausgegangen, dass du das warst ... Ich hatte schon die ganze Zeit den Verdacht, dass du in Stockholm die Sau rauslässt.«

»Wo hast du das gelesen?«, beharrte sie. »Stand das wirklich so da?«

»Ich habe doch gesagt, ich weiß es nicht mehr!«

Mit eisigem Blick wandte er sich zu ihr um und fuhr fort: »Du siehst ja wohl ein, dass Gabriel und Tea es bei mir besser haben.«

Da sie sich nicht vor den Kindern mit ihm streiten wollte, ließ sie den Angriff einfach ins Leere laufen. Stattdessen beschrieb sie nun ein weiteres Mal den Albtraum der letzten Nacht, kurz und ohne Einzelheiten. Håkan hörte ihr schweigend und gleichgültig zu. Erst als sie auf den Mord an Adam zu sprechen kam, wandte er erneut den Blick ab und schaute missmutig hinaus in den hellen Frühlingsabend. Håkan hatte noch nie gern über Adam gesprochen. Schon bei ihrer Verlobung mit Adam war er eifersüchtig gewesen, und nicht einmal später, als sie mit Håkan verheiratet war, hatte sich das geändert.

»So, jetzt weißt du es«, schloss sie ihren Bericht ab. »Ich wäre dir dankbar, wenn du niemandem davon erzählst. Die Polizei ermittelt in dem Fall, und ich möchte nicht, dass die Sache bekannt wird, vor allem nicht bei mir auf der Arbeit.«

In seinen Augen blitzte Verachtung auf. Es war ein Fehler gewesen, ihm davon zu erzählen, das sah sie nun ein. Sie zupfte an einem Kühlschrankmagneten, den sie auf einer ihrer unzähligen gemeinsamen Reisen gekauft hatte. Als sie ihre Bitte gerade wiederholen wollte, riss Gabriel die Küchentür auf und stürmte mit seinem Videospiel zu ihnen herein. Er wollte ihr zeigen, wie schnell er bei seinem Formel-1-Auto die Reifen wechseln konnte. Nathalie sah ihm eine Weile dabei zu und schickte ihn dann zurück ins Wohnzimmer.

Als die Tür wieder geschlossen war, sah Håkan sie fest an und fragte: »Warum warst du so spät noch unterwegs?«

»Das habe ich dir doch gesagt, ich wollte nur ein bisschen frische Luft schnappen. Ich konnte nicht schlafen und bin eine Runde um den Block gegangen.«

Er verschränkte die Arme vor der Brust.

»Typisch, dieser Leichtsinn«, stellte er fest. »Wie sollst du dich da erst um unsere ...«

»Nein, Håkan, nicht jetzt!«, unterbrach sie ihn und hob die Hand.

»Wo treibst du dich an den Wochenenden herum?«, wiederholte er stur. »So viele Theatervorstellungen kann es doch gar nicht geben.«

Zu ihrer Erleichterung stürmte Gabriel in diesem Moment erneut in die Küche, weil er ihr nun unbedingt zeigen wollte, wie man die Gegner in den Kurven überholen konnte.

»Wir fahren jetzt nach Hause«, verkündete sie. »Morgen ist Schule, und wir müssen doch noch ein Kapitel *Harry Potter* lesen, bevor ihr schlafen geht. Tea, kommst du?«

Der Abschied verlief kurz und schmerzlos. Wenig später ließen sie Kåbo hinter sich und fuhren auf dem Dag Hammarskjölds Väg Richtung Süden.

Nathalie warf immer wieder unwillkürlich einen Blick in den Rückspiegel, fast doppelt so oft wie sonst, und ertappte sich dabei, dass sie konstant über der zugelassenen Höchstgeschwindigkeit lag. Sie wollte nach Hause in ihr sicheres Heim, und außerdem drängte es sie, Adams Kartons aufzumachen. Je länger sie darüber nachdachte, desto unwahrscheinlicher erschien es ihr, dass er damals einfach nur überfallen worden war.

10

Als Nathalie über die Flottsundbrücke fuhr, ging im Rückspiegel die Sonne unter. Die gleißenden, nun fast waagerecht fallenden Strahlen brachten die Häuser, Bäume und Felder am gegenüberliegenden Ufer zum Glühen, und wie immer beim Anblick des Ekoln verspürte sie ein wohliges Kribbeln im Bauch, als dieser nördlichste Fjärd des Mälarsees glitzernd vor ihr lag.

Sie bog rechts ab und fuhr weiter Richtung Süden zu ihrem Haus in Kungshamn, das sie in der Woche vor ihrem Umzug gekauft hatte. Das Ufer des Ekoln war Uppsalas schönste Gegend. Diese harmonische Mischung aus Wald, Häusern und Ackerland, und mittendrin das lebendige Wasser, auf das sie vom Wohnzimmer aus blickte und das über den Mälarsee sogar mit der Ostsee verbunden war.

Besonders gern sah sie die Masten der Boote, die sich im Sommer am Skarholmen im Wind wiegten. Darin lag etwas Schönes, eine Art Gewissheit, dass das Leben nie zur Ruhe kam. Es war wie ein Wink der Rastlosigkeit an ihre eigene nimmermüde Seele, sinnierte sie manchmal, wenn sie mit einem Glas Wein auf der Veranda saß.

Bei dem Haus handelte es sich im Grunde um eine windschiefe Holzbude aus den Fünfzigern, die unbedingt mal renoviert werden musste – ein Projekt, das sie im Sommer in Angriff nehmen würde. Das dazugehörige Grundstück war klein. Es umfasste einen Garten auf der Südseite und grenzte im Norden und Osten an dichten Wald und im Westen an den Ekoln. Diese Kombination aus geschützter und offener Lage war perfekt.

Zu Hause angekommen ging Nathalie als Erstes ins Internet, nachdem die Kinder auf ihre Zimmer gestürmt waren. Auf den verschiedensten Seiten gab sie ihren Namen in die Suchmaske ein, erhielt jedoch nur die üblichen Treffer, die sie als Ärztin, Chorsängerin und Co-Autorin wissenschaftlicher Artikel identifizierten. Sie musste an Håkans Worte und seine besorgte Miene denken, doch wahrscheinlich war es so, wie er gesagt hatte, und er war in seiner Paranoia einfach davon ausgegangen, dass sie die erwähnte Zeugin war. Vielleicht war es auch nur ein Trick von ihm gewesen, um sie zum Reden zu bringen.

Sie ging die Treppe hinauf und sah Gabriel und Tea eine Weile beim Spielen zu. In Gabriels Zimmer, das sie erst voriges Wochenende aufgeräumt hatte, herrschte schon wieder heilloses Chaos, während bei Tea alles in schönster Ordnung war.

»Bin ich froh, euch wieder hierzuhaben!«, sagte sie, ohne jedoch eine Reaktion zu erhalten.

Gabriel saß an seinem Schreibtisch, baumelte mit den Beinen und drückte mit ausgestreckten Armen auf dem Videospiel herum. Dann und wann kam seine Zungenspitze zum Vorschein, während er den simulierten Rennautos auf ihrer kurvenreichen Strecke folgte.

Nathalie ging hinüber zu Tea, setzte sich zu ihr aufs Bett und tätschelte ihre Wange, die sie immer an frischen Hefeteig kurz vor dem Backen erinnerte.

»War es schön bei Oma?«

»Ja«, antwortete Tea, ohne von ihrem Spiel aufzusehen.

»Hat Papa etwas von Oslo erzählt?«

Ein stummes Kopfschütteln.

»Wir haben ein Geschenk bekommen«, sagte Tea und drückte fieberhaft mit dem rechten Daumen auf eine Taste.

»Ja? Was denn?«

Aus dem Spiel ertönte ein krachendes Geräusch, und Tea seufzte. Dann sah sie lächelnd zu Nathalie auf.

»Ich habe verloren, aber das macht nichts. Du bist die beste Mama der Welt!«

Sie nahmen sich in die Arme. Am liebsten hätte Nathalie für immer in dieser Umarmung verweilt. Hätte die Welt und alles Übel gern einfach vergessen, um nur bei ihren Kindern zu sein. Sie sog Teas Duft ein und verspürte sofort einen Anflug von schlechtem Gewissen, wie immer, wenn sie Håkans Geruch erahnte und an das Zuhause erinnert wurde, das sie verlassen hatte.

Tea lehnte sich zurück an die Wand, um weiterzuspielen, und Nathalie ging zu Gabriel hinüber, der immer noch am Schreibtisch saß.

»Hallo, mein Bursche«, sagte sie und registrierte zum fünfzigtausendsten Mal, wie unterschiedlich sie mit ihren Kinder umging. »Geht's dir gut?«

»Guck mal hier, wie schnell ich bin!«, rief Gabriel und drehte das Spiel in den Händen.

»Toll!«, antwortete sie. »Du bist ein echter Weltmeister.«

Eine Weile war es still. Gabriel wirkte aufgekratzter als sonst.

»Hast du deine Medizin bei Papa bekommen?«

»Ja, und Geschenke haben wir auch gekriegt«, sagte Gabriel.

»Was denn für welche?«, fragte sie mit möglichst viel Begeisterung in der Stimme.

»Einen Aufkleber ... von einem Fußballstadion, in dem die Nationalmannschaft immer spielt.«

»Hast du den hier?«

»Im Rucksack.«

»Darf ich mal sehen?«

»Klar.«

Sie zog den Reißverschluss auf und holte einen ovalen Aufkleber aus Gabriels Rucksack. Überrascht stellte sie fest, dass darauf die Stockholmer Friends Arena abgebildet war.

»Den hier habt ihr bekommen?«, fragte sie und hielt Gabriel den Aufkleber hin.

Er warf einen kurzen Blick darauf und nickte.

»Schön, oder?«

»Ja, aber aus Oslo ist der wohl nicht, oder?«

Gabriel zuckte nur mit der Schulter und konzentrierte sich auf seine Rennstrecke.

»Hat Papa gesagt, warum er euch den mitgebracht hat?«, fragte sie. »War er am Wochenende im Stadion?«

Ein weiteres Schulterzucken. Gabriel schien nicht darüber reden zu wollen. Möglicherweise nahm er den vorwurfsvollen Unterton in ihrer Stimme wahr.

»Der ist wirklich schön«, sagte sie. »Soll ich ihn auf den Schreibtisch legen? Wenn du willst, kannst du ihn auf den Kleiderschrank kleben.«

Gabriel nickte, ohne sie jedoch anzusehen.

Draußen im Flur, wo sie zu beiden hineinblicken konnte, sagte sie mit liebevoll mahnender Stimme: »Bald müsst ihr ins Bett, morgen ist wieder Schule.«

Nach einigem Protest legten die Kinder schließlich ihre Spiele weg, und Nathalie las ihnen im Doppelbett noch ein Kapitel aus *Harry Potter und die Heiligtümer des Todes* vor. Tea und Gabriel kuschelten sich so eng an sie, dass es sich anfühlte, als würden sie zu einem einzigen Körper verschmelzen.

Nach dem Vorlesen ging Tea auf ihr Zimmer und legte sich schlafen. Dem unruhigen Gabriel hingegen musste Nathalie noch eine halbe Stunde den Rücken kraulen und Lieder vorsingen, bevor auch er die Augen schloss. Erst als sein Körper anfing zu zucken – ein sicheres Zeichen, dass er eingeschlafen war –, stand sie auf.

Eigentlich hätte sie sich noch auf den nächsten Arbeitstag vorbereiten müssen, doch stattdessen ging sie auf den Dachboden und holte die drei Umzugskartons mit Adams Sachen herunter. Dabei fiel ihr der Aufkleber ein, und sie überlegte, ob sie Håkan anrufen sollte.

Als die Pappkartons im Wohnzimmer standen, wählte sie seine Nummer. Nach dem zweiten Freizeichen hob er ab, und sie kam gleich zur Sache.

»Schöne Aufkleber von der Friends Arena hast du da besorgt. Aber sind die aus Oslo?«

»Was willst du? Habe ich dir nicht gesagt, dass ich nur in wichtigen Fällen gestört werden will?«

»Ich habe mich ja nur gewundert. Gabriel hat sich sehr über seinen Aufkleber gefreut, aber ich war etwas verwirrt und habe mich gefragt, wo in Oslo du die wohl gefunden hast?«

Sie biss sich auf die Lippe, brachte es nicht über sich, ihn direkt zu fragen, ob er am Wochenende in Stockholm gewesen war.

Nach einem lauten Seufzer antwortete er: »Die gab es am Flughafen. Sonst noch was?«

Ein wenig beschämt beendete sie das Gespräch. Anschließend stellte sie die Kartons auf den Sofatisch und beschloss, einfach auf Håkan zu pfeifen. Mit einem feuchten Lappen wischte sie den Staub von den Kisten ab. Das war einerseits nötig, und andererseits brauchte sie einen Moment, um sich innerlich auf das Öffnen der Kisten vorzubereiten. Es kam ihr beinahe so vor, als stünde Adam mit im Raum, und so machte sie sich schließlich mit einiger Anspannung daran, das Klebeband des ersten Kartons aufzuschneiden.

Zehn Jahre.

Der Karton war randvoll mit Erinnerungen: Zeitungsartikel von Adam, Fotos, Jahrbücher aus der Schule, ein Jagdmesser, alte Kassetten mit Lieblingsliedern, ein Rolling-Stones-T-Shirt, das Abschlusszeugnis vom Boland-Gymnasium und die Examensurkunde von der Journalistenschule. Zuoberst lag ein Foto von ihrer Verlobungsfeier und darauf Adams Armbanduhr mit dem roten Lederband, die sie ihm zum dreißigsten Geburtstag geschenkt hatte.

Sie spürte einen Kloß im Hals, als sie sich so glücklich mit Adam auf der Treppe zur Orangerie im Linné-Garten stehen sah. Am Mittsommerabend vor elf Jahren war das gewesen. Auch das Hochzeitsessen hätte dort in der Orangerie stattfinden sollen. Mit feuchten Händen hob sie die Armbanduhr hoch und betrachtete die Zeiger. Halb zehn. Merkwürdigerweise genau dieselbe Uhrzeit, die ihre Ikea-Uhr an der Wand in diesem Moment anzeigte. Dieselbe Uhrzeit, nur in einer anderen Zeitrechnung.

Die ersten Monate nach Adams Tod hatte Nathalie die Armbanduhr beim Einschlafen fest in der Hand gehalten. Tagsüber, wenn die Trauer zu groß wurde, hatte sie sich die Uhr umgebunden, auch wenn das Lederarmband viel zu groß war.

Sie holte den Inhalt des Kartons heraus und stapelte ihn auf dem Couchtisch. Dann setzte sie sich auf die Sofakante und nahm sich als Erstes die Fotos vor. Es waren bestimmt über dreihundert Stück, darunter weitere Bilder von der

Verlobungsfeier: ihre Eltern als damals noch glückliches Ehepaar, Louise mit unnatürlich sonnengebräunter Haut in einem rosafarbenen Kleid, Freunde und Verwandte, allgemeine Heiterkeit.

Das nächste Foto stammte von einem gemeinsamen Fischessen zu Beginn ihrer AIP-Zeit. Sie hielt einen Moment inne, als sie Håkan darauf entdeckte. Er saß rechts von Adam an einem langen Tisch auf einer Terrasse. Der Platz links von Adam war leer, und sie meinte sich daran zu erinnern, dass sie von dort aufgestanden war, um das Foto zu machen. Ja, so war es gewesen. Ein chirurgischer Oberarzt, der mit der Kulturchefin der *Upsala Nya Tidning* verheiratet war, hatte zu sich nach Fålhagen eingeladen. Ihr erster Herbst mit abgeschlossenem Studium in Uppsala. Dass Håkan auch dabei gewesen war, hatte sie völlig vergessen. Er hatte zwar zum selben Freundeskreis gehört, doch die Runde an diesem Abend war ihr so nicht in Erinnerung geblieben.

Neue Bilder, neue Szenen. Frank in der Wohnung in Flogsta an dem Tag, als sie zum Ulf-Lundell-Konzert im Botanischen Garten wollten. Er sah gut aus in seinem zerknitterten Leinenanzug und mit einem breiten Lächeln im Gesicht. Als sie zum nächsten Foto weiterblätterte, fiel ein vergilbter Zeitungsausschnitt aus dem Stapel und landete mit der Vorderseite nach unten auf dem Teppich. Noch bevor sie ihn umgedreht hatte, wusste sie, worum es sich handelte. Von dem Papier in ihrer Hand durchfuhr es sie wie ein Schlag, der sie mitten ins Herz traf.

Adams Todesanzeige.

1969–2004.

Die fliegenden Schwalben und das Gedicht von Erik Lindgren, das er bei der Verlobung für sie vorgetragen hatte: *Irgendwo in uns sind wir immer zusammen, irgendwo in uns kann unsere Liebe niemals fliehen.*

Sie schloss die Augen, lehnte sich zurück und spürte, wie eine wohlige Wärme sie durchströmte. Sie hörte Adams Stimme wie ein leises Flüstern, spürte seine warme Hand auf ihrer Brust, seinen Atem an ihrem Ohr. Doch schon im nächsten Moment riss sie die Augen wieder auf, aus Angst, sie könnte den Kontakt zur Wirklichkeit verlieren.

Sie legte die Todesanzeige zur Seite und ging wahllos weiter durch das Material. In einem Ordner hatte Adam Artikel gesammelt, auf die er besonders stolz war. Das Interview mit dem Gemeinderat, das Porträt von Owe Thörnqvist anlässlich seines 75. Geburtstags, ein historischer Essay über die Bedeutung von Erik Gustaf Geijer für die Universität Uppsala. Und schließlich eine Theaterrezension zu einer *Macbeth*-Inszenierung im Uppsala Stadsteater. Die Hauptrolle hatte Carl-Henric Gyllenborg gespielt. Unter der Überschrift »Düsterer Macbeth völlig verfehlt« hatte Adam geschrieben: »Gyllenborg übertreibt in seiner Darbietung und macht damit den subtilen Ton zunichte, der jedoch für die Vermittlung der feinen Dramatik dieser Tragödie unerlässlich ist.«

Nathalie stand auf, ging in die Küche und trank ein Glas kaltes Wasser. Nun wusste sie, warum der Name Carl-Henric Gyllenborg so negative Assoziationen bei ihr hervorrief: Das war der Schauspieler, der Adam damals in der Buchhandlung bedroht hatte. Sie sah es plötzlich ganz genau vor sich, so als hätte sie gerade neue Kontaktlinsen mit der richtigen Stärke vom Optiker bekommen.

Rasend vor Wut über die schlechte Kritik war Gyllenborg auf Adam, sie und Louise zugestürmt. Er hatte Gift und Galle gespuckt und zu Adam gesagt, er solle sich bloß in Acht nehmen. Wenn er noch einmal so einen Schund schreibe, werde er sein blaues Wunder erleben.

Adam hatte das Ganze vor allem komisch gefunden, doch nach Rücksprache mit seinem Chefredakteur hatte er dennoch Anzeige wegen Bedrohung erstattet. Gyllenborg hatte alles abgestritten, und da Aussage gegen Aussage stand, wurde die Sache fallen gelassen.

Langsam ging Nathalie zurück ins Wohnzimmer. Gyllenborg hatte also nicht nur Rickard, sondern auch Adam bedroht. Den Blick auf die vergilbte Rezension gerichtet, wählte sie Franks Nummer.

Er ging nicht ran.

Dann versuchte sie es bei Louise, die nach fünf Freizeichen abhob. Sie bestätigte die Szene aus Nathalies Erinnerung mit andächtiger Stimme und fügte hinzu: »Unter uns gesagt: Der Typ ist total eingebildet, und ich bin ja schon einiges gewohnt.«

»Kennst du ihn etwa?«, fragte Nathalie und zog die Beine eng an sich heran.

»Versprichst du, dass du es für dich behältst?«

»Klar, du kannst mir vertrauen.«

»Er hat sich bei mir operieren lassen. Zwei Mal ... erst die Lippen und dann ein Facelifting.«

Sie redeten noch eine Weile über Gyllenborg, der Louise

zufolge ein echter Tyrann war und niemanden außer sich ernst nahm. Als Nathalies Blick auf Adams schwarzen Terminkalender zwischen den aufgestapelten Notizbüchern fiel, beeilte sie sich, das Gespräch zu beenden.

Das war nicht irgendein Terminkalender.

Er stammte aus dem Jahr 2004. Adams letztem Lebensjahr.

Sie erinnerte sich daran, dass die Polizei Fragen zu Adams Notizen gestellt hatte, zu einer Person, die er nur »B« genannt und in der Woche vor seiner Ermordung mehrmals getroffen hatte. Dass nie geklärt worden war, wer »B« eigentlich war und ob diese Treffen etwas mit dem geheimen Hinweis oder dem Mord zu tun hatten.

Sie öffnete den Verschluss des ledernen Ringbuches und betrachtete die vergilbten Seiten, die wohl mal nass geworden und nun ganz steif waren. Zum Teil waren sie so verklebt, dass sie sich nicht voneinander lösen ließen. Auf der ersten Seite standen Adams Name, seine Telefonnummer und der Vermerk »1000 Kronen Finderlohn«. Sie sah noch genau vor sich, wie er sonntagabends immer mit dem Kalender in der Küche stand und sich Notizen machte, während sie gemeinsam die kommende Woche planten, darüber seufzten, wie viel sie zu tun hatten, und sich lachend fragten: »Wie soll das erst werden, wenn wir Kinder haben?«

Aus diesem »wenn« war nie etwas geworden, und bei dem Gedanken schlich sie sich trostsuchend hinauf zu Tea und Gabriel. Tea lag ruhig auf dem Rücken und schlief. Gabriel hatte sich freigestrampelt, ein Bein hing halb aus dem

Bett. Nathalie hob es behutsam auf die Matratze, deckte ihren Sohn zu und kehrte wieder zum Sofa zurück.

Vorsichtig blätterte sie weiter durch Adams Terminkalender und löste mit dem Jagdmesser die verklebten Seiten voneinander. Las die knappen Notizen zu seinen Floorball- und Tennistrainingszeiten, ihren Diensten, zu Partys, Besprechungen in der Redaktion und Sonntagsessen bei seinen oder ihren Eltern. Gespannt arbeitete sie sich zu den letzten Tagen seines Lebens vor. Das erste »Treffen mit B« fand sie am Freitag, den sechsten April, eine Woche vor seiner Ermordung. »16 Uhr im Ofvandahls«, stand dort.

Sie starrte auf Adams langgezogene Buchstaben, konnte geradezu den Eifer nachempfinden, den er beim Notieren verspürt haben musste.

Wer war »B«?

Die Polizei war genauso ratlos gewesen wie sie. Niemand im Bekanntenkreis oder in der Redaktion hatte eine Idee gehabt. Die einzigen Personen, deren Namen mit B begannen, waren Eva Bäckmann, eine Tante von Adam, die in Göteborg wohnte, und ein Mann namens Bertil, der als Hausmeister bei der Zeitung arbeitete. Keiner der beiden wusste jedoch etwas von diesen Treffen, und es gab keinen Grund, ihre Aussagen anzuzweifeln.

Nathalie blätterte weiter und fand noch drei weitere Einträge über ein »Treffen mit B«.

»Montag, 9. April. 14 Uhr im Haus.«

»Dienstag, 10. April. 19 Uhr im O'L.«

Und schließlich der letzte Eintrag vor dem Mord: »Donnerstag, 12. April. 22 Uhr. Bahnhof.«

Was mit dem »Haus« gemeint war, wusste niemand. Bei dem »O'L« handelte es sich womöglich um das O'Learys in der Dragarbrunnsgatan. Die Polizei hatte das Personal befragt, aber niemand hatte Adam dort gesehen.

Neben dem möglichen Überfallszenario hatten die Ermittler unter anderem die Hypothese verfolgt, dass Adam sich am Mordabend eventuell ein weiteres Mal mit »B« am Bahnhof getroffen hatte, ohne dies jedoch in seinem Terminkalender festzuhalten. Die Uhrzeit des letzten notierten Treffens legte nahe, dass es aus irgendeinem Grund nicht bei Tageslicht stattfinden sollte, aber hätte Adam nicht einen weniger öffentlichen Treffpunkt gewählt, wenn es heimlich gewesen wäre?

Vier Verabredungen mit »B« zu unterschiedlichen Zeitpunkten und an unterschiedlichen Orten in der Woche vor dem Mord also.

Liebster Adam, worin warst du da nur verstrickt?

Nach diesen Funden erschien es Nathalie offensichtlicher denn je, dass Adams geheimer Tipp und die Treffen etwas mit seiner Ermordung zu tun hatten. Die Frage war nur, ob »B« ihn auch umgebracht hatte.

Carl-Henric Gyllenborg. Er hätte zwar ein Motiv gehabt, doch weder sein Vor- noch sein Nachname begannen mit B. Und wieso hätte er Adam einen Tipp geben sollen?

Sie nahm Adams T-Shirt mit dem ausgeblichenen Rolling-Stones-Aufdruck in die Hände und vergrub das Gesicht darin. Unter dem Geruch von Feuchtigkeit und Schimmel lag ein entfernter Hauch seines Duftes. Trauer und Müdigkeit ließen ihren Kopf ganz schwer werden. Auch wenn sie nichts lieber getan hätte, als die Suche nach Hinweisen fortzusetzen, sah sie ein, dass sie nun schlafen gehen musste. Es war bereits fünf nach elf. Am nächsten Morgen lag ein vollgepackter Arbeitstag vor ihr, an dem sie zuerst Dienst auf der Psychose-Station hatte und am Nachmittag eine Reihe Patienten empfangen musste, die seit bis zu drei Monaten auf einen Termin bei ihr warteten.

Plötzlich vibrierte auf dem Tisch ihr Handy, das lautlos gestellt war, seit sie die Kinder ins Bett gebracht hatte. Sie spürte, wie sich ihr die Nackenhaare aufstellten, so als würde ein kalter Wind durchs Zimmer wehen.

11

Zu ihrer Erleichterung war es nur Frank. Nathalie sank zurück aufs Sofa und nahm den Anruf entgegen.

»Hallo, ich habe gesehen, dass du versucht hast, mich zu erreichen«, begann er. »Wie geht es dir?«

»Ich bin zu Hause und sitze vor Adams alten Kartons.«

»Hast du irgendwelche neuen Nachrichten bekommen?«

»Nein.«

»Gut. Es tut mir leid, dass ich mich jetzt erst bei dir melde, aber ich hatte alle Hände voll zu tun. Die Techniker haben die Kugel, durch die Rickard gestorben ist, jetzt analysiert. Du setzt dich besser hin ...«

»Ich sitze.«

»Okay. Also Rickard Ekengård wurde mit einem Smith-

&-Wesson-Revolver Modell 36 erschossen. Die Kugel hat die Lunge, den Herzbeutel und mehrere wichtige Gefäße durchbohrt. Seine Überlebenschancen waren äußerst gering, sagt die Gerichtsmedizinerin Angelica Hübinette. Selbst wenn er mitten in einem vollbesetzten Operationssaal niedergeschossen worden wäre, hätte er den Angriff wahrscheinlich nicht überlebt, wie sie sich ausdrückte.«

Nathalie schloss die Augen. Sah das Blut aus Rickards Brustkorb quellen. Dann schlug sie sie wieder auf und starrte auf die gestapelten Erinnerungen auf dem Couchtisch. Währenddessen sprach Frank weiter: »Das Merkwürdige ist, dass die Kugel offenbar mit demselben Revolver abgefeuert wurde wie damals bei Adam. Hübinette ist sich zu 95 Prozent sicher, dass es sich um dieselbe Waffe handelt, beide Kugeln tragen Spuren desselben Revolverlaufs.«

Nathalie war unfähig, etwas zu sagen. Die Gedanken wirbelten in ihrem Kopf umher, ohne irgendeinen Halt zu finden.

»Außerdem ist die Bleizusammensetzung identisch«, fuhr Frank fort. »Die Kugeln stammen also aus demselben Guss, das heißt, sie wurden gleichzeitig hergestellt. Winkel und Höhe der Einschusswunde lassen außerdem Rückschlüsse auf die Größe des Schützen zu. Genau wie in Adams Fall haben wir es hier mit einer Person zu tun, die ein Meter fünfundsechzig bis ein Meter fünfundachtzig groß ist.«

Nathalie begann, willkürlich durch den Stapel mit Zeitungen zu blättern, wobei ihr in den Einleitungen verschiedener Artikel Adams Foto begegnete.

»Dann handelt es sich also um denselben Täter?«

»Vielleicht«, sagte Frank. »Du darfst nicht vergessen, dass zwischen den beiden Morden zehn Jahre vergangen sind. Außerdem ist das Revolvermodell auf dem Schwarzmarkt sehr verbreitet. Theoretisch könnte die Waffe bereits mehrmals den Besitzer gewechselt haben. Und zwischen Adam und Rickard gibt es keinerlei Verbindung.«

Außer, dass ich mit beiden im Bett war, dachte sie. Ist das vielleicht die entscheidende Verbindung? Hat es da jemand auf Männer abgesehen, mit denen ich zusammen war? In dem Fall könnte es auch für Håkan gefährlich werden. Es sei denn ...

Anstatt den Gedanken zu Ende zu denken, fragte sie Frank: »Hast du mit der Polizei in Uppsala gesprochen?«

»Ja, aber da sind seit der Fernsehsendung auch keine neuen brauchbaren Tipps eingegangen.«

»Was sagt die OFA?«

»Ihre Analyse hat ergeben, dass es sich bei Rickards Mörder um einen physisch gesunden Mann mit guter Kondition handeln muss. Die Flucht legt nahe, dass er sich in der Gegend um den Karlaplan gut auskennt, vielleicht wohnt er irgendwo in der Nähe. Sein zielstrebiges Vorgehen lässt auf einen geplanten Mord schließen. Und die unmittelbar tödlichen Schusswunden sprechen dafür, dass er ein geübter Schütze ist. Möglicherweise hat er nicht zum ersten Mal getötet.«

»Wird auch eine mögliche Verbindung zu Adam in Betracht gezogen?«

»Vorerst nicht, die Sache mit dem Revolver ist ja noch

ganz neu. Das wird jetzt natürlich untersucht, auch wenn es deutliche Unterschiede zwischen den beiden Fällen gibt. Die Flucht zum Beispiel. In Adams Fall hatte der Täter ein Auto. Und wenn es sich um einen Raubüberfall gehandelt hat, waren sie mindestens zu zweit, so gehen die osteuropäischen Banden nämlich in der Regel vor.«

Franks Gefasel von einem möglichen Raubüberfall irritierte sie.

»Ach komm schon, Frank. Rickard wurde ganz gezielt ermordet. Selbstverständlich haben die beiden Fälle etwas miteinander zu tun.«

»Wie gesagt, das untersuchen wir jetzt.«

Doch er klang alles andere als überzeugt. Nathalie beschloss, dass es nun höchste Zeit war, die Karten auf den Tisch zu legen.

»Es gibt etwas, was ich noch nicht erzählt habe«, sagte sie. »Und es wäre mir am liebsten, wenn du es für dich behältst ... Ich möchte nicht, dass jemand aus der OFA-Einheit davon erfährt.«

»Ich kann dir nichts versprechen, aber lass mal hören.«

»Vorletzten Samstag war ich mit Rickard Ekengård etwas trinken und bin anschließend mit ihm nach Hause gegangen ...«

In der Leitung war es plötzlich so still, als wäre die Verbindung unterbrochen.

»Was?«, platzte Frank dann heraus. »Warum hast du das nicht schon eher erzählt?«

Nathalie stand auf und berichtete von dem Abend. Sagte, dass sie bei Rickard noch ein Glas Wein getrunken habe und etwa eine Stunde später nach Hause gegangen sei. Ansonsten sei nichts passiert, Ende der Geschichte. Schließlich erwähnte sie noch Rickards SMS, die sie kurz vor dem Mord bekommen hatte. Eine Weile herrschte Schweigen, bis Frank mit deutlichem Sarkasmus in der Stimme sagte: »Großartig, dass du damit erst jetzt um die Ecke kommst.«

»Es tut mir leid, aber jetzt weißt du es.«

»In seinem Handy haben wir die SMS, von der du sprichst, nicht gefunden«, sagte Frank. »Er muss sie also gelöscht haben. Hat er sonst noch was geschrieben?«

»Nein, das war alles.«

»Was glaubst du, was er von dir wollte?«

Sie antwortete nicht. Lag das nicht auf der Hand?

In der Stille hörte sie ein leises Klicken im Flur. Sie ging hinüber. Alles war ruhig, die Deckenlampe schien in der Dunkelheit ein noch kräftigeres Licht auszustrahlen als sonst, der Fußboden unter Nathalies nackten Füßen war kalt. Obwohl sie sah, dass die Haustür verriegelt war, kontrollierte sie das Türschloss sicherheitshalber noch einmal.

»Du glaubst also nicht, dass es etwas mit dem Mord zu tun hatte?«, hakte Frank weiter nach.

»Nein, warum hätte er mich treffen wollen, wenn er sich bedroht gefühlt hätte?«

Frank versuchte es anders.

»Rickard Ekengård war ein echtes Schlitzohr, Nathalie. Dreimal wegen Misshandlung verurteilt, zweimal wegen Kokainbesitzes, einmal wegen Gewalt gegen einen Beamten. Außerdem hat er gesoffen wie ein Loch.«

»Hast du der OFA-Einheit von meinem Verfolger erzählt?«

»Ja, aber es ist so, wie ich schon sagte: Solange wir nicht wissen, wer oder welches Motiv dahintersteckt, bringt uns das nicht weiter.«

»Gibt's was Neues von Carl-Henric Gyllenborg?«

»Dass Rickard im Pausenraum von ihm bedroht wurde, haben uns inzwischen mehrere Leute bestätigt, aber Gyllenborg selbst konnten wir noch nicht verhören.«

»Erinnerst du dich, dass er auch Adam mal bedroht hat? Damals in der Universitätsbuchhandlung?«

»Ja, jetzt wo du es sagst, erinnere ich mich durchaus daran ... Mit dem Fall hatte ich damals nicht zu tun, aber ich habe davon gehört. Dieser feindselige Schauspieler war also Gyllenborg?«

»Ja«, bestätigte sie.

»Das ist ja ... Dann hat er in beiden Fällen ein Motiv«, stellte Frank fest.

Nathalie wusste nicht, was sie sagen sollte. Noch einmal erklang ein leises Klicken aus dem Flur. Das gleiche Geräusch wie schon zuvor, doch sie kümmerte sich nicht weiter darum.

»Diese Autobiographie übrigens«, fuhr Frank fort. »Hat Ekengård eigentlich gesagt, wie weit er damit gekommen war?«

»Nein, nur, dass er darin irgendetwas auffliegen lassen wollte.«

»Ich bin nämlich gerade mit den Technikern in seiner Wohnung, und wir finden hier kein einziges geschriebenes

Wort, nur zwei Laptops. Wann kommst du wieder nach Stockholm?«

»Am Freitag«, sagte sie mit einem Gähnen. »Ich muss jetzt Schluss machen, Frank.«

Sie legte das Handy auf den Tisch und ließ es laden, während sie in ihr Nachthemd schlüpfte und sich die Zähne putzte. Die Gedanken und Bilder in ihrem Kopf kamen nicht zur Ruhe, und am liebsten hätte sie noch alles Mögliche getan, wäre gern ununterbrochen in Bewegung geblieben, um der Angst keinen Raum zu geben.

Sie schaute zu den Kindern hinein und ging dann noch einmal zurück in den Flur. Die Tür war nach wie vor fest verschlossen. Sie ließ das Licht brennen, sogar an der Dunstabzugshaube in der Küche. Als sie auf dem Weg ins Bett am Wohnzimmer vorbeikam und ihr Blick auf die Umzugskartons und all die Stapel auf dem Tisch fiel, blieb sie stehen. Nicht einmal ein Zehntel davon hatte sie durchgesehen. Und jetzt, da feststand, dass es sich in Adams und Rickards Fall wohl um ein und denselben Mörder handelte, hatte sie eigentlich erst recht Grund, mit ihrer Suche fortzufahren.

Entschlossen kehrte sie zum Sofa zurück.

12

Beim Durchblättern des Zeitungsstapels fiel Nathalie auf, dass die Zeitungen chronologisch geordnet waren. Die letzte stammte vom dritten April 2004, zehn Tage vor dem

Mord. Sie war so gefaltet, dass ein Artikel aus dem Mittelteil vorne auflag. Eine Reportage über eine geschlossene Institution für Jugendliche in Rickomberga.

Nathalie erinnerte sich daran, dass Adam von einem Besuch im Galaxis erzählt hatte, wo man nach einer neuen Methode arbeitete und eine schnelle Wiedereingliederung in die Gesellschaft anstrebte. Dieses Jugendheim war ihr wohlbekannt, denn es hatte einen guten Ruf und nahm Patienten aus dem ganzen Land auf. Da es sich aber um eine private Einrichtung handelte, beschränkte sich Nathalies Einblick in die konkrete Institutionsarbeit auf die vereinzelten Überweisungen, die sie von dort bekam.

Auf dem Foto zu dem Artikel standen drei Männer mittleren Alters vor einem roten Backsteingebäude, zwei im Anzug und einer in Cord-Sakko und Jeans. Zwei von ihnen kannte sie: Der Mann in Jeans war ihr Kollege Jacques Levinder, Oberarzt der Psychiatrie, und der Mann in der Mitte war Pierre Hielmstedt, der Anwalt, bei dem Håkan damals angestellt gewesen war. Bei dem dritten Mann handelte es sich um einen Lokalpolitiker namens Olof Jönsson.

Schnell überflog Nathalie Adams Notizen am Rand des Artikels: »§ 2 Jugendfürsorgegesetz. Familienheim, Leiter, Debatte?« Und schließlich, ganz unten auf der Seite, etwas mit Bleistift Geschriebenes. Die Notiz war so schwach, dass sie die Zeitung unter die Leselampe halten musste, um zu erkennen, was dort stand. Ein Zeichen, möglicherweise ein Buchstabe.

B?

Sie spürte ihren Puls in den Fingerspitzen. Schnell zog

sie zum Vergleich den Terminkalender mit Adams Notizen zu »B« hervor.

Ja, stellte sie fest. Das war eindeutig ein B.

Was hatte das zu bedeuten? Gab es eine Verbindung zwischen dem geheimen Tipp und diesem Artikel? Zeitlich fiel das alles jedenfalls in beunruhigende Nähe zu Adams Mord. Hatte der Artikel etwas mit seinem Tod zu tun?

Nein, nun musste sie sich beruhigen. Keine voreiligen Schlüsse ziehen. Aber dass es sich um ein B handelte, daran bestand kein Zweifel. Soweit sie sich erinnerte, war der Polizei das damals nicht aufgefallen.

Sie starrte auf das Foto und betrachtete der Reihe nach die Gesichter der drei Männer. Entsann sich, dass Adam ein paar Tage vor seinem Tod noch bei ihr auf Station gewesen war. Das hatte sie auch der Polizei mitgeteilt, doch da man darauf nicht zurückgekommen war, hatte sie es als eine der vielen Nebensächlichkeiten abgetan, die für Adams Tod nicht weiter von Bedeutung gewesen waren.

Erneut warf sie einen Blick in den Terminkalender. Rekapitulierte noch einmal die Informationen zu den vier Treffen mit »B«, die darin festgehalten waren:

Freitag, 6. April. Im Ofvandahls.

Montag, 9. April. Im Haus.

Dienstag, 10. April. Im O'L.

Donnerstag, 12. April. Am Bahnhof.

Plötzlich kam sie darauf, dass »Haus« möglicherweise auch für Krankenhaus stehen konnte. So wurde es zumindest intern im Kollegium genannt. Hin und wieder hatte sie auch scherzhaft »Häuschen« dazu gesagt, was Adam mit seinem kindischen Humor äußerst komisch gefunden hatte. War diese Notiz vielleicht ein Hinweis auf seinen Besuch in der Psychiatrie? War er dort gewesen, um sich mit »B« zu treffen?

Montag, der neunte. Vier Tage vor seiner Ermordung. Es konnte durchaus sein, dass sie an diesem Tag Dienst gehabt hatte.

Plötzlich vibrierte das Handy neben ihr auf dem Sofa.

Eine neue Nachricht. Ihr blieb fast das Herz stehen, als sie die unbekannte Nummer sah und las:

Gut, dass du nach Hause gefahren bist.

Reflexartig stand sie auf und warf einen Blick durch das Wohnzimmerfenster. Im Garten war alles schwarz. Auf der anderen Seite des Fjärds konnte sie die Lichter der Häuser als zitternde Punkte in der Ferne erahnen.

Mit dem Smartphone in der Hand ging sie hinüber in die Küche und weiter in den Flur, dann wieder zurück ins Wohnzimmer und hinauf zu den Kindern. Überall fühlte sie sich beobachtet, obwohl sie nur ihr eigenes Spiegelbild in den Fensterscheiben sah. Sie zog sämtliche Rollos herunter und Vorhänge vor und rief dann Frank an.

Er versprach, umgehend die Polizei von Uppsala zu benachrichtigen und darum zu bitten, dass man jemanden zu ihr hinausschickte. Da sie jetzt aber niemanden ins Haus lassen wollte, einigten sie sich darauf, dass eine Streife vor ihrem Haus halten und sie sich noch einmal melden und die Ankunft bestätigen würde, sobald der Wagen da wäre.

Frank konnte sich nicht daran erinnern, dass in Zusammenhang mit dem Artikel über das Jugendheim irgendwo ein »B« aufgetaucht war. Er bat sie, die Zeitung gleich am nächsten Morgen in der Polizeiwache abzugeben, und bestätigte, dass sie Adams Besuch auf Station erwähnt, dieser Hinweis damals aber nirgendwohin geführt hatte.

Franks vertraute Stimme beruhigte Nathalie ein wenig. Sie beendete das Gespräch und kehrte zurück zum Sofa. Noch ein Blick in den Garten, doch dort war nach wie vor niemand zu sehen.

Den Terminkalender in der einen und die Zeitung in der anderen Hand hatte sie plötzlich wieder das Gefühl, Adam ganz nah zu sein. Sie sah ihn vor sich im Korridor der Psychiatrie. Seine verlegene Miene, als sie ihn dort erblickte.

13

UPPSALA, 2004

Der Richter und die drei Schöffen schlugen sich auf die Seite von Oberarzt Weiss und entschieden, dass Leif Jonssons Unterbringung um weitere zwei Monate verlängert werden sollte. Nathalie sah dem Patienten seine Verzweiflung an, wusste aber, dass dieser Beschluss unvermeidlich war. Leif Jonsson halluzinierte und hatte erst gestern versucht, sich auf der Toilette mit einem Bettlaken zu erhängen.

Es war das siebte Verwaltungsverfahren, das Nathalie seit dem Beginn ihrer psychiatrischen Weiterbildung nun miterlebte. Dennoch fand sie es nach wie vor gewöhnungsbedürftig mit anzusehen, wie der Konferenzraum der Klinik jeden Montag in einen Gerichtssaal verwandelt und das Schicksal der Patienten von Personen bestimmt wurde, die sich in einer offensichtlich überlegenen Position befanden.

Die Versammlung wurde aufgehoben. Auf dem Korridor winkte Weiss ihr zum Abschied zu, ehe sie ihm irgendwelche Fragen stellen konnte. Er bemerkte nicht einmal ihren frustrierten Gesichtsausdruck, bevor er in seinen ausgelatschten Birkenstocksandalen und mit einem gemurmelten »Eigentlich hätte ich gar nicht hier sein sollen« auf und davon eilte.

Sie schluckte ihren Ärger hinunter und ging in den Personalraum. War es etwa ihr Fehler, dass der Oberarzt, der regulär für die Station zuständig war, gerade nicht da war? Sie setzte sich mit einem Notizblock aufs Sofa und packte ihren mitgebrachten Thunfisch-Wrap aus.

Während sie aß, ging sie noch einmal die Vormittagsvisite durch, mit der sie gerade fertig geworden war, als Dr. Weiss sie mit den Worten »Die Rechtsverdreher sind da, wo ist der Patient?« begrüßt hatte. Mit steigendem Blutzucker gelang es ihr, einen Teil der Probleme selbst zu lösen. Der autistische Hausmeister würde seine hohe Dosis Neuroleptika weiter verabreicht bekommen, das sechzehnjährige Mädchen aus der Kinder- und Jugendpsychiatrie sollte erst einmal im Einzelzimmer bleiben und auch ihre Mahlzeiten dort einnehmen, und für die Frau mit der aufkeimenden Schizophrenie würde weiterhin eine zusätzliche Aufsichtsperson bereitgestellt.

Die übrigen Fragen würde sie am nächsten Morgen mit dem Oberarzt Jacques Levinder klären. Von seiner Abwesenheit hatte sie erst ganz überraschend bei der Morgenbesprechung erfahren. Dem Dienstplan zufolge hätte Levinder die ganze Woche auf Station sein sollen, doch es gab Probleme im Galaxis, dem geschlossenen Jugendheim, das gerade in Rickomberga neu eröffnet worden war. Vermutlich hing es mit dem Vandalismus zusammen, dachte sie. Adam hatte aus der Redaktion angerufen und erzählt, dass Frank ihm von einem eingeworfenen Fenster im Eingangsbereich berichtet hatte. Frank und seine Kollegen waren die ersten Einsatzkräfte vor Ort gewesen. Als Adam erfahren hatte, was passiert war, hatte er sich sofort hinters Steuer geklemmt und war nach Rickomberga gefahren. Die ganze letzte Woche hatte er unaufhörlich von seinem Artikel über das Galaxis geredet. Wie sympathisch Dr. Levinder und wie revolutionär das Therapiemodell sei.

Nathalie schluckte den letzten Bissen ihres Wraps hinunter und verließ den Personalraum. Sowie sie den Korridor betrat, sah sie ihn mit einem Notizblock in der Hand auf den Ausgang zueilen.

Adam.

Was tat er hier? Er hatte sie noch nie im Krankenhaus besucht, ohne vorher anzurufen.

»Adam!«, rief sie ihm nach.

Er drehte sich um. Sah sie verlegen und etwas gestresst an. Obwohl sie, wie in der Psychiatrie üblich, keinen weißen Kittel, sondern private Kleidung trug, bestand in diesem Moment eine Barriere zwischen ihnen.

»Was machst du hier?«, fragte sie.

Er antwortete nicht, sondern blickte nur nervös an ihr vorbei. Es war jedoch gerade niemand in der Nähe, der ihr Zusammentreffen bemerkt hätte.

»Ich bin wegen eines Auftrags hier, Nathalie, mehr kann ich dazu nicht sagen.«

»Warum hast du denn gar nichts davon erzählt?«

»Das ist ... darauf kann ich nicht antworten, Quellenschutz, du weißt schon.«

»Und wie bist du hier reingekommen?«, wollte sie wissen und deutete mit dem Kopf auf die Sicherheitstür.

»Ich muss jetzt los, wir reden später.«

Dann blitzte plötzlich ein Ausdruck von Entschlossenheit in seinen braunen Augen auf.

»Du darfst niemandem erzählen, dass du mich hier gesehen hast, versprich mir das! Es ist wichtig!«

Ohne eine Antwort abzuwarten, drehte er sich um und ging zur Tür. Tippte den vierstelligen Code ein und verließ die Station.

14

UPPSALA,
MONTAG, 28. APRIL 2014

Schwarzer Regen fiel von einem scheinbar nicht vorhandenen Himmel. Es blitzte und donnerte. Ein dumpfer Knall ertönte, und die Druckwelle ging ihr durch Mark und Bein.

Ohne sich mit den Händen abzufangen, fiel Rickard vornüber in den Springbrunnen. Sie stürzte zu ihm, um ihm zu helfen. Er lag mit dem Gesicht im Wasser, zwischen den Schulterblättern hatte das Blut seinen Mantel bereits dunkelrot gefärbt.

Sie packte ihn bei den Schultern. Mit aller Kraft drehte sie ihn herum. Als sie in sein Gesicht blickte, wurden ihr die Knie weich.

Das war nicht Rickard. Es war Adam.

Jemand schrie. Ein jähes, gellendes Geräusch, so als würde die ganze Welt vor Angst erbeben.

Wie ein Taucher, der in letzter Sekunde mit dem Kopf aus dem Wasser emporschnellt, setzte sie sich auf. Mit weit aufgerissenen Augen starrte sie auf das Muster der Tapete und begriff, dass sie zu Hause war. Eilig stand sie auf, so als wäre sie auf der Flucht, als wäre sie immer noch halb in ihrem Albtraum gefangen.

Håkan hatte sie immer gut trösten können, wenn ihre Träume besonders schlimm waren. Nun musste sie allein zurechtkommen.

Der folgende Montagmorgen ließ sie ihre Sorgen erst einmal vergessen. Ein Kaffee im Stehen, die Kinder wecken, frühstücken (unter einigem Gezeter, weil Gabriels Haferflocken leer waren), Zähne putzen und die Schultaschen packen, dann die sorgfältige Kleidungswahl für Tea und parallel dazu die Diskussion mit Gabriel über die Einnahme seiner täglichen Dosis Ritalin. Schließlich der viel zu späte Aufbruch.

Vom gewohnten Tagesablauf hatte es nur eine Ausnahme gegeben: Gabriel und Tea hatten sich darüber gewundert, dass Nathalie offenbar eine Höhle im Wohnzimmer gebaut hatte. Anstatt Adams Sachen vor dem Schlafengehen wegzuräumen, hatte sie einfach ein Laken über die Kartons gelegt, um ihr Nachforschungsprojekt vor den Kindern zu verbergen. Auf ihre Ermahnung hin, im Wohnzimmer ja nichts anzurühren, hatte Gabriel zwar wider Erwarten sogar gehorcht, doch ihr war klar, dass sie die Sachen noch vor dem Abend wegräumen musste.

Auch nachdem sie zur Haustür hinaus waren, ging es im selben Tempo weiter: der Sprint über den Schulhof, die Stippvisite auf der Polizeiwache, wo ein junger Beamter den Artikel über das Jugendheim einscannte, weiter zum Krankenhaus, das Gedränge an der Stechuhr und hinein in die Berufsrolle. Selbst die obligatorische Morgenbesprechung mit den langwierigen Diskussionen über das Thema Sommerurlaub hatte Nathalie als willkommene Abwechslung zu ihren zermürbenden Grübeleien empfunden. Erleichtert stellte sie fest, dass im Kollegium niemand zu wissen schien, was ihr widerfahren war. Wie Håkan davon Wind bekommen hatte, war ihr ein Rätsel.

Ein paar Stunden später saß sie in ihrem geräumigen Büro im zweiten Stock mit Blick auf die knospenden Bäume im Schlosspark und tippte Anmerkungen zur Visite in die Datenbank. Immer wieder musste sie sich zur Konzentration ermahnen, denn ihre Gedanken schweiften unentwegt ab.

Vor der Visite hatte sie mit Frank gesprochen. Die Polizei hatte noch keine neuen Anhaltspunkte. Bisher hatte man lediglich herausgefunden, dass der Schauspieler Carl-Henric Gyllenborg am Tag vor dem Mord um 12:13 Uhr bei Rickard angerufen hatte. Das Gespräch hatte genau zwei Minuten und sieben Sekunden gedauert. Gyllenborg besaß einen Waffenschein für zwei Pistolen und einen Revolver, allerdings nicht für das Smith-&-Wesson-Modell, mit dem Rickard ermordet worden war.

In ein paar Stunden sollte Gyllenborg verhört werden. Eigentlich wäre das auch längst schon geschehen, wenn er nicht übers Wochenende in seiner Ferienhütte auf Kymmendö gewesen wäre, »um jenseits von Handy- und Internetempfang neue kreative Energie zu tanken«, wie er sagte.

Frank hatte den Artikel über das Jugendheim Galaxis noch nicht gelesen. Er war voll und ganz auf Gyllenborg fokussiert und schien es kein bisschen bemerkenswert zu finden, dass Nathalie glaubte, ein weiteres B unter Adams Aufzeichnungen gefunden zu haben.

»Hast du den Fallanalytikern etwas von meinem Treffen mit Rickard erzählt?«

»Nein, du hast mich ja gebeten, den Mund zu halten. Außerdem sind wir doch beide der Ansicht, dass zwischen dir und dem Mord keine Verbindung besteht, oder siehst du das inzwischen anders?«

»Nein.«

»Außer es handelt sich vielleicht um einen eifersüchtigen Patienten von dir«, spekulierte Frank. »Aber solange du keinen konkreten Verdacht hast, können wir dem nicht nachgehen.«

Nathalie bekam mehr und mehr das Gefühl, dass sie den

Fall selbst in die Hand nehmen musste. Sie war die Einzige, die Adam gut genug kannte, um ihm auf die Spur zu kommen. Als Erstes würde sie mit dem Chefredakteur der *Upsala Nya Tidning* und Oberarzt Jacques Levinder sprechen. Wenn ihr irgendjemand mit dem Artikel und diesem ominösen »B« weiterhelfen konnte, dann einer von ihnen.

Im Laufe der Visite war sie wiederholt an dem Korridor vorbeigekommen, in dem sie Adam zufällig getroffen hatte. Er hatte ihr nie erzählt, wieso er dort gewesen war oder woher er den Code für die Sicherheitstür hatte. Sie war felsenfest davon überzeugt, dass es etwas mit dem Tipp und »B« zu tun hatte. Das Problem war nur, dass es aus dieser Zeit keine Beleglisten mehr gab, und einfach auf gut Glück nach Patienten zu suchen, deren Name mit B begann, wäre die reinste Sisyphusarbeit.

Sie loggte sich aus und warf einen Blick auf ihr Handy. Keine neue SMS. Vielleicht gab der Verfolger ja jetzt Ruhe, da sie wieder zu Hause angekommen war. Sobald sie nicht bewusst an etwas anderes dachte, hörte sie die Worte »Gut, dass du nach Hause gefahren bist« wie eine hängengebliebene Schallplatte im Kopf, und zwar in einer metallischen, unpersönlichen Stimme, die im Prinzip jedem gehören konnte.

Eine Viertelstunde nachdem sie gestern Abend das letzte Mal mit Frank gesprochen hatte, war vor ihrem Haus ein Streifenwagen vorgefahren. Wie vereinbart hatte sie Frank sofort Bescheid gegeben und ihm gesagt, dass sie sich nun sicherer fühle. Mit dem Handy und Adams Jagdmesser auf dem Nachttisch war sie schließlich eingeschlafen.

Die Ziffern auf dem Handydisplay zeigten jetzt 11:18 Uhr an. Zeit, hinüber ins Sprechzimmer zu gehen und die Patientin zu treffen, die vor der Mittagspause noch einen Termin bei ihr hatte. Bevor sie sich aber auf den Weg machte, rollte sie ihre Trainingsmatte auf dem Fußboden aus und absolvierte zwanzig Liegestütze und dreißig Sit-ups. Das machte sie jetzt seit einem Jahr jeden Tag, ohne Ausnahme. Weiter zunehmen kam nicht infrage. Ihre Rundungen waren gerade perfekt, und so sollte es auch bleiben.

Der Weg hinüber ins Sprechzimmer dauerte drei Minuten. Auf halber Strecke gab ihr Handy einen Signalton von sich. Eine SMS von Bengt Vallman.

> Habe für Samstag 19 Uhr einen Tisch im Grodan reserviert. Essen & Drinks! Übrigens habe ich mich um die freie Oberarztstelle an eurer Klinik beworben. Sag's aber noch keinem!

Die Nachricht brachte sie etwas aus dem Konzept. Der Gedanke, Bengt nun vielleicht bald auch als Kollegen zu haben, anstatt wie bisher nur mit ihm zu flirten, kam ihr irgendwie seltsam vor. Sie beschloss, mit der Antwort erst mal zu warten.

Ihre sechsundzwanzigjährige Patientin Elisabeth Rapp saß bereits im Wartezimmer. Nathalie nickte ihr zu und sagte, sie sei bald so weit. Die junge Frau fuhr unbeeindruckt weiter mit dem Finger über das Display ihres Handys und verzog keine Miene. Sie gehörte zu Nathalies eher schwierigen Patienten. Dies war das erste Mal, dass sie von sich aus einen Termin vereinbart hatte. Normalerweise hatte sie nicht besonders viel für die Therapiesitzungen übrig und ließ in der Regel drei von vier Terminen ausfallen.

Nathalie ging in ihr Sprechzimmer, loggte sich am Computer ein und überflog Elisabeths Krankenblatt. Dies hatte sie sich vor Patientengesprächen zur festen Gewohnheit gemacht, selbst wenn sie in manchen Fällen genau wusste, was dort stand.

Elisabeth Rapp stand seit ihrem dreizehnten Lebensjahr in Kontakt mit der Psychiatrie Uppsala. Aufgewachsen war sie in verschiedenen Pflegeheimen in Malmö, Stockholm, Gävle, Östersund und zuletzt in Uppsala. Ihre Eltern waren verstorben, und Geschwister hatte sie keine. Als Kind war sie äußerst verhaltensauffällig gewesen und hätte heute vermutlich noch vor dem Vorschulalter ADHS oder etwas Ähnliches diagnostiziert bekommen. Es folgten Drogen, geschlossene Anstalten und Selbstmordversuche.

Elisabeth wies Züge der autistischen Störung Asperger-Syndrom auf und war nicht besonders selbstbewusst. Sie hatte Schwierigkeiten, ihre Gefühle auszudrücken, und griff oft auf Abstraktionen oder Sprichwörter zurück, die nicht immer leicht zu verstehen waren. Im Moment hatte sie eine Stelle als Reinigungskraft am Uppsala Stadsteater, war mit einer relativ hohen Dosis Antidepressiva eingestellt und hatte seit immerhin drei Jahren nicht mehr versucht, sich etwas anzutun.

Nathalie war zufrieden mit dem Kontakt, den sie zu ihrer Patientin etabliert hatte. Dass es ihr gelungen war, das Vertrauen der jungen Frau zu gewinnen, führte sie unter anderem darauf zurück, dass sie Elisabeth in Körperbau und Haltung ähnelte. Schließlich war es bekannt, dass zwischenmenschliche Kommunikation zu neunzig Prozent auf der Ebene der Körpersprache stattfand.

Nathalie kippte die Lamellen der Jalousie nach unten, damit niemand zu ihnen hineinsehen konnte, öffnete jedoch das Fenster, um frische Luft in den Raum zu lassen. Dann warf sie einen Blick in den Spiegel, fuhr sich mit der Hand durch die Locken und ging hinüber ins Wartezimmer.

Elisabeths Händedruck war schlaff, doch sie begegnete Nathalies Blick mit trotziger Entschlossenheit. Sie hatte ein süßes, mädchenhaftes Gesicht. Nur das schwarzgefärbte Haar und die vollen Lippen wollten nicht so recht zu ihrer püppchenhaften Erscheinung passen. Nathalie wusste, dass sie eine Lippenvergrößerung hatte vornehmen lassen.

Im Sprechzimmer nahmen sie auf gegenüberliegenden Seiten des Schreibtisches Platz. Elisabeth kaute auf einem Kaugummi herum und schnippte nervös mit den Fingern.

»Nun gut, fangen wir an«, begann Nathalie. »Sie sagten, Sie wollten mir etwas erzählen?«

Keine Reaktion.

»Ist irgendetwas passiert?«

Ein Seufzer und ein Kopfschütteln, das jedoch so unsicher wirkte, dass Nathalie es eher als ein Ja deutete. Um das Gespräch ein wenig aufzulockern, wechselte sie das Thema: »Wie schlafen Sie in letzter Zeit?«

»Gut. Also mit den Tabletten halt.«

»Sie nehmen jeden Abend eine?«

»Können Sie das nicht in meiner Akte sehen?«

»Doch, aber ich würde es gern von Ihnen hören.«

Es entstand eine Pause. Vor dem Fenster fuhr ein knatterndes Moped vorbei und übertönte das Vogelgezwitscher.

»Wie läuft es im Theater?«

Ein Achselzucken, gefolgt von einem Schnauben.

»Brauchen Sie ein neues Rezept? Sind Sie deswegen hier?«

»Nee«, antwortete Elisabeth tonlos. Sie sahen sich an. Für etwa zwei Sekunden standen sie in Kontakt. Genug für Nathalie, um wahrzunehmen, dass im Inneren ihrer Patientin ein Kampf zwischen Vernunft und Gefühl stattfand. Schließlich hob sich Elisabeths Brust.

»Es gibt nicht viele Wahrheiten, denen das Herz trauen kann.«

»Ja«, sagte Nathalie nickend und ordnete die Bemerkung als eins der Sprichwörter ein, die Elisabeth zur Beschreibung der Welt heranzog.

»Wie genau meinen Sie das?«

»Es passieren so viele schreckliche Dinge«, stellte Elisabeth fest.

Nathalie ahnte, dass noch eine Fortsetzung folgen würde, und schwieg.

»Ich meine Morde und so was ...«

Nathalie lief ein kalter Schauer über den Rücken, sie sah Rickards dahinsterbenden Blick, hörte das Rauschen des Springbrunnens und spürte sein Blut an den Händen.

»Ich hab im Internet gelesen, dass Sie gesehen haben, wie dieser Schauspieler umgelegt wurde ...«, fuhr Elisabeth zögernd fort.

»Wann haben Sie das gelesen?«

»Heute Morgen. Auf *Flashback*. Der Beitrag war gerade erst gepostet worden.«

Das konnte also nicht die Quelle sein, über die Håkan von der Sache wusste, schloss Nathalie.

»Ist das wahr?«, wollte Elisabeth wissen.

»Ja«, sagte Nathalie, um das Gespräch voranzutreiben. »Aber das hat ja für Sie nichts weiter zu bedeuten, oder?«

»Nee.«

»Hat es Sie beunruhigt?«

»Ja.«

»Wollten Sie deshalb mit mir sprechen?«

Ein unsicheres Lächeln zuckte um Elisabeths Mundwinkel, als sie zu Nathalie aufblickte.

»Ja. Ich hab Panik bekommen. Sie ... Sie sind halt meine einzige Freundin irgendwie.«

Eine wohlige Wärme durchströmte Nathalie und vertrieb den vorherigen Schauer. Auf diese Art von Bekenntnis war sie nicht gefasst gewesen, doch es war leider so falsch wie tragisch.

»Mir geht es gut«, versicherte sie. »Als Sie den Termin mit mir vereinbart haben, sagten Sie, Sie müssten mir etwas erzählen?«

Elisabeth starrte dumpf vor sich hin.

»Wissen Sie, Elisabeth, unsere Zeit ist bald um. Wenn Sie mir etwas sagen möchten ...«

Elisabeth verzog den Mund, und mit mechanischer Stimme, so als würde plötzlich jemand ganz anderes sprechen, antwortete sie: »Wer redet, der sät, wer zuhört, der erntet.«

»Ja, das ist richtig«, sagte Nathalie. »Und ich höre Ihnen jetzt zu, Elisabeth. Sie haben doch nicht wieder versucht, sich etwas anzutun?«

»Nein.«

»Und Sie haben es auch nicht vor?«

»Nee.«

Plötzlich erstarrte Elisabeth, ihr Blick war auf die Pinnwand hinter Nathalie gerichtet.

Nathalie drehte sich um und versuchte zu sehen, was ihre Patientin dort entdeckt hatte. An der Pinnwand hingen ein Dienstplan, ein Flyer vom Restaurant Kannan, die Öffnungszeiten der Bibliothek, die Rufnummer der Ergotherapie und Angehörigenfürsorge, ein Infoblatt zu den psychotherapeutischen Sprechstunden von Oberarzt Jacques Levinder und eine Karte über sämtliche Stationen des Klinikums. Nachdem die psychiatrische Klinik Ulleråker im März hierher umgezogen war, gab es einen nahezu unendlichen Informationsbedarf, auch wenn die gesamte Psychiatrie mit Ausnahme der forensischen nun in einem zentralen Gebäude der Uniklinik untergebracht war.

»Hat es etwas mit Doktor Levinder zu tun?«, fragte Nathalie und wandte sich wieder Elisabeth zu, die in der Zwischenzeit aufgestanden war.

»Ich muss gehen«, antwortete sie und verließ fluchtartig das Zimmer.

15

Die Rose schaukelte auf der bewegten Wasseroberfläche. Ihre Blütenblätter sogen sich langsam voll, als wüssten sie nicht so recht, in welchem Element sie nach dem tagelangen Warten im Blumenladen in der Kungsgatan auf einmal gelandet waren.

Nathalie stand am Springbrunnen auf dem Olof Palmes Plats, wo Adam vor zehn Jahren erschossen worden war. Drum herum warteten Taxis auf Fahrgäste. Hinter ihr befanden sich das alte Bahnhofsgebäude und zu ihrer Linken der neue Bahnhofsbereich mit dem Busbahnhof. Rechts von ihr lag der Parkplatz, über den Adams Mörder damals verschwunden war. Sie musste an die vage Zeugenaussage des Taxifahrers denken, an das Auto, das mit quietschenden Reifen davongefahren war, und in diese Vorstellung mischte sich die Erinnerung an Rickards Ermordung. Die Blütenblätter der Rose wurden dunkler, so als würden sie langsam zu Blut.

Nathalie zwang sich aufzusehen. Es war halb fünf am Nachmittag. Überall zwischen den Zügen, Bussen, Autos und Fahrrädern eilten gestresste Menschen umher. Ein Mann in einem grünen Arbeitsanzug klaubte mit einer Zange Abfall vom Boden auf, zwei Jungen liefen um den Springbrunnen und riefen sich etwas auf Arabisch zu. Auf einer Parkbank unter den Linden saßen drei Penner und tranken und unterhielten sich, mal ganz vertraut, dann wieder laut und wild gestikulierend.

Niemand beachtete sie. Sie kam sich vor wie der verlassenste Mensch auf der Welt.

Die Rose sank auf den Boden des Springbrunnens, wo sie sich sanft hin und her wog, wie zum Abschied. Nathalie ermahnte sich zu konstruktivem Denken. Sie war schließlich nicht hier, um in Selbstmitleid zu zerfließen.

Adam war an einem Freitag gegen Mitternacht ermordet worden. Auch wenn am Bahnhof zu dieser Uhrzeit wohl entschieden weniger los gewesen war als jetzt, hatte der Mörder es an solch einem zentralen Ort dennoch riskiert, gesehen zu werden – genau wie in Rickards Fall.

Wieso ging jemand so ein Risiko ein? Noch dazu zum wiederholten Mal und sogar unter Verwendung desselben Revolvers? Dem Täter musste doch klar gewesen sein, dass die Polizei die beiden Fälle in Verbindung zueinander setzen würde.

Nathalie warf einen letzten Blick auf die Rose im Brunnen und machte sich auf den Weg zur *Upsala Nya Tidning*. Die Bahnhofsuhr zeigte nun zwanzig vor fünf. Der Chefredakteur Tomas Telin erwartete sie bereits, und spätestens um halb sechs musste sie die Kinder von der Schule abholen.

Telin war positiv überrascht gewesen, als sie sich bei ihm gemeldet hatte. Die Zeitung hatte schon am Nachmittag versucht, sie zu erreichen, und so vereinbarte er nur zu gern ein Treffen mit ihr. Über den Beitrag auf *Flashback* hatte Elisabeth Rapp im Übrigen die Wahrheit gesagt, das hatte Nathalie gleich nach ihrem Gespräch überprüft.

Nach einiger Diskussion hatte Telin versprochen, ihr Treffen diskret zu behandeln und nicht darüber zu berichten. Im Gegenzug dafür würde er ein Exklusivinterview bekommen, falls Nathalie sich eines Tages dazu entschließen würde, ihre Geschichte zu erzählen.

Schon seit dem späten Vormittag hatten Journalisten von allen erdenklichen Medien es auf sie abgesehen. Sie hatte sich konsequent geweigert, ihnen Auskunft zu geben. Diese Fähigkeit hatte sie sich in ihrer langjährigen Laufbahn als Ärztin antrainiert. In der Psychiatrie war es nämlich von größter Wichtigkeit, dass man Grenzen setzen konnte. Heute war es ihr sogar gelungen, ihre Mutter abzuwimmeln. Nur ein kurzes Gespräch und das Versprechen, sich am Abend noch mal zu melden, konnte Sonja ihr abringen.

Bevor Nathalie von der Klinik aufgebrochen war, hatte Frank angerufen und erzählt, dass er den Artikel über das Jugendheim inzwischen gelesen habe. Er bezweifelte jedoch, dass es sich bei Adams Notiz um ein B handelte, und hatte den Zeitungsausschnitt nicht an die Fallanalytiker weitergeleitet. Verärgert über den Gegenwind hatte sie weder die Begegnung mit Elisabeth Rapp noch das bevorstehende Treffen mit Tomas Telin erwähnt.

Der einzige Mensch, der sich den ganzen Tag noch nicht gemeldet hatte, war ihr unbekannter Verfolger. Wie sie von Frank erfahren hatte, gingen die Fallanalytiker nicht davon aus, dass er oder sie auch hinter dem Mord an Rickard steckte. »Der Täter ist entschlossen und konfrontativ, dein Stalker hingegen ist feige und konfliktscheu«, hatte Frank argumentiert. Das klang zwar logisch, aber Nathalie war trotzdem skeptisch.

Schließlich hatte er ihr noch mitgeteilt, dass die Einsatzkräfte, die ein Auge auf sie gehalten hatten, nun wieder abgezogen würden. Es war ihr ohnehin zuwider, die ganze Zeit unter Aufsicht zu stehen, und so hatte sie nicht protestiert.

Sie überquerte die Kungsgatan und ging am Haupteingang des Uppsala Stadsteater vorbei. Das Gespräch mit Elisabeth Rapp ließ sie nicht los, es war wie ein Steinchen im Schuh. Sie war enttäuscht, dass sie die junge Frau nicht dazu bringen konnte, sich zu öffnen. Nach der Sitzung war sie Elisabeths Akte über die letzten fünf Jahre durchgegangen, weiter reichte die digitale Datenbank nicht zurück. Frühere Einträge lagen nur in Papierform vor, und um diese zu lesen, musste man zunächst einen offiziellen Antrag stellen. Einen solchen hatte sie zwar sofort mit dem Zusatz »dringend« losgefaxt, doch sie wusste, dass die Herausgabe mitunter mehrere Wochen dauerte.

Aus dem, was sie gelesen hatte, ging hervor, dass Jacques Levinder, genau wie die meisten anderen Oberärzte der Klinik, zeitweise für Elisabeth verantwortlich gewesen war. Die beiden schienen jedoch nie persönlich miteinander zu tun gehabt zu haben, denn die praktische Arbeit hatten ausschließlich Assistenzärzte übernommen, und Nathalie hatte keinerlei Anhaltspunkt gefunden, warum Elisabeth so unvermittelt aus dem Raum gestürzt war, als sie seinen Namen an der Pinnwand gesehen hatte.

Sie hatte wiederholt versucht, Elisabeth telefonisch zu erreichen. Kurz vor Feierabend hatte sie dann noch einen Brief aufgesetzt und die Patientin schriftlich zu einem neuen Termin am Mittwoch um zehn Uhr gebeten.

Auch Jacques Levinder hatte sie nicht erreicht. Er befand sich im Golfurlaub auf den Azoren, doch seine Frau erwartete ihn diesen Abend gegen Mitternacht zurück.

Als Nathalie sich dem Eingang des Redaktionsgebäudes näherte, erblickte sie plötzlich eine ihr nicht unbekannte Gestalt auf dem Bürgersteig. Die Sonne brachte ihr rotes Haar zum Leuchten, so dass es in dem böigen Wind wie ein flackerndes Feuer aussah. Sie rauchte eine Zigarette und schwankte unsicher auf ihren hohen Absätzen hin und her.

»Mama. Was machst du denn hier?«

Sonja schaute in ihre Richtung, und an ihrem glasigen Blick sah Nathalie sofort, dass sie alles andere als nüchtern war. Das war seltsam. Normalerweise zeigte ihre Mutter sich nicht in berauschtem Zustand in der Öffentlichkeit.

Eilig ging Nathalie auf sie zu.

»Was machst du hier? Wie viel hast du getrunken?«

»Das waren zwei Fragen zu viel«, sagte Sonja lächelnd und trat ihre Zigarette auf dem Bürgersteig aus.

Nathalie sah die dunkel verfärbten Zähne und roch den säuerlichen Atem. Sie packte ihre Mutter am Arm und zog sie zu einer Parkbank auf der anderen Straßenseite.

»Was machst du hier?«, wiederholte sie noch einmal und spürte, wie sich das schlechte Gewissen in ihren Ärger mischte, weil sie Sonja den ganzen Tag über abgewimmelt hatte.

Für einen kurzen Moment lichtete sich der Nebel in Sonjas Blick. Sie fasste Nathalie am Arm und fragte: »Sag mal, wie geht es dir eigentlich, meine Kleine?«

»Was meinst du? Wenn hier irgendwer diese Frage beantworten sollte, dann ja wohl du!«

Sonja deutete mit dem Kopf auf das Redaktionsgebäude. »Willst du da rein und mit denen reden?«

»Wie kommst du darauf?«

»Du bist schon ein starkes Mädchen«, sagte ihre Mutter. »Kannst du mir vielleicht ein bisschen Geld leihen? Ich habe mein Portemonnaie zu Hause liegen lassen und muss zum Friseur.«

»Ich kann dir Geld für ein Taxi geben«, antwortete Nathalie und winkte einen Wagen heran, der glücklicherweise gerade einen Mann am Hotel Gillet absetzte. »Und später komme ich bei dir vorbei, dann können wir zusammen essen.«

»Ja, ja, wer's glaubt ...«, seufzte Sonja. »Vielleicht fahre ich lieber zu Håkan, der hat mir nämlich angeboten, dass ich jederzeit zu ihm kommen kann, wenn ich nicht allein sein möchte ...«

»Das hat *Håkan* dir angeboten?«

Nathalie war aufrichtig erstaunt. Håkan fasste Sonja sonst nicht mal mit der Kneifzange an.

»Ja, es sind eben nicht alle so egoistisch wie du«, erklärte Sonja und stieg widerwillig ins Taxi.

»Ich möchte nicht, dass du Tea und Gabriel triffst, wenn du getrunken hast, das weißt du.«

Nathalie drückte dem Taxifahrer zwei Geldscheine in die Hand und sagte, er solle Sonja das Wechselgeld geben, wenn er sie im Rosenvägen abgesetzt habe. Sonja sah sie starr durch das Rückfenster an. Als sich das Taxi in Bewegung setzte, rief Nathalie ihren Vater an.

»Hallo, ich bin es. Hast du kurz Zeit?«

»Hallo, Nathalie! Ich bin gerade auf dem Weg zu einer Besprechung. Ist es wichtig, oder kann ich dich später zurückrufen?«

»Was ist eigentlich mit Mama los? Ich habe sie gerade auf der Straße aufgelesen ... sie war völlig betrunken. Ich habe sie in ein Taxi gesetzt und nach Hause geschickt.«

»Du weißt ja, wie sie sein kann. Heute Morgen habe ich noch mit ihr gesprochen, und da war alles wie immer.«

»Mir kam sie vorhin jedenfalls deutlich neurotischer vor als sonst«, seufzte Nathalie.

»Verstehe«, sagte Victor geistesabwesend, so wie immer, wenn er Zuhörer in der Nähe hatte. »Ich werde sie nach der Besprechung mal anrufen. Muss jetzt Schluss machen, wir sprechen uns später.«

Damit war das Telefonat beendet. Nathalie atmete einmal tief durch und ging hinüber zum Eingang des Zeitungsgebäudes.

16

»Setzen Sie sich«, sagte Tomas Telin und deutete auf den Besucherstuhl.

Ohne ihre Reaktion abzuwarten, klappte er seinen zwei Meter großen Körper zusammen wie ein Taschenmesser und ließ sich in den Bürosessel auf der gegenüberliegenden Seite des überfüllten Schreibtisches fallen.

»Sie möchten also über Adam sprechen«, fuhr Telin fort und schob den Sessel so energisch nach hinten, dass er gegen die Wand stieß, deren Fenster hinter heruntergelassenen Jalousien auf die Dragarbrunnsgatan hinausgingen.

Mit verblüffendem Tempo schlug er die Beine übereinander und faltete die Hände um sein rechtes Knie. Seine Fingernägel waren gelb und rissig, und sie ahnte eine Spur von Zigarettenqualm. Vermutlich hatte er schnell noch eine im Hinterhof geraucht, bevor er sie mit seinem energischen Händedruck begrüßt hatte.

»Danke, dass Sie sich Zeit genommen haben«, sagte sie. »Ich habe nur eine Viertelstunde, deshalb komme ich am besten gleich zur Sache ...«

»Gut, gut«, unterbrach Telin sie. »Effektivität wissen wir hier sehr zu schätzen. Schrecklich, was mit Adam passiert ist. Glauben Sie, es gibt eine Verbindung zu dem Mord an diesem Schauspieler ... wie war noch sein Name ... Ekengård, oder?«

»Richtig«, bestätigte sie. »Aber das wissen Sie doch sicher ebenso gut wie ich?«

Telin gab ein heiseres Lachen von sich.

»Da haben Sie recht, aber bis zu meiner Pensionierung sind es jetzt nur noch vier Wochen, müssen Sie wissen, da halte ich mich nicht mit Einzelheiten auf, sondern versuche lieber, das große Ganze zu sehen, medienwirksam zu denken und kommende Reportagen vorzubereiten. Für Namen und dergleichen habe ich hier eine ganze Redaktion. Bei Ärzten ist das doch sicher nicht anders, oder kennen Sie vielleicht die Namen aller Patienten? Als ich letztes Jahr wegen meiner Galle ins Krankenhaus musste, war es jedenfalls ganz genauso ...«

»Zurück zu Adam«, unterbrach Nathalie ihn und fragte sich, ob dieser Besuch überhaupt die Mühe wert war.

»Ja, Verzeihung, ich rede und rede«, entschuldigte sich Telin.

»Woran erinnern Sie sich in Zusammenhang mit Carl-Henric Gyllenborgs Drohung?«

»Nur an das, was ich Ihnen schon am Telefon gesagt habe. Die Rezension, um die es ging, habe ich hier«, fuhr Telin fort und reichte ihr eine Klarsichthülle mit einem Zeitungsausschnitt.

Als sie den Artikel sah, spürte sie einen Kloß im Hals. Sie räusperte sich und blickte Telin in die blauen Augen unter den weißen, buschigen Augenbrauen.

»Kommt es öfter vor, dass Rezensenten bedroht werden?«

»Nein«, antwortete Telin. »Dieser schnöselige Schauspieler war eine unangenehme Ausnahme. Und Adam stand ja damals erst am Anfang seiner ...« Telin kniff die Augenbrauen zusammen und blickte in Richtung Korridor. »Aber ich habe Adam den Rücken gestärkt und dafür gesorgt, dass er Anzeige erstattet hat.«

Sie nickte. Dann holte sie den Artikel über das Jugendheim Galaxis aus der Handtasche und schob ihn über den Tisch. Telin zückte seine Lesebrille und beugte sich vor. Sie deutete auf das vermeintliche B am Rand und zeigte auch den Terminkalender vor, der vier Mal die gleiche Notiz enthielt.

Tomas Telin nahm die Brille ab und sah sie eindringlich an.

»Das sehe ich zum ersten Mal«, sagte er. »Ich weiß nur, dass Adam einen anonymen Hinweis bekommen hatte, über den niemand hier in der Redaktion – nicht einmal ich – Genaueres wusste. Er hat absolut dichtgehalten, legte aber einen ungemeinen Eifer an den Tag. Oft hat er ja die Bedeutung seiner Texte überschätzt, aber in diesem Fall hatte er wohl tatsächlich einen großen Fisch an der Angel.«

Telin betrachtete noch einmal Adams Notizen und lutschte nachdenklich am Bügel seiner Lesebrille.

»Das sieht mir ganz nach dem gleichen ›B‹ aus, da gebe ich Ihnen recht. Aber für wen oder was das steht, ist ja nie geklärt worden.«

In Nathalies Handtasche vibrierte es. Sie entschuldigte sich und zog ihr Handy heraus, spürte sofort, wie sich ihr Puls beschleunigte. Ein Blick aufs Display. Drei Worte.

Kommst du bald?

Die Nachricht war von Gabriel. Nathalie seufzte erleichtert und steckte das Handy zurück in die Tasche.

»Hatte es mit diesem Artikel etwas Besonderes auf sich?«, fragte sie.

Als mache er Gymnastik, legte Telin seine Hände in den Nacken und betrachtete den Ventilator an der Decke. Ein Schatten huschte über sein Gesicht, wie eine Sonnenfinsternis, die den strahlend blauen Himmel für eine Sekunde verdunkelt.

»In der Tat«, antwortete er. »Adam war darüber sehr

aufgewühlt, er hat ununterbrochen davon geredet, was für Schicksale ihm dort bei den Jugendlichen begegneten.«

»Der Artikel erschien am 3. April«, stellte sie fest. »Am sechsten hat Adam sich mit irgendwem im Ofvandahls getroffen und diesen Tipp bekommen. Dann folgten weitere drei Treffen mit ›B‹ bis zum Vortag seiner Ermordung am Freitag, den dreizehnten April.«

Hinter einem hohen Stapel Ordner klingelte ein Handy. Irritiert stellte Telin es lautlos.

»Sie glauben also, der geheime Tipp steht in Zusammenhang mit dem Artikel?«, fragte er.

»Erscheint mir naheliegend, wenn das hier tatsächlich ein B ist«, antwortete sie. »Außerdem ist mir Adam drei Tage, nachdem er den Hinweis bekommen hatte, in der Klinik über den Weg gelaufen. Er hat gesagt, er sei beruflich da, und ich solle mit niemandem darüber reden.«

»Das hat er mir nie erzählt«, sagte Telin und zuckte mit den Schultern. »Aber ich weiß noch genau, dass ich der Polizei damals von Adams intensiver Arbeit an dieser Jugendheimgeschichte erzählt habe, dass er mir wegen des Auftrags angespannt und nervös vorkam. Am besten erkundigen Sie sich mal bei denen ...«

Nathalie durchfuhr es wie bei einer Zahnbehandlung am offenen Nerv. Davon hatte Frank nichts erzählt.

»Wissen Sie noch, wie der Beamte hieß, mit dem Sie damals gesprochen haben?«

Tomas Telin nickte hustend.

»Ja, das war dieser Freund von Adam ... wie hieß er noch gleich ... Frank Hammar, oder?«

17

Frank Hammar warf einen Blick hinüber zum Personaleingang des Königlichen Dramatischen Theaters. Es war jetzt Viertel vor fünf. Kommissarin Maria Sanchez wollte eigentlich schon vor fünf Minuten hier sein. Es war nicht ihre Art, zu spät zu kommen, und deshalb beschloss er, ihr noch weitere fünf Minuten zu geben, bevor er sie anrufen würde.

Er dachte an Nathalie, sehnte sich nach ihr. Bald musste er ihr sagen, dass er mehr in ihnen sah als nur gute Freunde. Schon bei ihrer ersten Begegnung hatte er sich in sie verliebt, doch damals hatte sie nur Augen für Adam, und er war mit Louise zusammengekommen. Als Adam später starb, waren er und Louise gerade so richtig vernarrt ineinander. Sie schotteten sich ab, von ihrem Freundeskreis im Allgemeinen und von Nathalie im Besonderen. Wieso, wusste er nicht genau, das war hauptsächlich von Louise ausgegangen. Schließlich hatte es dieser Lackaffe Håkan geschafft, Nathalie zum Heiraten zu überreden.

Louise und Frank waren nach Stockholm gezogen. Anfangs war ihre Ehe noch glücklich gewesen, doch mit den Jahren hatten sie sich mehr und mehr auseinandergelebt. Er war ein Workaholic mit relativ unstrukturiertem Lebenswandel, während sie in einer Welt voller Äußerlichkeiten lebte und sich mehr für die Augenbrauen ihrer Mitmenschen als für Politik und gesellschaftliche Probleme interessierte. Vor einem halben Jahr hatten sie schließlich genug voneinander gehabt.

Jetzt, da Nathalie so regelmäßig in der Stadt war, waren seine Gefühle für sie neu entflammt. Sie wirkte tougher und attraktiver als jemals zuvor.

Als er gerade sein Fahrrad mit der Dreigangschaltung am Fahrradständer festgemacht hatte, bog Maria Sanchez im Laufschritt um die Ecke am 7-Eleven. Sie war außer Atem, auf ihrer goldbraunen Stirn glitzerten Schweißperlen. Wie immer war sie relativ unauffällig gekleidet, in Jeans und einem hellblauen Anorak.

»Die U-Bahn hat festgesteckt«, sagte sie. »Tut mir leid.«

»Kein Stress«, sagte Frank und klopfte ihr mit einem hämischen Grinsen auf die Schulter.

Maria Sanchez war der neue Nachwuchsstar im Zentralkriminalamt. Sie stammte aus Peru, war als Fünfjährige adoptiert worden und hatte während ihrer siebenundzwanzig Jahre in Schweden nicht nur die Polizeihochschule absolviert, sondern auch ein halbes Jurastudium abgeschlossen und zweimal Silber bei den Landesmeisterschaften im Taekwondo geholt. Sie fuhr ausschließlich mit öffentlichen Verkehrsmitteln, ernährte sich vegetarisch und achtete darauf, dass in der gesamten Abteilung der Müll richtig sortiert wurde.

»Gibt's was Neues?«, fragte sie.

»Nein. Unsere Singvögel aus dem Untergrund behaupten, sie wüssten nichts über den Revolver, und die Techniker haben weder eine Biographie noch irgendwas anderes Verwertbares auf Rickards Festplatte gefunden.«

»Ich habe gerade erfahren, was die Analyse des Kaugummis ergeben hat«, sagte Sanchez mit unverhohlenem

Stolz über den Wissensvorsprung ihrem Chef gegenüber. Ein paar Sekunden zog sie das gespannte Schweigen noch in die Länge, bis sie schließlich sagte: »Leider keine Übereinstimmung mit bisher erfassten DNA-Proben.«

»Hat wohl auch niemand erwartet«, stellte Frank fest.

»Nein, es ist nicht sehr wahrscheinlich, dass es sich bei dem Täter um einen Kleinkriminellen oder einen verrückten Serienmörder handelt, der kürzlich erst aus der Sicherheitsverwahrung entlassen wurde. Wir suchen jemanden, der im Abstand von zehn Jahren mordet und seine Opfer anschließend in einen Springbrunnen wirft ...«

»Carl-Henric Gyllenborg hätte in beiden Fällen ein Motiv«, sagte Frank. »Und es ist ja auch ziemlich merkwürdig, dass er die ersten vierundzwanzig Stunden nach dem Mord in seiner Ferienhütte auf den Schären gesessen hat und für niemanden erreichbar war.«

Sie gingen durch den Personaleingang ins Theater.

»Wir wollen zu Carl-Henric Gyllenborg«, erklärte Frank dem jungen Mädchen an der Rezeption.

»Natürlich«, antwortete sie und warf einen Blick auf den Computerbildschirm. »Drei Treppen nach oben und dann den linken Korridor hinunter. Der Name steht an der Garderobentür, ich rufe an und sage Bescheid, dass Sie auf dem Weg sind.«

Als aus dem Schloss der schweren Messingtür vor ihnen ein Surren ertönte, zog Frank sie auf und ließ Maria Sanchez mit einer galanten Geste den Vortritt. Im Treppenhaus mischte sich das Echo ihrer Schritte auf den Steintreppen mit Stimmen in den verschiedensten Tonlagen, entferntem

Klaviergeklimper und einem Bohren, das in dem kompaktem Gebäude aus allen Richtungen zu kommen schien.

Die Tür zu Gyllenborgs Garderobe war abgeschlossen. Niemand öffnete, als sie anklopften. Frank wollte gerade zum dritten Mal die Hand heben, als im Korridor hinter ihnen ein Mann in einem blauen Arbeitsanzug erschien.

»Das nützt nichts, die proben noch.«

»Wir sind mit Carl-Henric Gyllenborg verabredet«, sagte Frank. »Wo proben sie denn?«

»Große Bühne. Kommen Sie einfach mit, sie müssten jeden Moment fertig sein. Das wird sonst schon der dritte Tag diese Woche, an dem wir hier Überstunden schieben.«

Sie folgten dem Mann einen Gang hinunter, dann eine Wendeltreppe hinauf und durch zwei schwarze Vorhänge, die an einer Schiene von der zwanzig Meter hohen Decke herunterhingen, neben Scheinwerfen, Stricken und anderen Gegenständen, die unmöglich zu identifizieren waren. Der Mann deutete mit dem Kopf auf die erleuchtete Bühne.

Frank und Maria schritten über Kabel und Kulissenseilzüge und blieben so dicht am Bühnenrand stehen wie sie konnten, ohne gesehen zu werden. Ein Mann mit Hut und einem schwarzen Cape stand auf der Bühne, blickte ins Scheinwerferlicht und trug seinen Part vor. Es war Carl-Henric Gyllenborg.

Plötzlich wurden hinter ihm ein paar lange schmale Flammen gezündet. Die Musiker im Orchestergraben begannen zu spielen. Ein Ensemble bestehend aus sieben weißgekleideten Personen betrat von der Seite her die Bühne und sang »Questo è il fin di chi fa mal« aus *Don Giovanni*.

Gyllenborg machte ein paar wankende Schritte nach hinten. Dann stürzte er rückwärts in ein Loch im Boden und verschwand.

Frank sah Maria fragend an. Sie flüsterte: »Das ist das Finale, jetzt nur noch ein paar Minuten.«

Als der letzte Ton verklungen war, ging überall das Licht an. Sänger, Schauspieler und Bühnenmitarbeiter wuselten kreuz und quer umher, während eine Frauenstimme aus dem Zuschauerraum Anweisungen gab.

Frank und Maria kehrten zur Garderobe zurück. Dieses Mal stand die Tür offen. Carl-Henric Gyllenborg begrüßte sie mit einer Verbeugung und einem breiten Grinsen in dem länglichen Gesicht. Dann griff er nach einem weißen Handtuch und trocknete sich die Stirn.

»Nur herein in meinen bescheidenen Unterschlupf«, sagte er mit heller Stimme, und die Art und Weise wie er sprach, erinnerte Frank an die Unterhaltungsfilme, die sein Vater sich sonntagnachmittags gern im Fernsehen ansah.

Sie gaben ihm die Hand und zeigten ihre Ausweise. Ob Gyllenborg Frank wiedererkannte oder nicht, war nicht zu auszumachen. Er war einen Kopf kleiner als Frank, doch seine Statur verlieh ihm dennoch eine deutliche Präsenz im Raum. Mit einer eleganten Bewegung zog er sich den schwarzen Schlapphut vom Kopf und fuhr mit der Hand durch seine blonde Mähne.

Er sieht ja sogar noch besser aus als auf den Fotos, stellte Maria fest, als sie seinem stechenden Blick begegnete. Eingebildeter Schnösel, dachte Frank und kam sich vor wie ein Waldarbeiter.

»Entschuldigen Sie, dass wir überzogen haben«, sagte Gyllenborg, legte den Hut auf den Tisch und schloss die Tür hinter ihnen. »Aber am Freitag ist Premiere, und dann muss alles sitzen.«

Er deutete auf zwei Hocker und nahm selbst vor dem Schminktisch Platz. Schob eine Schublade zu, die offengestanden hatte, und warf einen Blick in den Spiegel.

»Ziemlich dramatisch die Szene mit dem Fegefeuer«, begann Maria.

»Ja«, stimmte Gyllenborg lächelnd zu. »Ich lande zwar auf einer dicken Matratze, muss mich aber trotzdem auf eine ganz bestimmte Art und Weise fallen lassen, damit nichts schiefgeht. Die Regisseurin wollte zuerst, dass ich mich mit einem Damenstrumpf erhänge, aber da habe ich ein Veto eingelegt.«

»Scheint eine spannende Inszenierung zu sein«, sagte Frank und fragte sich, woher er seinen wohlwollenden Ton nahm.

»Ja«, sagte Gyllenborg. »Diese Mischung aus Molière und Mozart ist die erste von mehreren geplanten Kooperationen mit der Oper. Aber Sie sind sicher nicht hier, um darüber mit mir zu reden, oder?«

Er richtete seine blauen Augen auf Sanchez, und ein angedeutetes Lächeln spielte um seine Mundwinkel.

»Nein«, antwortete sie. »Was haben Sie Samstagabend gemacht?«

»Am Samstag?«, fragte Gyllenborg. »Da war ich zu Hause in meiner Wohnung, ich bin früh schlafen gegangen. Sonntagmorgen bin ich zu meiner Ferienhütte auf Kymmendö gefahren, von der ich ja erst heute Nachmittag zurückgekehrt bin, wie Sie wissen. Wir hatten eine kurze Probenpause, weil die Regisseurin krank geworden war.«

»Dann haben Sie also kein Alibi für den Zeitpunkt, zu dem Rickard Ekengård ermordet wurde?«, wollte Maria wissen.

»Nein, aber auch wenn wir nicht die besten Freunde waren, so betrachte ich seinen Tod durchaus als Verlust. Er war ein … einzigartiger Schauspieler.«

»Jetzt bekommen wohl Sie die Filmrolle als Gustav III.?«, fuhr Maria fort.

»Pah!«, entfuhr es Gyllenborg, und er machte eine ausschweifende Geste mit beiden Armen, als bekleidete er bereits die Königsrolle. »Davon weiß ich nichts.«

»Der Produktionsgesellschaft zufolge stehen Sie jetzt zumindest ganz oben auf der Liste«, beharrte Maria. »Ich habe vor einer Stunde noch mit dem Produzenten Jack Lahger gesprochen.«

Gyllenborg trank einen Schluck aus einer Teetasse, auf der ein Porträt von Napoleon prangte. Seine Miene war mit einem Mal erstarrt, und der charmante Plauderton von zuvor war wie weggeblasen, als er antwortete: »Darüber verhandelt mein Agent. Mehr kann ich dazu nicht sagen.«

»Aber Sie waren enttäuscht, dass Rickard die Rolle bekommen hatte«, schaltete Frank sich ein. »Wenn man bedenkt, was Sie im Pausenraum zu ihm gesagt haben …«

Franks Handy vibrierte. Als er sah, dass der eingehende Anruf von Nathalie kam, wies er ihn ab. Erneut wandte er sich Gyllenborg zu: »Sie haben ihn am Freitag gegen Mittag angerufen. Was wollten Sie von ihm?«

»Für diese Garderobe hier lag eine Doppelbuchung vor. Ich wollte ihn nur darüber informieren, dass ich nicht daran denke, die Garderobe zu wechseln, nur weil sich seine gerade im Umbau befindet ... Sie können gerne mit dem Raumverwalter Klas Pedersén sprechen, wenn Sie wollen.«

»Was hat Rickard darauf gesagt?«, fragte Maria.

»Dass er gedenke, die Garderobe zu benutzen, die ihm zugeteilt wurde, und das sei diese hier. Ich habe ihm gesagt, das könne er vergessen.«

»Rickard hat an einer Autobiographie gearbeitet«, sagte Frank. »Wissen Sie etwas darüber?«

»Nein, davon höre ich zum ersten Mal.«

»Welchen Eindruck hat er in den letzten Wochen auf Sie gemacht?«, fuhr Maria dazwischen.

»Was meinen Sie?«

»Wirkte er irgendwie angespannt oder gestresst?«

»Nicht dass ich wüsste.«

Frank lenkte das Gespräch in eine andere Richtung.

»Erinnern Sie sich an die Ermordung des Journalisten Adam Starlander vor ziemlich genau zehn Jahren?«

»Ja, durchaus«, sagte Gyllenborg betrübt. »Eine schreckliche Geschichte. Glauben Sie, es handelt sich um denselben Täter?«

»Was meinen Sie selbst?«, fragte Maria Sanchez zurück.

Mit einer überlegenen Haltung lehnte Gyllenborg sich auf seinem Stuhl zurück und hob das Kinn, so dass er auf sie herabblickte, als er antwortete: »Ich habe nicht die geringste Ahnung.«

»Wenige Tage vor seinem Tod haben Sie Adam Starlander bedroht«, hielt Maria fest.

»Ja«, sagte Gyllenborg und wiederholte seine großspurige Geste. »Ich bin nun mal kein besonders ausgeglichener Mensch, sondern immer nah dran an meinen Gefühlen. Deshalb bin ich ja auch so gut geeignet für diesen Job«, sagte er selbstgefällig.

»Kennen Sie Nathalie Svensson?«, wollte Frank wissen.

»Nein, wer ist das?«

»Sie war dabei, als Sie Herrn Starlander in der Buchhandlung bedroht haben«, erklärte Frank und betrachtete Gyllenborgs hellblaue Augen. Kein Aufblitzen oder sonst irgendein Anzeichen dafür, dass er sich erinnerte.

»Sagt Ihnen die Initiale ›B‹ etwas?«

Ein entschiedenes Kopfschütteln und ein leerer Blick. Im Korridor ging eine Frau vorbei und trällerte eine Arie.

»Jetzt müssen Sie mir aber mal erklären, worauf Sie hinauswollen«, verlangte Gyllenborg. »Ich habe eine lange Probe hinter mir und muss mich ausruhen, bevor es weitergeht.«

Aus einer Jacke, die auf einem Kleiderbügel hing, holte Gyllenborg eine Plastikzigarette und zog ein paar Mal daran.

»Ich versuche gerade aufzuhören«, erklärte er. »Das Rauchen ist nicht gut für meine Stimme. Und Snus kommt für mich nicht infrage«, fügte er hinzu und deutete mit dem Kopf auf Franks gewölbte Oberlippe.

Frank spürte, wie Wut in ihm hochkochte, doch er

schluckte sie herunter. Zu seiner Erleichterung übernahm Maria nun wieder das Gespräch.

»Bewahren Sie Ihre Pistolen und Revolver zu Hause auf?«, fragte sie.

»Ja.«

»Wann haben Sie zuletzt eine Ihrer Waffen benutzt?«

»Vor zwei Wochen beim Training im Schießclub.«

Maria wechselte das Thema.

»Stimmt es, dass Sie in der Götgatan 47 wohnen?«

»Ja, aber das müssten Sie doch längst wissen«, antwortete Gyllenborg.

»Wie kommen Sie in der Regel dorthin?«, fragte Frank.

»Mit dem Fahrrad. Wieso?«

»Und was für ein Fahrrad ist das?«

»Ein ganz normales Citybike Marke DBS mit drei Gängen. In Blau. Es steht draußen im Fahrradständer, falls Sie es sehen wollen.«

»Wir werden es mitnehmen«, sagte Frank. »Den Gerichtsbeschluss haben wir schon dabei. Unsere Kollegen untersuchen im Moment Ihre Wohnung. Auch Ihre Waffen müssen wir uns genauer ansehen.«

In Gyllenborgs Blick kehrte die Kälte zurück.

»Stehe ich etwa unter Verdacht?«

»Sie haben in beiden Fällen ein Motiv und können mit Schusswaffen umgehen«, hielt Frank fest.

»Bitte gehen Sie jetzt«, sagte Gyllenborg.

»Zuerst brauchen wir noch eine DNA-Probe von Ihnen«, sagte Maria und holte das Kit für die Probenentnahme aus der Tasche.

Gyllenborg nickte steif. Als Maria ihm das Wattestäbchen in den Mund führte, fiel Frank auf, dass sie dieses Mal deutlich länger brauchte als sonst.

18

Als Frank und Maria wieder draußen auf der Nybrogatan standen, klingelte Franks Handy. Es war noch einmal Nathalie. Er verabredete sich mit Maria in einer Stunde am Bahnhof, woraufhin sie nickte und die Techniker herbeiwinkte, die schon darauf warteten, Gyllenborgs Fahrrad mitzunehmen. Frank nahm den Anruf entgegen und ging zur Treppe vor dem Haupteingang des Theaters, wo eine Handvoll Menschen auf den Stufen saß und die Abendsonne genoss.

»Hallo, kannst du reden?«, fragte Nathalie.

Er hörte sofort, dass sie aufgewühlt war.

»Ja, kein Problem«, antwortete er.

»Ich habe mit Adams altem Chefredakteur Tomas Telin gesprochen ...«

»Ach so?«

Frank ging hinunter zur Strindberg-Büste, wo er etwas ungestörter reden konnte. Nathalie fuhr fort: »Warum hast du nichts davon gesagt, dass Telin von Adams Arbeit an dem Jugendheimartikel erzählt hat? Dass er wegen des Auftrags angespannt und nervös gewirkt hat?«

Es wurde still in der Leitung.

Nathalie hatte das Redaktionsgebäude verlassen und ging auf der Dragarbrunnsgatan Richtung Westen. Immer wieder musste sie Passanten ausweichen, die ebenso hektisch unterwegs waren wie sie selbst, wenn sie von der Arbeit kam. Frank räusperte sich und konterte: »Du hast Telin auf eigene Faust aufgesucht? Ich habe dir doch gesagt, dass du dich da raushalten sollst, Nathalie! Du musst dich schon darauf verlassen, dass ich meinen Job mache.«

»Und wie soll ich das tun, wenn du mir nicht die Wahrheit sagst?«

Frank seufzte und blickte hinauf zu den Möwen, die über den Spaziergängern und Booten am Nybrokai kreischend ihre Kreise zogen. »Die Polizei kann nun mal genauso wenig Auskunft über laufende Ermittlungen geben wie ihr Ärzte über eure Patienten.«

»Aber ich bin ja wohl eine Ausnahme! Komm schon, Frank! Warum hast du mir nichts davon erzählt?«

Zwei Deutsch sprechende junge Mädchen näherten sich der Bronzebüste und machten Fotos von Strindberg. Frank ging die drei Stufen vor der Büste hinunter und ein Stück über den Bürgersteig. Die Schreie der Möwen wurden lauter, als ein Kind eine Brotkrume ins Wasser warf. Etwas lauter fuhr Frank fort: »Ich erinnere mich an das Gespräch mit Telin. Der Artikel über das Galaxis war Teil der Ermittlungen, aber das ist mir erst wieder eingefallen, als ich ihn vor mir hatte. Dass Adam allerdings ein B an den Rand geschrieben haben soll, hat nie jemand erwähnt.«

»Aber siehst du denn nicht, dass da ein B steht?«, beharrte sie.

»Ich weiß schon, was du meinst, aber das kann genauso gut eine Acht oder irgendeine bedeutungslose Kritzelei sei.«

»Habt ihr euch das Jugendheim angesehen?«

»Um Adams Arbeit hat sich damals mein Chef, Hauptkommissar Erlander, gekümmert.

»Alf Erlander?«

»Ja, wieso?«

»Er war ein Cousin von Håkans Vater, das weißt du, oder?«

»Ja, davon hast du mal gesprochen«, sagte Frank.

»Er ist bei einem Autounfall ums Leben gekommen ... nur ein paar Monate nach Adams Ermordung.«

»Ich weiß. Äußerst tragisch, er war ein großartiger Chef.«

Nathalies Gedanken wanderten zu Håkan. Er hatte schon vor Jahren den Kontakt zu Alf abgebrochen. Auf die Frage nach dem Grund dafür hatte sie keine vernünftige Antwort bekommen. Man müsse sich ja nicht unbedingt mit jemandem abgeben, nur weil er zur Verwandtschaft gehöre, hieß es. Im Grunde eine typische Håkan-Antwort, aber Nathalie hatte sich trotzdem darüber gewundert. Selbst war sie Alf Erlander nie begegnet.

»Hat Erlander auch mit Jacques Levinder gesprochen?«, fragte sie.

»Ja«, sagte Frank und wich einem Fahrradboten aus, der mit dreißig Stundenkilometern angestrampelt kam. »Aber das hat uns nicht weitergebracht.«

»Ich glaube, Adams geheimer Tipp hatte etwas mit dem Jugendheim zu tun«, sagte Nathalie. »Wer auch immer dieser oder diese ›B‹ war, hatte garantiert irgendwelche Informationen für ihn. Bestimmt ist Adam deshalb auf meiner Station in Ulleråker aufgetaucht. Ich weiß zwar nicht, welche Verbindung zwischen dem Heim und der Station besteht, aber da ist ja so einiges denkbar.«

Sie sah noch genau vor sich, wie Adam damals im Korridor vor ihr stand. Die Entschlossenheit in seinen braunen Augen, die Hand auf ihrer Schulter: »Du darfst niemandem erzählen, dass du mich hier gesehen hast, versprich mir das! Es ist wichtig.«

Frank seufzte und ging langsam zurück zur Nybrogatan. Die Techniker bogen gerade in ihrem schwarzen Kastenwagen in die Birger Jarlsgatan ab.

»Wir brauchen mehr Substanz, sonst können wir nichts machen. Wir wissen ja nicht mal, wofür ›B‹ eigentlich steht. Außerdem spricht einiges dafür, dass Adam einfach überfallen wurde.«

»Du weißt genau, dass ich das nicht glaube«, entgegnete Nathalie sauer. »Ich hatte heute ein Gespräch mit einer Patientin, die auf Jacques Levinders Namen ziemlich heftig reagiert hat.«

Nathalie erzählte von ihrer Begegnung mit Elisabeth Rapp. Da ihr jedoch Franks Worte zur ärztlichen Schweigepflicht nur allzu präsent waren, nannte sie keinen Namen.

»Es erscheint mir etwas weit hergeholt, dass es da eine Verbindung zu Adam gibt«, sagte Frank. »Am besten fragst du sie einfach, wenn du sie das nächste Mal wiedersiehst. Ich schlage vor, du lässt die Sache jetzt auf sich beruhen, Nathalie. Das tut dir nicht gut.«

Die Worte trafen sie wie ein lähmender Pfeil. Vielleicht

hat er ja recht?, fragte sie sich, während sie ihr Auto aufschloss.

»Im Vertrauen kann ich dir sagen, dass wir Jacques Levinder genau überprüft haben«, fuhr Frank fort. »Er hat keinerlei Vorstrafen, nicht einmal ein Knöllchen. Und das Jugendheim hat schließlich im ganzen Land einen guten Ruf.«

»Ich verstehe«, antwortete sie.

»Was ist los, Nathalie? Du klingst erschöpft.«

»Ja«, sagte sie und ließ sich auf den Fahrersitz fallen. »Ich muss jetzt die Kinder abholen, wir sprechen uns später.«

»Bevor du auflegst, kann ich dir noch erzählen, dass wir die beiden SMS deines Stalkers zurückverfolgt haben.«

»Und?«

»Die erste mit dem Gute-Nacht-Gruß wurde vom Sureplan aus geschickt. Die zweite, mit diesem ›Gut, dass du nach Hause gefahren bist‹, kam aus der Nähe des Hauptbahnhofs in Uppsala.«

Sie sah sich um. Also von hier irgendwo, stellte sie fest. Und auf diesem Parkplatz stand das Auto, in dem Adams Mörder geflohen sein soll.

»Dann weißt du jedenfalls schon mal Bescheid«, sagte Frank. »Jetzt kümmere dich aber erst mal um deine Kiddies, wir sprechen uns morgen.«

»Danke, Frank. Tut mir leid, dass ich so kratzbürstig war.«

Als sie das Handy auf den Beifahrersitz legte, begegnete sie ihrem Blick im Rückspiegel. Sie sah die bodenlose Finsternis in ihren Augen, erinnerte sich an Adams Eifer und hörte noch einmal Rickards sterbendes Flüstern.

All ihr Zweifel und Wankelmut waren wie weggeblasen, als sie den Motor anwarf. Sie würde diese Finsternis ergründen. Würde die Wahrheit ans Licht bringen, egal, wie furchtbar sie war. Wie hatte sie nur zweifeln können? Ihr kleiner Anflug von Schwäche machte sie nur doppelt so stark.

Levinder konnte sie nicht vor morgen früh treffen. Doch es gab noch eine andere Person, mit der sie gern reden wollte.

Sie schaute auf die Uhr.

17:30.

Wenn sie sich beeilte, würde sie es noch schaffen, bevor der Schulhort schloss.

Zehn Minuten später hielt sie vor einem siebenstöckigen Haus mit schmutzig braunen Wänden in Flogsta, der Adresse, unter der Elisabeth Rapp zuletzt gemeldet war. Sie stieg aus dem Wagen und sah sich um. Die Gegend, in der zu neunzig Prozent Studenten wohnten, sah noch genauso bedrückend und düster aus wie damals in ihrem ersten Semester, als sie selbst hier gelebt hatte. Sie hörte noch das ohrenbetäubende Stimmengewirr, das jeden Abend gegen zweiundzwanzig Uhr von den Fassaden widerhallte, wenn die Studenten in die Hochhäuser zurückkehrten und ihrer inneren Unruhe lautstark Ausdruck verliehen. Wegen des Studiums, der deprimierenden Wohnsituation und der Zukunft, die vielleicht nicht ganz so rosig aussah, wie sie es sich erhofft hatten.

Nathalie ging auf den Eingang mit der Nummer 56 zu. Ein kalter Nordwind war aufgekommen. Über die Hausdächer schob sich eine dunkle Wolkendecke, die lange Schatten auf Rasen, Asphalt und Mauerwerk warf.

Das Treppenhaus war genauso düster wie die Fassade. Die Hälfte der Deckenbeleuchtung funktionierte nicht. Es roch nach Essen, Seife und Katzenurin. Schnell ging Nathalie zu Elisabeths Wohnungstür, die sich auf dem rechten Korridor im Erdgeschoss befand. Sie drückte auf die Klingel und hörte einen schrillen Ton hinter der braunen Tür.

19

UPPSALA,
DIENSTAG, 29. APRIL 2014

Um Viertel vor neun parkte Nathalie den Volvo vor Dr. Jacques Levinders psychiatrischer Praxis in der Övre Slottsgatan.

»Es ist die Tür links neben dem Antiquariat in dem dreistöckigen Haus mit der braun-rosafarbenen Fassade«, hatte er ihr erklärt, als sie vor zehn Minuten mit ihm telefoniert hatte. Sie könne ruhig sofort vorbeikommen, bis halb zehn habe er Zeit.

Merkwürdigerweise hatte er sich gar nicht erkundigt, worum es eigentlich ging. Und ebenso merkwürdig war es Nathalie vorgekommen, wie aufgeschlossen und freundlich der sonst so mürrische Mann am Telefon geklungen hatte.

Nathalie stieg aus dem Auto und zog ihren neuen Frühlingsmantel eng um sich. Im Laufe der Nacht war die Temperatur auf drei Grad gefallen, und ein launischer Wind wirbelte millimetergroße Schneeflocken durch die Luft, was bei Gabriel Freudensprünge und bei Tea Bibbern und Jammern ausgelöst hatte, als Nathalie die beiden am Schulhof absetzte. Da ein Problem selten allein kommt, hatte sie natürlich auch die warmen Wintersachen längst aus den Schränken geräumt, und der enge morgendliche Zeitplan hatte es nicht zugelassen, sie wieder hervorzukramen.

Warum Elisabeth Rapp nach der letzten Sitzung so fluchtartig den Raum verlassen hatte, war eine Frage, auf die Nathalie immer noch keine Antwort wusste. Elisabeth war weder zu Hause anzutreffen gewesen noch ging sie ans Telefon. Da Nathalie jedoch – abgesehen von dem, was sie bei den sporadischen Arztbesuchen erfuhr – nicht allzu viel über das Leben ihrer Patientin wusste, hielt sie es für keine gute Idee, Spekulationen anzustellen. Vielleicht hatte Elisabeth einfach bei einer Freundin übernachtet und kein Guthaben mehr auf ihrer Prepaidkarte, vielleicht wollte sie aber auch nur nicht mit Nathalie reden. Mit etwas Glück käme heute bereits Elisabeths alte Krankenakte aus dem Archiv.

Nathalies hohe Absätze klapperten über den Bürgersteig, auf dem die wenigen Schneeflocken, die es so weit hinuntergeschafft hatten, beim ersten Kontakt mit dem Kopfsteinpflaster schmolzen. Bevor sie durch das Eingangstor ging, sah sie sich noch einmal um. Weit und breit niemand zu sehen, der ihr folgte.

Ich hoffe, das war's jetzt erst mal, dachte sie. Der oder die Unbekannte hatte nichts mehr von sich hören lassen, und gestern hatte sie einen so entspannten und gemütlichen Abend mit den Kindern verbracht, wie schon lange nicht mehr. Nach dem Mittagessen hatte sie ihnen bei den Hausaufgaben geholfen, und als die beiden anschließend zur Belohnung eine halbe Stunde Computer spielen durften, hatte sie den neuen Fragebogen von Gabriels behandelndem Arzt ausgefüllt. Dann hatte sie den Kamin angezündet, warme Sandwiches und Milch serviert und den Kindern ein Kapitel aus *Harry Potter* vorgelesen. Håkan hatte sich nicht mehr gemeldet. Das war einerseits schön, aber andererseits auch irgendwie seltsam, wenn sie sich in Erinnerung rief, wie er sich sonst verhielt.

Das Einzige, was die unverhoffte Harmonie gestört hatte, war das Gespräch mit ihrer Mutter gewesen. Sonja hatte angerufen und mit weinseliger Stimme erzählt, wie sehr sie Adam vermisse und wie dumm es doch sei, dass Nathalie Håkan verlassen habe. Ihre eigene Ehe oder ihr Trinkverhalten hatte sie wie immer völlig außer Acht gelassen, dabei hätte sie dort als Allererstes ansetzen können. Doch Nathalie hatte ihr schön nach dem Mund geredet und ihr schließlich das Versprechen abringen können, sich ins Bett zu legen und zu schlafen.

Adams Kisten konnte sie leider nicht weiter durchsuchen. Während die Kinder zu Abend aßen, hatte sie Fenster und Türen kontrolliert und Adams Jagdmesser unter ihr Bett gelegt. Sie konnte sich zwar im Traum nicht vorstellen, es jemals zu benutzen, doch allein die Tatsache, dass es dort lag, beruhigte sie.

Nach dem Vorlesen war sie in voller Montur zwischen Tea und Gabriel eingeschlafen und erst am Morgen wieder aufgewacht. Während der letzten beiden Nächte hatte sie es zum ersten Mal bereut, so weit draußen zu wohnen. Im

Notfall waren hier nur der Wald, das Wasser und die Dunkelheit Zeugen.

Wer bist du? Was willst du von mir? Jedes Mal, wenn ihr diese Fragen durch den Kopf gingen, fand sie neue Antworten darauf. Es war wie ein Rorschachtest, bei dessen Anblick man stets neue Figuren entdeckt.

Die Sicherheitstür zu Levinders Praxis öffnete sich so schnell, dass sie einen Luftzug im Gesicht spürte.

»Willkommen!« Jacques Levinder begrüßte sie mit einem Lächeln und einem festen, trockenen Händedruck. Abgesehen von einem leichten Sonnenbrand sah er genauso aus, wie sie ihn von der Einweihungsfeier des neuen Psychiatriegebäudes in Erinnerung hatte. Er war einen Kopf kleiner als sie, hatte eine Glatze, die im Licht des Eingangsbereichs glänzte, und einen wohlgetrimmten Bart. Sein grauer Anzug und das weiße Hemd, unter dem sich ein kleines Bäuchlein wölbte, fügten sich in das makellose Äußere ein. Ebenso die polierten braunen Lederschuhe und der dunkelblaue Schlips mit den gelben heraldischen Lilien.

Mit einer jovialen Geste bat er Nathalie in ein Eckzimmer mit Eichenparkett, zwei orientalischen Teppichen und schwülstigen Rokokomöbeln. An einer Wand hingen zwei Elchgeweihe und ein antikes Gewehr. Darunter stand eine Golftasche mit einem Dutzend verschiedener Schläger.

»Über die Aussicht kann man doch wirklich nicht klagen«, sagte Jacques Levinder zufrieden und deutete mit der Hand auf die Universität, den Kirchturm und das Schloss vor dem Fenster. »Aber was für ein Aprilwetter auf einmal, nicht wahr? Das war auf den Azoren anders, kann ich Ihnen sagen. Die Einzigen, die sich über so ein Wetter in der Mainacht freuen können, sind die Polizisten ... Die Anzahl an Verbrechen sinkt ja bekanntlich in linearer Abhängigkeit zur Temperatur.«

Nathalie war überwältigt von dem Anblick der Sonne, die am eisblauen Himmel stand und durch das Schneegestöber schien: Die Flocken um die beiden Kirchtürme des Doms funkelten wie lauter kleine Diamanten.

»Für den Andrang in der psychiatrischen Notaufnahme gilt genau das Gleiche«, sagte sie und zog den Mantel aus. »Nur dass schönes Wetter bei uns oft den gegenteiligen Effekt hat.«

»Wohl wahr«, sagte Levinder und hängte den Mantel an einen Kleiderständer. »Wie Sie sicher wissen, besteht ein Großteil meiner Patienten aus Studenten.«

Sie setzten sich gegenüber an den dunklen Schreibtisch. Levinder legte ein Kartenspiel zur Seite, faltete die Hände auf dem Tisch und sah sie ernst an.

»Danke, dass Sie sich Zeit für mich nehmen«, begann sie. »Wie Sie vielleicht gehört haben, bin ich Zeugin des Mordes an Rickard Ekengård geworden.«

Jacques Levinder hob überrascht die Augenbrauen.

»Nein, das ist mir neu ... Ich habe selbstverständlich von dem Mord gehört, aber nicht, dass Sie ...«

Er betrachtete sie aus seinen grauen Augen. Sie waren kalt und ausdruckslos wie zwei Steine in einem Gebirgsbach.

»Ja, so ist es«, sagte sie. »Sie erinnern sich vermutlich

daran, dass mein Verlobter, Adam Starlander, vor zehn Jahren am Bahnhof erschossen wurde.«

»Natürlich erinnere ich mich daran«, bestätigte Levinder und nickte auf eine einfühlsame Art und Weise, wie sie nur jemand beherrscht, der seit mehreren Jahrzehnten im psychiatrischen Bereich arbeitet.

»Ich versuche gerade herauszufinden, was damals mit Adam geschehen ist«, sagte sie. »Der Täter ist ja immer noch auf freiem Fuß.«

Levinder strich sich mit der Hand über den kahlen Kopf und blickte hinüber zum Fenster, vor dem die rosafarbene Fassade des Schlosses durch das Schneegestöber zu erahnen war.

»Sind Sie Herrn Starlander jemals begegnet?«, fragte Nathalie.

Er richtete den Blick wieder auf sie, nickte nachdenklich und sagte: »Er war doch Journalist bei der *UNT* und hat einen Artikel über die Einweihung des Galaxis geschrieben, oder?«

»Ja«, bestätigte sie.

»Und später hat er über den Vandalismus berichtet, von dem wir betroffen waren, nicht wahr?«

Sie fragte sich, ob Levinders Gegenfragen ein rhetorischer Trick waren, um nicht selbst antworten zu müssen.

»Genau«, sagte sie. »Was steckte eigentlich hinter der Demolierung?«

»Ach!«, rief Levinder mit einem schiefen Lächeln. »Da waren Jugendliche am Werk, Kinder von irgendwelchen Leuten, die das Heim nicht in ihrer Nachbarschaft haben wollten. Sie waren der Meinung, der Wert ihrer Villen würde dadurch sinken.«

»Was für einen Eindruck hat Herr Starlander auf Sie gemacht?«

Levinder faltete die Hände vor dem Bauch.

»Ich bin ihm zu selten begegnet, als dass er irgendeinen Eindruck auf mich hätte machen können. Er hat die besagten Artikel verfasst, mehr nicht.«

»Am Montag vor dem Mord ist er auf Station 50 der psychiatrischen Klinik Ulleråker aufgetaucht. Ich war damals Ärztin im Praktikum dort, und Sie waren der verantwortliche Oberarzt, aber just an diesem Tag waren Sie wegen des Vandalismus im Jugendheim nicht da.«

»Das ist alles schon so lange her. Aber wenn Sie es sagen, stimmt es sicher.«

»Adam war einem geheimen Hinweis auf der Spur, den er bekommen hatte ...«

»Ich verstehe nicht ganz, wie ich Ihnen weiterhelfen soll?«

»Ich glaube, dass er aufgrund dieses Hinweises auf Station war. Haben Sie irgendeine Idee, worum es sich dabei gehandelt haben könnte?«

Einen kurzen Moment blitzte es in den grauen Augen ihres Gegenübers auf, bevor Levinders Blick wieder leer und nichtssagend wurde.

»Warum? Wie Sie selbst bereits sagten, war ich an dem Tag ja nicht mal vor Ort. Wer hat mich denn damals vertreten?«

»Dr. Christian Weiss, aber er hat nur kurz bei einem Verwaltungsverfahren auf Station vorbeigeschaut und weiß von nichts. Ich habe mit ihm telefoniert, bevor ich hergekommen bin.«

Jacques Levinder blickte sie an. Sie fuhr fort: »Wurden Sie von der Polizei zu Adam Starlander verhört?«

»Ja. Schon damals wusste ich nichts von einem geheimen Hinweis oder seinem Vorhaben auf Station. Und heute weiß ich wie gesagt erst recht nichts darüber. Das ist jetzt immerhin mehr als zehn Jahre her.«

»Wer hat Sie damals verhört?«

»Ein Hauptkommissar ... Erlander hieß er, glaube ich.«

»Hat er sich auch nach dem Jugendheim erkundigt?«

Jacques Levinders Blick wanderte zu den Elchgeweihen an der Wand.

»Das hat er bestimmt, doch damit hatte es ja nichts weiter auf sich. Ihr Verlobter hatte nur ein paar Artikel über unsere innovativen Behandlungsmethoden geschrieben. Der Hinweis, von dem Sie sprechen, hatte wohl kaum etwas mit uns zu tun. Ansonsten wäre ich sicher dazu befragt worden, oder?«

»Wissen Sie noch, ob ein Kriminalkommissar namens Frank Hammar bei Ihrem Verhör über Herrn Starlander dabei war?«

»Nein, ich wurde nur von Hauptkommissar Erlander verhört. Warum fragen Sie?«

Anstatt zu antworten, holte sie Adams Artikel über das Jugendheim heraus und schob ihn über den Tisch. Levinder setzte sich eine Lesebrille auf und strahlte, als er sah, worum es sich handelte.

»Ach ja!«, rief er freudig. »Das ist von der Einweihung. Damals ahnten wir noch nicht, welchen Erfolg wir mit unserem Konzept haben würden. Wissen Sie eigentlich, in wie vielen Landesteilen das Modell mittlerweile angewendet wird?«

»Nein.«

»Siebzehn! Bald sind wir landesweit vertreten.«

»Sind Sie immer noch aktiv in die Arbeit eingebunden?«

»Nur noch als Vorstandsmitglied.«

»Zusammen mit Olof Jönsson und Pierre Hielmstedt?«

»Ja, unter anderem.«

»Waren die beiden auch bei Ihrem Gespräch mit Adam Starlander dabei?«

»Sie sehen ja selbst, dass sie in dem Artikel ebenfalls zu Wort kommen«, antwortete Levinder und deutete mit dem Kopf auf den Zeitungsausschnitt.

Nathalie beugte sich vor und deutete auf die Anmerkung am Rand, die sie für ein B hielt.

»Sehen Sie, was hier steht?«

Levinder kniff die Augen zusammen.

»Nein«, sagte er und warf einen Blick auf die Uhr über der Tür. »In fünf Minuten kommt mein Patient.«

»Das ist ein B«, sagte sie. »Haben Sie irgendeine Idee, wofür das stehen könnte?«

»Soll das hier ein Ratespiel werden?«

»Ich glaube, dass mein Verlobter einem Hinweis nachging, der mit der Psychiatrie und dem Jugendheim zu tun hatte. Und dass seine Verabredungen mit einem oder einer gewissen ›B‹ ebenfalls in Zusammenhang mit diesem Hinweis standen.«

So. Jetzt hatte sie möglicherweise zu viel gesagt. Doch ihr zerrann die Zeit zwischen den Fingern, und sie hatte in diesem Gespräch noch nichts Neues in Erfahrung bringen können.

Mit Ausnahme seiner Pupillen, die sich zusammenzogen, zeigte Levinder keinerlei Reaktion. Sie fuhr fort: »Was wissen Sie über eine Patientin namens Elisabeth Rapp?«

Mit einer raschen Bewegung stand Jacques Levinder auf, richtete sich den Schlips und trat einen Schritt zur Seite zum Zeichen, dass die Audienz nun beendet sei.

»Elisabeth Rapp?«, fragte er. »Ohne meine Schweigepflicht zu verletzen, kann ich Ihnen zumindest so viel sagen, dass sie keine meiner Patientinnen ist. Warum fragen Sie?«

»Sie ist eine Patientin von mir«, antwortete sie. »Sie hat das Infoblatt zu Ihrer Praxis an meiner Pinnwand gesehen und ziemlich heftig darauf reagiert, und ich weiß nicht, wieso.«

»Da kann ich Ihnen auch nicht weiterhelfen«, sagte Levinder. »Sollten Sie meine fachliche Hilfe benötigen, können Sie die Patientin gern an mich überweisen. Aber denken Sie daran, dass ich nur komplizierte Fälle annehme.«

Nathalie steckte den Artikel zurück in ihre Aktentasche, erhob sich und fragte: »War Elisabeth Rapp jemals in Ihrem Jugendheim untergebracht?«

Ein schiefes Lächeln, gefolgt von der Antwort: »Sie wissen genauso gut wie ich, dass ich darauf nicht antworten kann.«

Damit ging er hinüber zur Tür und öffnete sie. Nathalie warf einen Blick auf das Gewehr an der Wand.

»Jagen Sie noch manchmal?«
»Auf Wiedersehen«, sagte Levinder.

*

Er trat an dasselbe Fenster, aus dem er sie hatte kommen sehen. Stand einfach da und betrachtete die Schneeflocken, die durch die Luft wirbelten, als würden sie niemals den Boden erreichen. Ihre Wege sind ebenso unvorhersehbar wie Menschenleben, ihre Ziele ebenso unberechenbar, philosophierte er. Bei dem Gedanken lächelte er unwillkürlich und sog noch einmal den Duft von Nathalie Svenssons Parfüm ein, der in der Luft hängen geblieben war.

Nun kam sie auf den Bürgersteig. Selbstsicheren Schrittes, ohne sich auch nur ein einziges Mal umzusehen. Schnell hinein ins Auto und über die Övre Slottsgatan fort in Richtung Schloss. Als sie links auf die Drottninggatan abbog und verschwand, ging er zurück zum Schreibtisch.

In zehn Minuten ist sie am Krankenhaus, sagte er sich und zückte sein Handy.

20

Das war ja nicht sehr ergiebig, befand Nathalie und bog nach rechts in die Nedre Slottsgatan ab. Obwohl ihre Fragen Jaqcques Levinder offensichtlich unangenehm gewesen waren, wusste sie nicht mit Sicherheit zu sagen, ob er ihr etwas verschwiegen oder sie sogar angelogen hatte. Die Erinnerung an seine Worte, seine Miene, seinen Tonfall wirbelte ihr im selben böigen Rhythmus durch den Kopf wie die Schneeflocken draußen durch die Luft. Die Scheibenwischer schoben den geschmolzenen Schnee hin und her, und die Sicht kam und ging wie ihre Erinnerungen an Adam. Ob der geheime Hinweis etwas beinhaltete, worüber Levinder Bescheid wusste?

Sie fuhr am Schwanenteich vorbei und sah die Enten und Schwäne, die am Ufer auf dem Rasen hockten und die Köpfe ins Gefieder steckten. Als das Villa-Kunterbunt-artige Gebäude des traditionsreichen Unterhaltungsclubs Flustret auf der anderen Seite des ovalen Teiches in Sicht kam, erinnerte Nathalie sich plötzlich – vermutlich veranlasst durch den Anblick des Kartenspiels auf Levinders Schreibtisch – an ein Pokerturnier, an dem Adam eines Abends kurz vor seinem Tod noch teilgenommen hatte.

Wann war das gewesen? Sie folgte Adams Spuren, und beim Waten durch die Erinnerungen wirbelten Bilder auf wie Sand vom Meeresboden: Adam im schicken Anzug mit einer Krawatte, die er sich von ihrem Vater geliehen hatte. Ein neues Kartenspiel, das er immer wieder mischte, ohne es jedoch flüssig hinzubekommen. Sie und Louise beim Essen in der Smålands Nation. Schweinefilet mit Backofenkartoffeln. Louise beim Flirten mit dem süßen Kellner aus Kalmar. Es war ihr Geburtstag. Der elfte April. Zwei Tage vor dem Mord.

Adam, der so gut wie nie Karten spielte, wollte unbedingt an einem Pokerturnier im Flustret teilnehmen. Er stand sichtlich unter Druck und hatte gesagt, das sei für einen Artikel über die Pläne zur Eröffnung staatlicher Kasinos in Schweden. Er wollte früh wieder zu Hause sein, was er vermutlich auch war – hier wurden ihre Erinnerungen undeutlicher.

Von dem Abend im Club hatte sie Frank und einem weiteren Beamten erzählt. Der Sache war auch nachgegangen worden, doch herausgekommen war dabei nichts.

Mittwoch, der elfte April. Ein beziehungsweise zwei Tage nach Adams Treffen mit »B« im »Haus« und im O'L. 24 Stunden vor der Verabredung am Bahnhof.

Gab es da eine Verbindung zum Pokerturnier? Ehrgeizig, wie Adam war, hätte es sie jedenfalls nicht überrascht, wenn Adam an diesem Abend für mehrere Storys gleichzeitig auf der Pirsch gewesen wäre.

Sie parkte vor dem Krankenhaus und rief Frank an.

21

UPPSALA, 2004

Die Schlange vor dem Eingang des Flustret reichte weit in den Frühlingsabend hinaus. Adam stellte sich hinter drei Männern mittleren Alters in Anzügen an. Ihr Umgang miteinander, wie sie scherzten und sich gegenseitig in den Rücken zu knufften, zeugte von angeheiterter Stimmung und freudiger Erwartung auf das anstehende Turnier. Er ließ seinen Blick über die Schlange gleiten und stellte fest, dass sich hier ausschließlich Männer eingereiht hatten. Die meisten waren schon etwas älter und herausgeputzt wie zu einem schicken Diner. Die Einzigen, die herausstachen, waren vier Männer in etwa seinem Alter mit Pferdeschwänzen und Lederjacken, auf denen das Emblem eines örtlichen Motorradclubs prangte.

Gut, dass ich mich für den Anzug entschieden habe, dachte Adam und rückte in der Schlange vor, während sich hinter ihm weitere Besucher anstellten. Er durfte nicht auffallen, es musste so aussehen, als wäre er wie alle anderen zum Spielen hergekommen. Wenn man ihn fragte, würde er sagen, er sei privat hier. Zwar war es bestimmt im Interesse der Veranstalter, dass über die Spielabende im Flustret berichtet wurde, doch es war ihnen sicher nicht gleichgültig, welche Art von Information an die Öffentlichkeit gelangte. Wenn jemand Wind davon bekam, dass er ein angehender Enthüllungsjournalist war, würde er hochkantig rausfliegen. Und wenn herauskäme, warum er in Wirklichkeit hier war, würde unter Umständen noch weitaus Schlimmeres passieren.

Er atmete einmal tief durch und versuchte sich zu sammeln. Die frische Luft war angenehm belebend. Es war ein schöner Abend, hinter dem gelbweißen Holzgebäude des Flustret glühte das Licht der Abenddämmerung in den knospenden Bäumen des Stadtparks.

Sein Herzschlag kam etwas zur Ruhe. Die Situation war unter Kontrolle. Nathalie war die Einzige, die wusste, dass er beruflich hier war, und sie verplapperte sich nicht leichtfertig.

Das immense Interesse an Poker wunderte Adam ein wenig. Dieses Spiel stellte für ihn nur ein notwendiges Übel dar. Ihm ging es um die Wahrheit – eine Enthüllung, die seiner Karriere einen kräftigen Schub versetzen würde. Wenn er einen Scoop landete, würde er vielleicht eine Stelle bei einem der großen Presseflaggschiffe in Stockholm bekommen. Aber vor allem war er hier, um die Abscheulichkeiten aufzudecken, die im Verborgenen abliefen.

Noch einmal schaute er sich um. Nirgendwo ein bekanntes Gesicht bisher. Den Veranstaltern zufolge hatten sich rund zweihundert Teilnehmer angemeldet. Er war auf einen langen Abend eingestellt, auch wenn ihn die Lektüre seines dicken Kartenspielhandbuches wohl kaum dafür gewappnet hatte, besonders viele Runden erfolgreich hinter sich zu bringen.

Am Eingang fragten zwei glatzköpfige Türsteher mit ausdruckslosen Mienen nach seinem Ausweis. Nachdem er fünfhundert Kronen Eintritt bezahlt hatte, wurde sein Name auf einer Liste abgehakt, und er bekam einen Zettel, auf dem stand, dass er Mitglied in Uppsalas Pokerverein sei. Diese Vorkehrung wurde getroffen, damit die Anwesenden als geschlossene Gesellschaft galten und legal um Geld spielen konnten. Adam kam das nur entgegen, denn er hoffte, im Anschluss vielleicht ein Teilnehmerverzeichnis anfordern zu können. Doch diesen Punkt vertagte er auf später. Der nächste Zug war in etwa so unvorhersehbar und abhängig vom Verhalten des Gegners wie bei einer ausgewogenen Partie Schach.

Im großen Saal herrschte lebhaftes Stimmengewirr. Auf

der Tanzfläche waren etwa zwanzig große Tische aufgestellt, auf denen Kartenspiele und stapelweise Spielmarken in unterschiedlichen Farben lagen. Man mischte sich unters Volk, trank und machte einen auf dicke Hose – der Machtkampf vor dem Spiel hatte offensichtlich bereits begonnen. Von einem Mädchen in weißer Bluse und schwarzer Schürze bekam Adam ein Glas Sekt, mit dem er sich diskret an den Rand des Geschehens stellte.

Noch immer entdeckte er kein bekanntes Gesicht. Was, wenn seine Informationen falsch waren? Was, wenn keiner der Leute hier auftauchen würde?

Nur die Ruhe, ermahnte er sich. Er lockerte den Knoten seiner Krawatte und tat so, als nippte er an seinem Getränk wie alle anderen. Da erblickte er plötzlich zu seinem Erstaunen Frank. Er stand mit einem Bier in der Hand neben einem anderen Mann, der mit seinem millimeterkurzen Haarschnitt und der muskulösen Zweimeterstatur ebenfalls wie ein Polizist aussah. Frank hatte sich mit einem grauen Sakko über seinem schwarzen T-Shirt in Schale geworfen und die obligatorische blaue Jeans gegen eine schwarze ausgetauscht.

Instinktiv wandte Adam sich um. Wenn er jetzt mit Frank ins Gespräch geriet, wäre es schwierig, die Anwesenden weiter in Ruhe zu beobachten. Frank hatte gar nicht erzählt, dass er hierherkommen würde. Aber andererseits war es auch schon ein paar Tage her, dass sie zuletzt miteinander gesprochen hatten, und Adam hatte ja auch nichts von seinen Pokerplänen erzählt.

Er wandte den Blick von Frank ab, und eine halbe Minute später sah er sie plötzlich: zwei Herren, die mit selbstsicheren Lächeln, teuren Anzügen und glänzenden Golduhren das Lokal betraten. Bald schlossen sich ihnen weitere Männer an. Als alle in der Gruppe ein Getränk bekommen hatten und miteinander anstießen, zählte Adam insgesamt sechs Personen. Vier kannte er, und zwei davon überraschten ihn ziemlich.

Sein Herz hämmerte in seiner Brust. Mit gespieltem Desinteresse tat er so, als wollte er eine Runde durch den Raum drehen, und näherte sich der Gruppe langsam von der Seite. Er wollte nur ein paar Gesprächsfetzen aufschnappen, die ihm vielleicht neue Anhaltspunkte lieferten. Die Kamera hatte er nicht dabei, denn Fotos waren hier leider nicht erlaubt.

Seine Aufmerksamkeit war ganz auf die sechs Männer gerichtet. Wie nah sollte er sich heranwagen? Würden sie ihn erkennen? Unauffällig stellte er sich hinter sie. Wandte ein Ohr in ihre Richtung und spürte das Adrenalin durch seine Adern pumpen, als er jedes Wort verstand.

Im selben Augenblick erklomm der Vorsitzende des soeben gebildeten Pokervereins die Bühne und bat um Aufmerksamkeit. Er richtete ein paar Willkommensworte an die Anwesenden und überließ es dann einem Croupier aus einem Kopenhagener Spielkasino, die Regeln zu erklären. Schließlich wurden den Teilnehmern Plätze an den Tischen zugewiesen, die vorher per Los bestimmt worden waren. Adam fand sich genau gegenüber einem der Männer wieder, die er bereits kannte. Der schien jedoch weder ihn noch die übrigen sieben Teilnehmer am Tisch schon einmal gesehen zu haben. Möglicherweise handelte es sich um eine Art stille Übereinkunft unter Gentlemen: Man kam hier zum Spielen zusammen, egal ob Verbrecher, Geschäftsführer, Student oder Journalist.

Zu Adams Erleichterung zogen viele ihre Sakkos aus. Er folgte ihrem Beispiel, bereute es aber sogleich, als er die feuchten Flecken unter seinen Armen spürte, und zog das Sakko schnell wieder an.

Das Spiel begann. Er zwang sich zur Konzentration, wollte auf keinen Fall durchblicken lassen, wie wenig Spielerfahrung er hatte, und dadurch auffallen. Zwischendurch sah er auch die anderen Männer aus der Sechsergruppe, die an verschiedenen Tischen um ihn herum spielten. Einer von ihnen saß zwischen Frank und einem der MC-Typen.

Nach zwei Stunden und dreißig Runden hatte Adam seine letzten Spielmarken verloren, doch es freute ihn zu sehen, dass auch zwei Männer aus dem Sechsergrüppchen ihre Spieltische bereits verlassen hatten. Sie saßen an der Bar und tranken Bier. Adam ging hinüber, bestellte sich ein Leichtbier und lehnte sich ein paar Meter von ihnen entfernt an den Tresen.

Als ein dritter aus der Gruppe nach einer weiteren halben Stunde aufgeben musste, schloss er sich seinen Kumpanen an der Bar an. Der Mann war sichtlich frustriert und wollte nicht mal dann ein Bier, als die anderen ihm eins ausgeben wollten.

Adam wäre am liebsten näher herangerückt, traute sich aber nicht. Er nippte an seinem Bier und wartete erst einmal ab. Da nickten die Männer sich plötzlich wie auf ein

Zeichen hin zu und gingen zum Ausgang. Adam stellte sein Glas so abrupt auf dem Tresen ab, dass es beinahe umgekippt wäre. Zu seiner Verwunderung wurden die Teilnehmer auch auf dem Weg nach draußen auf der Liste abgehakt.

Was würde als Nächstes passieren? Es sah nicht so aus, als hätten sie vor, nach Hause zu gehen. Ob er tatsächlich das Glück hatte, dass sie jetzt den Ort aufsuchten, der ihm beschrieben wurde? Dass sich seine haarsträubenden geheimen Informationen bestätigten?

Sein Mund war trocken, und das Herz schlug ihm bis zum Hals. Es ärgerte ihn, dass er keine Kamera dabeihatte, doch jetzt musste er einfach das Beste aus der Situation machen.

Die Abenddämmerung war mittlerweile vorbei, und es war Nacht geworden. Die bunten Lämpchen in den Bäumen erleuchteten die milde Dunkelheit, genau wie die Laternen um den Schwanenteich und die rechteckigen Fenster des Schlosses, aus denen warmes Licht fiel.

Die drei Männer stiegen in einen schwarzen BMW mit getönten Fensterscheiben. Adam fiel auf, dass sich keiner von ihnen ans Steuer gesetzt hatte. Gott sei Dank hatte er den Mitbesitzer des Saabs überreden können, ihm heute Abend den Wagen zu überlassen. Als der BMW vom Parkplatz rollte, startete Adam den Motor und folgte ihm.

22

UPPSALA,
DIENSTAG 29. APRIL 2014

»Hallo Frank, ich bin es, Nathalie. Kannst du reden?«

»Moment, ich gehe nur schnell in mein Büro.«

Sie hörte Stimmen im Hintergrund und eine Tür, die geschlossen wurde.

»So, jetzt«, sagte Frank. »Wie geht es dir?«

»Geht so, ich muss gleich arbeiten«, antwortete sie. »Im Moment sitze ich noch im Auto und bereite mich mental auf das Schneetreiben draußen vor. Habt ihr irgendwas Neues herausgefunden?«

»Es geht leider alles sehr langsam«, seufzte Frank. »Wir haben uns Rickards Handy und Computer vorgenommen und mit Kollegen und Freunden von ihm gesprochen. Aber außer jeder Menge Frauengeschichten haben wir nichts gefunden.«

»Keine Autobiographie?«

»Nicht ein Wort. Vielleicht hatte er noch nicht damit angefangen?«

»Gesagt hat er das, aber ich weiß es natürlich nicht.«

»Keiner seiner Kollegen oder Freunde wusste etwas davon. Ist doch komisch, dass er ausgerechnet dir davon erzählt hat, oder?«

Das stimmte. Aber die leidenschaftliche Begegnung mit Rickard gehörte ohnehin zu den verblüffendsten Dingen, die sie jemals erlebt hatte.

»Wie läuft es mit Gyllenborg?«, wollte sie wissen.

»Die Hausdurchsuchung hat nichts ergeben«, sagte Frank. »Die Waffen waren in Ordnung, aber wir wussten ja auch schon, dass davon keine als Mordwaffe infrage kommt. Das Fahrrad passt zu ein paar Zeugenaussagen und den Reifenabdrücken, aber das gilt für die meisten Fahrräder hier in der Stadt.«

Das Schneegestöber wurde stoßweise heftiger, so als würde vor der Frontscheibe jemand ein Laken ausschütteln. Nathalie blinzelte und schaute auf die Uhr. Fünf vor zehn.

»Habt ihr euch Adams Fall noch mal vorgenommen?«

»Bis auf die Mordwaffe gibt es keinerlei Verbindung zu Rickard. Allerdings hast du wohl recht, was dieses ›B‹ neben dem Artikel angeht. Unsere Handschriftenanalyse hat dasselbe ergeben.«

Dazu wäre wirklich keine Analyse notwendig gewesen, dachte Nathalie verärgert.

»Gibt es außer Jacques Levinder vielleicht noch mehr Leute, die ihr zu dem Jugendheim befragen wollt? Was ist zum Beispiel mit den beiden anderen, die in dem Artikel erwähnt werden – der Politiker Olof Jönsson und der Anwalt Pierre Hielmstedt?«

»Nein«, antwortete Frank hustend. »Dazu gibt es keinen Anlass. Levinder war der Einzige, zu dem Adam Kontakt hatte.«

Das klang vorhin bei Levinder anders …

»Ich bin gerade am Flustret vorbeigefahren«, sagte sie. »Welche Rolle hat bei euren Ermittlungen damals eigentlich dieser Pokerabend gespielt, an dem Adam teilgenommen hat?«

»Wir haben uns alles angesehen, was er kurz vor seinem Tod noch gemacht hat, und in dem Zusammenhang haben wir uns auch das Turnier angesehen. Das hat aber nichts weiter ergeben«, sagte Frank.

Nathalie starrte aus dem Fenster. Die Wahrheit über Adam schien ihr zum Greifen nah, sie war nur gut getarnt, wie ein Eisbär im Schnee.

»Gibt es eine Teilnehmerliste von diesem Turnier?«, fragte sie.

»Ja«, bestätigte Frank mit abwesender Stimme.

»Kannst du mir die nicht faxen? Vielleicht finde ich ja irgendetwas. Wie viele Teilnehmer mit dem Anfangsbuchstaben B gab es zum Beispiel?«

»Das weiß ich nicht, Nathalie. Das ist nicht unser Hauptfokus. Wir brauchen gerade sämtliche Ressourcen, um den Mord an Rickard Ekengård aufzuklären.« Zu ihrem Erstaunen fuhr er jedoch fort: »Aber gut, ich kann dir den Gefallen tun. Das muss nur unter uns bleiben. Du verstehst sicher, dass ich das eigentlich nicht machen darf. Wie ist deine Faxnummer?«

Nathalie gab ihm die Nummer durch und bat ihn, noch eine Viertelstunde damit zu warten, so dass sie das Fax auch sicher selbst entgegennehmen konnte. Bevor sie das Gespräch beendete, versprach sie, sich bei ihm zu melden, sobald sie die Liste bekommen hatte.

Sie hatte ihr Handy gerade wieder in die Jackentasche gesteckt, als eine neue SMS eintraf und es aufsummen ließ.

Ich muss dich einfach wiedersehen. Du bist so eine schöne, feinfühlige Frau. Und dann will ich dich ein bisschen länger im Arm halten als beim letzen Mal. ☺

Bengt Vallman. Inmitten all dem Elend versetzte es ihr trotz allem einen Kick, dass er so hartnäckig war. Wein und Sex sind einfach das beste Heilmittel gegen Grübeleien, beschloss sie.

Wir sehen uns im Grodan, freue mich.

Sie drückte die Autotür auf und wollte schon aussteigen, als plötzlich ihr Handy klingelte. Du lässt wirklich nicht locker, was?, konnte sie gerade noch denken, als sie sah, dass es nur Håkan war. Erst wollte sie gar nicht rangehen, doch dann kam ihr in den Sinn, dass ja irgendetwas mit den Kindern sein konnte. Ein kurzer Blick auf die Uhr. Sie hatte noch drei Minuten, also schlug sie die Tür wieder zu und nahm den Anruf entgegen.

»Hallo, ich bin es«, kam es tonlos von Håkan.

»Ich bin auf der Arbeit. Ist es etwas Wichtiges?«

»Das Sozialamt hat unser abschließendes Kooperationsgespräch auf nächste Woche Mittwoch vorverschoben, gleiche Uhrzeit.«

Nathalie verabscheute das Wort *Kooperationsgespräch*, denn in Håkans und ihrem Fall hatte es rein gar nichts mit Kooperation zu tun. Håkan nahm nur an den Gesprächen teil, weil er von Kollegen wusste, dass das Gericht bei Sorgerechtsstreitigkeiten großen Wert auf die Kooperationsbereitschaft der Elternteile legte.

»Wieso rufst du deswegen extra an?«

»Weil ich es unserer Sachbearbeiterin versprochen habe.«

Aus reiner Nettigkeit also. Von wegen!

»Ok, dann weiß ich jetzt Bescheid«, sagte sie. »Ach übrigens, hast du noch Kontakt zu deinem ehemaligen Kollegen Pierre Hielmstedt?«

»Nein, wieso?«

»Geht ihr nicht mehr zusammen jagen?«

»Nein, du weißt doch, dass ich damit aufgehört habe, als die Kinder auf die Welt kamen.«

»Wie ist er so als Mensch?«

»Worauf willst du hinaus?«

Einen Moment saß sie schweigend da, die Luft im Auto kam ihr drückend vor. Sie öffnete die Tür einen Spalt.

»Ich denke nur gerade über Adams Ermordung nach. Hielmstedt ist Miteigentümer des geschlossenen Jugendheims Galaxis, über das Adam kurz vor seinem Tod berichtet hat.«

Wieder wurde es still. Einzelne Schneeflocken wirbelten ins Auto und landeten kühl auf ihrer Haut. Schließlich antwortete Håkan: »Ich weiß zwar nicht, was du da treibst, aber Pierre Hielmstedt gehört zu den besten Anwälten hier in der Stadt.«

»Und der Cousin deines Vaters, Alf Erlander – warum hat deine Familie den Kontakt zu ihm abgebrochen?«

»Dafür habe ich jetzt keine Zeit.« Håkan klang hitzig. »Ich habe nämlich ebenfalls zu arbeiten. Auf Wiederhören.«

Eine Weile saß sie noch mit dem Handy am Ohr da, ließ den Wind ins Auto wehen und den Schnee auf sich herabrieseln. Schließlich stieg sie aus dem Wagen und eilte zur Klinik. Die Kälte, die sie empfand, kam aus ihrem Inneren und war älter als alle Jahreszeiten.

Auf der Treppe zum Fachschaftstrakt nahm sie aus dem Augenwinkel etwas Grünes wahr, das sich links an den Fahrradständern bewegte. Wie gelähmt blieb sie stehen. Schneeflocken wirbelten ihr in die Augen. Ein paar Sekunden sah sie überhaupt nichts.

Sie fluchte, spürte, wie das Adrenalin durch ihre Adern schoss und die Kälte vertrieb. Als sie sich die Augen gerieben hatte, sah sie jemanden in einer grünen Jacke auf die Infektionsklinik zuradeln. Kurz darauf war die Person im dichten Schneegestöber verschwunden.

Instinktiv griff sie nach dem Handy in ihrer Jackentasche. Ob sie Frank anrufen sollte? Doch dann überlegte sie es sich anders. Übertrieb sie jetzt nicht ein wenig? Sie konnte schließlich nicht jedem, der eine grüne Jacke trug, die Polizei auf den Hals hetzen.

Entschlossen stieg sie die letzten Treppenstufen hinauf und ging mit gesenktem Kopf und einer Hand vor den Augen weiter. Bevor sie um die Ecke bog, warf sie noch einmal einen Blick hinüber zu den Fahrradständern. Dort war keine Seele zu sehen. Überzeugt davon, dass sie überreagiert hatte, ging sie weiter.

Das P-Haus, wie einige ihrer Kollegen das neu errichtete Psychiatriegebäude nannten, glich in dem Schneegestöber einem Raumschiff. Die futuristische Fassade bestand zu neunzig Prozent aus rechteckigen, blaugetönten Fensterscheiben aus Panzerglas. Der Kontrast zu dem altehrwürdigen Fachschaftstrakt und dem Schloss, das man für gewöhnlich über die Baumwipfel des Schlossparks hinweg sah, hätte nicht größer sein können. Nathalie gefiel das.

Irgendwann einmal nach einem schlaflosen Nachtdienst hatte sie sich über den länglichen Wasserablauf gestellt, der das tausend Jahre alte Kopfsteinpflaster von der modernen Betonoberfläche trennte, den einen Fuß rechts, den anderen links davon. In dem Moment war ihr durch den Kopf gegangen, dass dieser Ablauf nicht nur Uppsalas Spaltung zwischen Neu und Alt symbolisierte, sondern auch die Spaltung in ihrem eigenen Leben. Es zerfiel in ein Vor und ein Nach Adam, ein Vor und ein Nach den Kindern.

Nun lief sie schnell an der Stelle vorbei, doch immer wenn sie spürte, wie das huckelige Kopfsteinpflaster unter ihren Füßen in ebenmäßigen Beton überging, kam die Assoziation wieder in ihr hoch.

Als sie in ihrem Büro den Mantel aufgehängt hatte, eilte sie hinunter zur Geschäftsstelle im Erdgeschoss, denn dort stand das Faxgerät, dessen Nummer sie Frank gegeben hatte. Das war zwar nicht gerade optimal, aber diese Faxnummer war nun mal die einzige, die sie auswendig konnte.

Sie schaute auf die Uhr. Sieben Minuten nach zehn.

Wenn Frank sich an sein Versprechen hielt, musste das Fax jetzt eigentlich bald kommen, und als hätte das Gerät ihre Gedanken gelesen, begann es im nächsten Moment loszuknattern. Aufgeregt trat sie näher heran und erklärte den Sekretärinnen, dass dieses Fax für sie sei. Sie musste sich beherrschen, um nicht zu fest an dem Papier zu ziehen, das langsam ausgedruckt wurde, viel langsamer als sonst, wie ihr schien.

Das Herz schlug ihr bis zum Hals, als sie das Emblem der Polizei Uppsala und das Datum 2004-04-11 erblickte.

Das war tatsächlich die Teilnehmerliste des Pokerturniers im Flustret. Insgesamt zwölf Seiten voller Namen und Uhrzeiten.

23

Sie nahm den Aufzug hinauf zu ihrem Büro. Ihr erster Patient, ein Lehrer mit Panikstörung, saß bereits im Wartezimmer. Er war eine Viertelstunde zu früh da und musste sich noch etwas gedulden. Dass Frank sich über seine Vorschriften hinweggesetzt und ihr die Liste geschickt hatte, würde sie ihm nie vergessen. Nun war die Frage, ob sie auch etwas finden würde oder ob sie nur immer tiefer in ihre Trauer um Adam versank. Plötzlich schien es ihr übertrieben, dass sie diese Teilnehmerliste unbedingt sehen wollte. Wie kam sie zu der Annahme, sie würde darauf etwas entdecken, was die Polizei übersehen hatte? Diese Frage war mit einem Mal so konkret wie die zwölf Seiten Papier in ihrer schwitzigen Hand.

Als sie gerade die Bürotür hinter sich schließen wollte, sah sie Torsten Ulriksson, den Klinikchef, der ihr auf dem Korridor entgegenkam. Er nickt und hob die Hand, wie immer, wenn er mit ihr reden wollte.

»Hallo, gut, dass Sie da sind, Nathalie, kann ich Sie einen Moment sprechen?«

»Natürlich, kommen Sie rein«, antwortete sie. »Nehmen Sie Platz.«

»Ich wollte mich eigentlich nur erkundigen, wie es Ihnen geht. Mir ist zu Ohren gekommen, was Ihnen zugestoßen ist …«

»Alles in Ordnung. Es tut gut, jetzt auf der Arbeit zu sein und sich auf etwas anderes zu konzentrieren.«

»Es muss furchtbar gewesen sein«, sagte Ulriksson.

Er will bestimmt, dass ich mich krankschreiben lasse, dachte sie noch, bevor er fortfuhr: »Sie sollten mit jemandem reden, wir haben ja die entsprechenden Ressourcen hier.«

»Später vielleicht«, antwortete sie. »Es gibt gerade so viel zu tun und …«

Als ihr auffiel, wie wenig überzeugend das klang, unterbrach sie sich und fuhr fort: »Es ist alles unter Kontrolle. Ich bekomme ausgezeichnete Unterstützung von der Polizei.«

»Und Sie fühlen sich Ihren Aufgaben gewachsen?«, fragte Ulriksson und sah sie eindringlich an.

»Ja, ganz sicher. Sie wissen doch selbst, wie hilfreich feste Routinen in solchen Situationen sind. Verstehen Sie mich nicht falsch, das ist keine Krise, aber Sie wissen schon, was ich meine, nicht wahr?«

Warum widerspreche ich mir die ganze Zeit? Doch zu ihrer Erleichterung nickte Ulriksson.

»Nun gut«, sagte er. »Aber Sie sagen Bescheid, wenn Sie Hilfe benötigen, versprochen?«

»Versprochen«, sagte sie mit einem Nicken. »Danke.«

Als ihr Vorgesetzter gegangen war, nahm sie sich mit zitternder Hand das Fax vor. Gleich auf Seite zwei entdeckte sie Adams Namen. Er war um 19:13 Uhr im Flustret eingetroffen. Auf der siebten Seite fand sich sein Name noch einmal: Um 22:33 Uhr hatte er das Lokal wieder verlassen.

Sie erinnerte sich daran, dass er an dem Abend gegen Mitternacht nach Hause gekommen war und sie geweckt hatte. Was hatte er während der anderthalb Stunden vorher getan? In der Redaktion gesessen und geschrieben?

Sie blätterte zurück auf Seite zwei und ging die Namen derer durch, die unmittelbar vor ihm gekommen waren. Dabei fiel ihr auf, dass es sich ausschließlich um Männer handelte. Ein paar von ihnen kannte sie sogar: zwei Kollegen, ein ehemaliger Vorschullehrer der Kinder, ein manischer Patient, der Sozialhilfe bekam und Spielschulden hatte, ihr Friseur aus der Svartbäcksgatan.

Plötzlich durchfuhr sie eine Eiseskälte, als würde der Wind vor dem Fenster mitten ins Zimmer wehen. Sie blinzelte zweimal, doch es bestand kein Zweifel. Um 18:55 Uhr waren sie eingetroffen: Jacques Levinder, Pierre Hielmstedt und Olof Jönsson.

Mit klopfendem Herzen blätterte sie wieder vor zu Seite sieben. Adam hatte das Flustret zwei Minuten nach den drei Männern verlassen. Also ist er ihnen gefolgt, schloss sie und fuhr so schnell von ihrem Bürosessel auf, dass sie sich die Hüfte an der Schreibtischkante stieß.

Was war in der folgenden Stunde geschehen?

Sie setzte sich wieder und schloss die Augen. *Dafür kann*

ich den Großen Journalistenpreis bekommen, Nathalie. Rief sich das Gespräch mit Levinder in Erinnerung. Er hatte mit keinem Wort erwähnt, dass er Adam im Flustret gesehen hatte.

Zerstreut blättert sie noch ein wenig hin und her, bis ihr plötzlich Franks Name ins Auge sprang. Er war eine halbe Stunde vor Adam gekommen und um zwei Uhr morgens wieder gegangen. Warum hatte er ihr davon nichts gesagt?

Noch ehe sie sich eine mögliche Antwort auf diese Frage überlegen konnte, entdeckte sie zu ihrer Überraschung auch Håkan, Carl-Henric Gyllenborg und eine ganze Reihe weiterer bekannter Namen unter den Teilnehmern. Wie es schien, war die halbe Stadt an diesem Abend im Flustret gewesen, aber keiner ihrer gemeinsamen Bekannten war in etwa zur selben Zeit gekommen oder gegangen wie Adam.

Håkan spielte sonst nie, aber als sie sah, dass er mit den Kollegen aus der Kanzlei da gewesen war, wusste sie sofort, dass er vermutlich nur seine potentielle Teilhaberschaft im Sinn gehabt hatte, die ihm damals wichtiger gewesen war als alles andere.

Nathalie schaute auf die Uhr über der Tür. Halb elf.

Der Patient musste jetzt wohl oder übel noch ein bisschen warten. Sie wählte Franks Nummer. Als sie nach mehreren Freizeichen gerade wieder auflegen wollte, hob Frank schließlich ab.

»Warum hast du nichts davon gesagt, dass du an dem Abend auch im Flustret warst?«, platzte sie los.

Am anderen Ende war nur ein schabendes Geräusch zu hören, dann eine undeutliche Bemerkung von Frank und eine kurze Antwort von jemandem aus dem Hintergrund.

»Frank, hörst du mich?«

»Ja«, antwortete er. »Ich bin gerade mit den Technikern in Rickards Wohnung. Was hast du gesagt?«

Sie wiederholte ihre Frage.

»Weil das nichts zur Sache getan hat«, erklärte Frank. »Ich habe Adam dort den ganzen Abend nicht gesehen.«

»Die Herren vom Jugendheim Galaxis etwa auch nicht?«, beharrte sie. »Jacques Levinder, Pierre Hielmstedt und Olof Jönsson?«

»Mir ist auch aufgefallen, dass sie da waren«, bestätigte Frank. »Aber die Antwort lautet nein, ich hatte keine Ahnung. Sonst hätte ich natürlich etwas gesagt. Damals wusste ich ja kaum, wer sie waren.«

»Dann hat das also bei euren Ermittlungen keine Rolle gespielt?«, fragte sie und stellte sich ans Fenster.

»Genau. Erlander hat sich damals mit der Teilnehmerliste befasst, und ihm zufolge gab es darauf nichts, was uns weitergebracht hätte.«

Sie lehnte die Stirn gegen die Fensterscheibe, spürte das kühle Glas auf der Haut.

»Das heißt, die drei Männer wurden nicht zu dem Abend verhört?«

»Nur Levinder«, sagte Frank und klang erschöpft. »Für den Zeitpunkt des Mordes haben alle drei ein Alibi, deshalb waren sie für die Ermittlungen nicht weiter von Interesse.«

»Was denn für ein Alibi?«

»Erlanders Verhör mit Jacques Levinder hat ergeben, dass er in der Nacht, als Adam ermordet wurde, zu einem Pokerabend bei sich zu Hause eingeladen hatte. Auch Rechtsanwalt Hielmstedt und Olof Jönsson waren dort. Erst um drei Uhr morgens haben sie sich auf den Heimweg gemacht, also mehrere Stunden nach dem Mord.«

»Ich habe Jacques Levinder heute Morgen in seiner Praxis besucht.«

»Was sagst du da?«

Nachdem sie ihm alles erzählt hatte, forderte Frank sie nochmals inständig auf, sich aus den Ermittlungen herauszuhalten. Doch anstatt darauf einzugehen, fragte sie nur: »Werdet ihr Levinder jetzt noch einmal verhören?«

»Vielleicht, aber das hat dich im Grunde nicht zu interessieren.«

»Bitte, Frank, du musst mir helfen. Du bist doch mein Freund, oder?«

»Ja«, schnaubte er. »Und genau aus dem Grund will ich nicht, dass du dich hier wie eine Privatdetektivin aufspielst.«

Um von sich abzulenken, sagte sie: »Carl-Henric Gyllenborg war übrigens auch im Flustret ... genau wie Håkan und noch eine Reihe anderer bekannter Leute.«

»Gyllenborg?«, fragte Frank. »Bist du sicher?«

»Hast du das nicht gesehen?«

»Ich habe mir die Liste nicht so genau angeschaut. Wie gesagt, diese Spur wurde schon früh ad acta gelegt.«

»Er ist um 18:55 Uhr gekommen und um 00:40 Uhr gegangen«, sagte Nathalie.

»Damit werde ich ihn auf jeden Fall konfrontieren«, rief Frank. »Vielleicht ist er Adam an dem Abend über den Weg gelaufen und ihn noch mal wegen der Rezension angegangen. Wenn Adam ihn dann mit irgendwas abgefertigt hat, stand ihm womöglich der Sinn nach Rache …«

»Aber Adam hätte doch erzählt, wenn er Gyllenborg noch mal begegnet wäre«, wandte sie ein. »Ich glaube eher, dass es etwas mit dem Jugendheim zu tun hat.«

»Lass gut sein, Nathalie, das ist jetzt wirklich unser Job.«

Im Anschluss an das Gespräch blieb sie noch eine Weile mit dem Telefon in der Hand am Fenster stehen. Sie sah ihr Spiegelbild in der Glasscheibe und dann eine Gruppe von etwa zwanzig Jugendlichen, die angeführt von einem Mann und einer Frau den Hügel zum Haupteingang heraufkamen. Ja richtig, fiel ihr ein, für heute war ja der Besuch einer Schulklasse vorgesehen. Glücklicherweise hatte sie damit nichts zu tun.

Jetzt hole ich aber den Patienten rein, beschloss sie, als ihr auffiel, dass ihre Sitzung mit ihm schon vor sieben Minuten hätte beginnen müssen. Sie wollte sich gerade umdrehen, als sie plötzlich etwas erblickte, das sie wie versteinert innehalten ließ. Ganz hinten in der Gruppe ging eine Gestalt in grünem Anorak mit tief ins Gesicht gezogener Kapuze. Sie trug Turnschuhe und Jeans und hielt eine schwarze Sporttasche in der rechten Hand.

Nathalie war außerstande, sich zu rühren. Die Person ging dicht hinter zwei Mädchen mit Rucksäcken und Pferdeschwänzen her. Ein paar Meter vor dem Eingang blickte sie zu Nathalie hinauf. Ob es sich um einen Mann oder eine

Frau handelte, war unmöglich zu erkennen, aber er oder sie schien nicht zu der Gruppe zu gehören.

Als die grüne Jacke im Eingangsbereich verschwand, hob Nathalie das Smartphone in ihrer Hand, doch bevor sie die Eins wählen konnte, klingelte es plötzlich. Sie zuckte zusammen und schnappte nach Luft, so ähnlich wie Tea bei einem ihrer Pseudokrupp-Anfälle.

»Scheiße«, fluchte sie leise, als sie sah, dass der Anruf von ihrer Mutter kam. Sie stolperte zum Schreibtisch und wählte die 112 auf dem Festnetztelefon. Nachdem sie ihren Namen und ihr Anliegen genannt hatte, verband man sie direkt mit dem zuständigen Dienstgruppenleiter. Der versprach, umgehend eine Streife vorbeizuschicken und fragte: »Wie viele Ausgänge hat das Gebäude?«

»Mindestens vier.«

»Glauben Sie, die Person ist gefährlich?«

»Keine Ahnung, ich weiß ja nicht mal, was dieser Mensch von mir will!«

Als sie hörte, wie verzweifelt sie klang, klopfte ihr Herz nur noch schneller.

»Bleiben Sie in Ihrem Büro, und verriegeln Sie die Tür«, sagte der Dienstgruppenleiter. »Wir sind in zehn Minuten da.«

Nathalie pfiff auf die Anweisung des Polizisten, sie lief aus dem Zimmer und über den Korridor zum Treppenhaus. Vom Geländer aus konnte sie sehen, wie die Schulklasse sich gerade im Erdgeschoss versammelte.

Da.

Die Gestalt im grünen Anorak stand vor den Informationstafeln und schien zu lesen, was draufstand. Ihr Kopf war noch immer unter der Kapuze verborgen.

Dieses Mal entwischst du mir nicht, murmelte sie und eilte die Treppe hinunter.

24

»Okay, hier wären wir fertig«, sagte Kriminaltechniker Yngve Höök und schloss seine Mappe. »Dann sehen wir uns jetzt auf dem Dachboden um.«

»Tun Sie das. Ich komme in fünf Minuten nach.«

Frank blieb noch einen Moment in Rickard Ekengårds Wohnzimmer in der Banérgatan stehen. Der Vormittag vor dem Fenster war so durch und durch grau, dass kaum ein Himmel auszumachen war. Sie hatten jetzt jeden Millimeter der Wohnung durchsucht, ohne auch nur das Geringste von Bedeutung zu finden. Nun richtete sich ihre ganze Hoffnung auf das Dachbodenabteil und die Computer, die noch immer zur Untersuchung auf der Wache standen.

Die Autobiographie, mit der dieser Aufschneider vor Nathalie angegeben hatte, war sicher nur ein Versuch gewesen, sich interessant zu machen, vermutete Frank. Er starrte auf das Ledersofa und sah vor sich, wie Rickard dort den Arm um Nathalie gelegt hatte. Dass zwischen ihnen nichts passiert sei, konnte sie ihrer Großmutter erzählen. Bei all den Frauengeschichten, die auf der Suche nach einem Motiv zum Vorschein gekommen waren, bestand kein Zweifel daran, dass Ekengård zumindest versucht hatte, sie ins Bett zu bekommen. Vor Franks innerem Auge entstanden Bilder, auf die er lieber verzichtet hätte.

Er betrachtete die Film- und Theaterplakate an den Wänden. Sah Rickard in den verschiedensten Posen und dachte, wie gut es doch war, dass der Typ tot war. *König Lear, Hamlet, Der eingebildete Kranke* und Jean in *Fräulein Julie.* Jetzt hast du jedenfalls deine letzte Rolle gespielt, ging es ihm durch den Kopf.

Als er sich umdrehte, steckte Yngve Höök den Kopf zur Wohnungstür herein.

»Das Abteil ist jetzt offen«, sagte er. »Der Schlüssel, den wir im Badezimmerschrank gefunden haben, passt.«

»Ich komme.«

Auf dem Dachboden war es feucht, und es roch nach Schimmel. Die Luft war rau und kalt, so als säße der Winter noch in den Holzbalken des Daches, durch dessen viereckige Luken das Vormittagslicht fiel. Frank zog den Reißverschluss seiner Lederjacke zu und trat an Ekengårds Dachbodenabteil heran, als Yngve Höök die Tür aufzog.

Der kleine Raum war genauso vollgestopft mit Krempel wie die Abteile der Nachbarn. Auf dem Boden standen eine Reisetasche, eine Sporttasche, zwei Eimer Farbe, ein leerer Bierkasten, ein Globus und ein paar schwarze Winterstiefel. An den Wänden standen eine Tür, ein auseinandermontierter Schrank und ein Bücherregal voller Kartons, die lauter Bücher zu enthalten schienen. In der Mitte es Abteils hingen ein schwarzer Sandsack und ein Paar Boxhandschuhe von der Decke.

Ganz oben im Regal entdeckte Frank einen Pokal mit einem vergoldeten Boxer obendrauf. Er ließ sich ein Paar Plastikhandschuhe geben, und als er sie endlich über seine groben Hände gezogen hatte, nahm er den Pokal vorsichtig herunter. Auf dem Sockel war eine silberne Plakette angebracht, auf der ein Seeadler und die Inschrift *Uppsala Boxclub 1998* eingraviert war.

Frank lief ein Schauer über den Rücken. Das war die erste eindeutige Verbindung zwischen Rickard und Uppsala. Seine Vergangenheit in diversen Kinder- und Jugendheimen war der reinste Dschungel, bei dem nicht einmal die verschiedenen Sozialämter durchblickten, und die Nachforschungen dazu waren immer noch nicht abgeschlossen.

1998. Sechs Jahre vor Adams Ermordung. Wird wohl kaum etwas miteinander zu tun haben, überlegte Frank und stellte den Pokal zurück. Da aber Höök die Inschrift bereits mit seinem Tablet festgehalten hatte, musste Frank den Pokal nun auch in die Ermittlung aufnehmen. Niemand sollte behaupten, dass er sie nicht ausgesprochen vorbildlich leitete.

Er betrachtete noch einmal den Seeadler und musste daran denken, dass dieses Tier das Wahrzeichen der Provinz Uppland war. Das war das einzige Wahrzeichen, das Frank auswendig zuordnen konnte, denn in gewisser Weise sah er sich selbst als Adler.

Ich habe den Überblick und sehe am schärfsten von allen, sagte er sich und lächelte schief.

25

Nathalies Herz raste und ließ sie keinen klaren Gedanken fassen. Sie hatte nur eins im Sinn: den unbekannten Verfolger stellen. Irgendwo in ihrem Hinterkopf gab es zwar auch die leise Warnung, dass dieses Vorhaben gefährlich sein konnte, doch neben der Aussicht, nun endlich die Wahrheit zu erfahren, fiel die Angst kaum ins Gewicht.

Wer? Warum?

Als Nathalie im ersten Stock ankam, warf sie einen Blick hinunter ins Erdgeschoss. Die Schulklasse stand immer noch am Informationsschalter, doch die Gestalt im grünen Anorak war nicht mehr da.

Die Sonne fiel durch das schräge Glasdach des dreißig Meter hohen Atriums, das der Psychiatrie die Atmosphäre eines Hotels verleihen sollte. Aufgrund der offenen Architektur gab es nicht sehr viele Verstecke im Inneren des Gebäudes. Wenn du da unten irgendwo bist, dann finde ich dich auch, dachte Nathalie und ballte entschlossen die Fäuste.

Auf der Rolltreppe stand ein älteres Paar und machte sich breit. Der o-beinige Mann war über einen Rollator gebeugt, und seine Begleiterin war so dick, dass es schlicht kein Vorbeikommen gab. Nathalie fluchte innerlich und ließ den Blick über den offenen Innenbereich gleiten, in dem sich die Rezeption, die Bibliothek, die Kantine und ein paar Sofagruppen befanden.

Nirgendwo eine grüne Jacke.

Als das Paar endlich die Rolltreppe verließ, stürmte Nathalie an die Rezeption. Sie klatschte in die Hände, um die Aufmerksamkeit der Schüler auf sich zu lenken, und rief: »Hallo, entschuldigt bitte, könnt ihr mal kurz zuhören?«

Um die zwanzig verwunderte Augenpaare richteten sich auf sie, einschließlich die der beiden Lehrer und der neuen Empfangsdame. In diesem Moment strömte so viel Adrenalin durch ihre Adern, dass es ihr völlig gleichgültig war, ob sie womöglich hysterisch wirkte.

»Mein Name ist Nathalie Svensson, ich bin Ärztin hier und habe eine wichtige Frage: Als ihr vorhin auf das Gebäude zugekommen seid, ist jemand in einem grünen Anorak und mit Kapuze auf dem Kopf hinter euch hergegangen, das habe ich von meinem Büro aus gesehen.«

Sie atmete ein und versuchte, sich ein wenig zu sammeln.

»Weiß zufällig jemand, wer das war?«, fragte sie.

Die Lehrerin, eine blonde Frau mit Pagenschnitt, trat einen Schritt vor und ließ den Blick über die Gruppe schweifen. »Nein, also von uns trägt wohl niemand so eine Jacke, oder?«

Ein paar Schüler schüttelten den Kopf.

»Ida und ich waren die ganze Zeit hinten, und wir haben niemanden in einem grünen Anorak gesehen«, sagte eins der beiden Rucksackmädchen. Die andere, ein Mädchen mit lilagefärbtem Haar, schüttelte den Kopf und bestätigte: »Nein, also hinter uns war niemand mehr, hundert Pro.«

»Aber ich habe es mit eigenen Augen gesehen«, rief Nathalie und hörte selbst, wie verzweifelt sie klang. »Seid ihr euch ganz sicher?«

Die beiden Mädchen nickten, und die Frau an der Rezeption fügte hinzu: »Ich habe leider auch niemanden in einem grünen Anorak gesehen.«

»Gut, vielen Dank«, sagte Nathalie, kehrte der Gruppe den Rücken zu und schaute sich um.

Fehlanzeige.

Sie eilte hinüber zur Bibliothek und drehte eine Runde durch die Regale, doch alles, was sie sah, war die verwunderte Miene des Bibliothekars, der von einem Nachschlagewerk aufschaute. Die Kantine war noch geschlossen, doch auf der Toilette waren sämtliche Kabinen unbesetzt. Nathalie riss eine Tür nach der anderen auf.

Als sie wieder zurückkam, besann sie sich einen Moment und ging dann noch einmal zur Rezeption. Die Schulklasse befand sich mittlerweile auf der Rolltreppe. Ganz hinten standen die beiden Rucksackmädchen und schauten sie mit großen Augen an.

»Wenn Sie jemanden in einem grünen Anorak sehen, rufen Sie mich bitte umgehend auf dem Handy an, es ist wichtig. Ich kann später alles erklären.«

Die Empfangsdame, die einem Namenschild aus Birkenrinde zufolge Mona Lindqvist hieß, beugte sich vertrauensvoll vor und fragte mit leiser Stimme: »Geht es um einen Patienten?«

»Ja«, antwortete Nathalie.

Vom Eingangsbereich kamen zwei Polizisten zu ihnen herüber. Nathalie berichtete, was passiert war, und die Beamten erkundigten sich noch einmal nach der Anzahl der Ausgänge.

»Vier«, antwortete Nathalie, was Frau Lindqvist sogleich anhand eines Lageplans bestätigte.

Die Polizisten wirkten nicht sehr optimistisch und kamen zu demselben Schluss wie Nathalie: »Wenn die Person untertauchen wollte, ist ihr das vermutlich schon gelungen. Aber sobald Verstärkung da ist, werden wir das Gebäude systematisch durchsuchen.«

Nathalie sah, wie der Minutenzeiger der Rezeptionsuhr auf fünf vor elf vorrückte.

»Ich habe einen Patienten, der auf mich wartet«, sagte sie.

Nach kurzer Diskussion einigten sie sich darauf, dass Kommissar Sebastian Cannavaro, ein gutaussehender, dunkelhaariger Mann Anfang dreißig, sie nach oben begleiten würde. Auf dem Weg die Rolltreppe hinauf hielten sie beide den Blick unablässig auf den Bereich unter ihnen gerichtet. Nathalie spürte, wie ihr Oberteil am schweißnassen Rücken klebte. Während es Stockwerk für Stockwerk weiter nach oben ging, sah sie sich dort unten verzweifelt herumlaufen. Das Ganze machte ihr anscheinend doch mehr zu schaffen, als sie sich eingestehen wollte.

Die Finsternis, die sie nach Adams Ermordung tief in sich vergraben hatte, war wieder über sie hereingebrochen.

26

Im Sprechzimmer hatte Nathalie auf Autopilot geschaltet und sich um den angstgeplagten Lehrer gekümmert, der sich nur neue Antidepressiva und Schlaftabletten verschreiben lassen wollte und dann zufrieden nach Hause ging. Anschließend war sie mit einiger Anstrengung an ihren Schreibtisch zurückgekehrt. Mittlerweile war es Viertel nach elf. Beim Blick auf den Terminkalender stellte sie erleichtert fest, dass der Makler mit der gespaltenen Persönlichkeit soeben seinen Termin abgesagt hatte, also hatte sie bis zur Mittagspause keine weiteren Patienten.

Sie rief Frank an und erzählte ihm, was vorgefallen war. Er reagierte besorgt, riet ihr, die Anweisung seines Kollegen unbedingt zu befolgen, und versprach, ihr einen Alarmmelder zu besorgen. Danach öffnete Nathalie die Mappe mit Elisabeth Rapps alter Krankenakte, die inzwischen aus dem Archiv eingetroffen war. Bevor sie jedoch anfing zu lesen, stand sie auf, warf einen Blick in den Spiegel und verriegelte die Tür.

Die Mappe enthielt gut hundert dichtbeschriebene Krankenblätter, wovon die Hälfte noch mit der Schreibmaschine und der Rest am Computer getippt worden war. Der erste Eintrag stammte von Elisabeths achtzehntem Geburtstag im Jahr 2007, als sie von der Kinder- und Jugendpsychiatrie weiterüberwiesen worden war. Der letzte trug das Datum 31. 12. 2009 – danach wurde das Krankenaktensystem digitalisiert. Ein zweijähriger Leidensweg, beschrieben in nüchterner Sprache, die dem Schmerz der Patientin nur selten gerecht wurde.

Nathalie setzte ihr Headset auf und wählte Elisabeths Nummer. Die junge Frau ging nicht ran, stattdessen ertönte nur die anonyme Stimme eines Anrufbeantworters. Nathalie hinterließ eine Nachricht. Sie sei jederzeit telefonisch erreichbar, sagte sie, und hoffe, dass Elisabeth zu ihrem nächsten Termin am morgigen Vormittag komme.

Dann schlug sie die erste Seite der Krankenakte auf und begann zu lesen. Im Überfliegen von Krankenblättern hatte sie nach ihrer langjährigen Tätigkeit als Ärztin inzwischen einige Übung. Die Aufzeichnungen bestanden zu achtzig Prozent aus nichtssagenden, standardmäßigen Informationen, und sie war es gewohnt, das Wichtigste auf einen Blick herauszufiltern.

Zu Beginn des ersten Kapitels von Elisabeths Lebensgeschichte fand sie nichts Neues. Ein kurzer Abriss ihres Hintergrunds, die verschiedenen Heime, in denen sie aufwuchs, bis sie mit vierzehn in eine Pflegefamilie in der Nähe von Ulleråker gekommen war. Zwei Selbstmordversuche mit Hilfe von Tabletten, ein aufgeschlitztes Handgelenk, drei Zwangseinweisungen, Behandlungsversuche mit unterschiedlichen Medikamenten, drei Überdosen GHB und etwa zwanzig verschiedene Ärzte, mit denen sie Kontakt hatte. Einer der aufgeführten Fachleute war Jacques Levinder, doch als Oberarzt auf Station hatte er nie persönlich mit der Patientin zu tun gehabt.

Ein paarmal wurden Elisabeths destruktive Persönlichkeit, ihre mangelnde Kooperationsbereitschaft und die in

Richtung Asperger-Syndrom deutenden autistischen Züge erwähnt. Drei Beispiele für ihre unverständliche Art zu kommunizieren waren angeführt. Zudem war es ihr offenbar schwergefallen, selbständig auf ihre Finanzen zu achten, weshalb sie verschiedene Betreuer und gesetzliche Vertreter gehabt hatte.

Als Nathalie ihren eigenen Namen entdeckte – es ging um eine Episode in der Notaufnahme vor einem Jahr, an die sie sich vage erinnerte –, hielt sie inne und las genauer nach. Elisabeth hatte damals nur mit einer Sozialarbeiterin namens Erica Bodén sprechen wollen, die im Jugendheim Komet in Tierp angestellt war. Mit dreizehn Jahren hatte Elisabeth dort gelebt und Vertrauen zu der Frau gefasst.

Nathalie stutzte. Erica Bodén, Sozialarbeiterin. Das war doch sicher die nette Mutter von Teas Klassenkameradin Hanna. Hatte die nicht auf der letzten Elternversammlung erzählt, dass sie gerade eine Stelle im Jugendheim Galaxis angetreten hatte?

Nathalie stand auf und ging im Raum umher, wie so oft, wenn sie nachdenken musste. Doch, doch, so war es, erinnerte sie sich. Dass sie nicht schon eher daran gedacht hatte! Von der Begegnung in der Notaufnahme zu später Stunde wusste sie hingegen nichts mehr. Das Chaos der letzten Tage hatte ihr Gedächtnis deutlich in Mitleidenschaft gezogen.

Eine Auflistung sämtlicher Jugendheime, in denen Elisabeth Rapp untergebracht gewesen war, gab es nicht. Frank würde sicher nicht einfach so zum Staatsanwalt marschieren und ihre Akten aus der Kinder- und Jugendpsychiatrie und dem Galaxis anfordern, dazu fehlte ihm schlicht die

Grundlage. Doch die Erklärung für Elisabeths Reaktion auf Jacques Levinder war mit Sicherheit dort zu finden, das spürte Nathalie ganz deutlich.

Jetzt geht es ja vielleicht auch anders, hoffte sie dann und blieb am Schreibtisch stehen. Sie musste nur irgendeinen Vorwand finden, um Erica Bodén zu der Sache zu befragen.

Sie ließ sich in dem Bürosessel nieder und blätterte weiter. Auf der nächsten Seite der Krankenakte hatte Lars-Åke Ohlsson, der pingeligste Arzt der ganzen Klinik, der aufgrund seiner Zwangsstörung von den jungen Ärzten im Praktikum nur als OCD-Mann bezeichnet wurde, eine Übersicht der wichtigsten Ereignisse in Elisabeths Patientenlaufbahn angefertigt. Ohlsson hatte vier Wochen zuvor in der Notaufnahme mit Elisabeth zu tun gehabt, als sie eines Nachts dringend Schlaftabletten benötigte.

Innerlich seufzte Nathalie zwar oft über Ohlssons Angewohnheit, weitschweifige Texte voller nichtssagender Informationen zu verfassen, doch nun schärfte sie ihren Blick. Bemerkenswerterweise hatte Ohlsson sogar ein paar Ereignisse aus Elisabeths Zeit in der Kinder- und Jugendpsychiatrie dokumentieren können.

Mit neuer Energie ging sie die chronologische Zusammenstellung durch, bis sie mit einem Mal regelrecht der Schlag traf: In der Nacht, als sie Adam auf dem Korridor begegnet war, hatte Elisabeth in Ulleråker ein Bett auf Station 50 gehabt. Sie war damals fünfzehn Jahre alt gewesen, und die Kinder- und Jugendpsychiatrie hatte ausnahmsweise einen Platz in der Erwachsenenpsychiatrie für sie beansprucht.

Mit ihr hatte Adam sich also getroffen, schloss Nathalie. Anders konnte es nicht sein.

Elisabeth hatte sich gerade in einem ihrer Tiefs befunden und mit Selbstmord gedroht, doch nachdem sie vierundzwanzig Stunden zur Beobachtung da gewesen war, hatte man sie entlassen und die Verantwortung zurück an die Kinder- und Jugendpsychiatrie gegeben. Darüber hinaus war nichts weiter geschehen, und es gab keinerlei Anhaltspunkte, warum sie Adam damals treffen wollte.

Nathalie kamen Zweifel. Warum sollte eine psychisch kranke 15-Jährige daran interessiert gewesen sein, während ihres Klinikaufenthalts mit Adam zu sprechen? Weil sie wollte, dass er über irgendetwas in der Zeitung berichtete? War Elisabeth die geheime Informandin? Aber warum nannte er sie dann »B«?

So schnell sie konnte, durchforstete Nathalie die restlichen Einträge bis zu dem Tag, an dem Adam ermordet wurde. Unter diesem Datum war nichts festgehalten worden, aber zwei Tage später fand sie etwas, was jeden Nerv ihres Körpers elektrisierte: Elisabeth war unter starkem Einfluss von Drogen am Hauptbahnhof aufgelesen worden. Nach der Ausnüchterung war sie psychotisch geworden, was weder vorher noch nachher jemals vorgekommen war. Im Laufe einer dreiwöchigen Unterbringung mit Extraaufsicht hatte sie sich mit Hilfe einer Gesprächstherapie und hohen Dosen Neuroleptika einigermaßen erholt. Alles, was sie während dieser Zeit von sich gegeben hatte, waren ein wiederholtes unzusammenhängendes Gefasel von irgendeiner Jacke und drei Sprichwörter, die Nathalie noch nie gehört hatte.

Plötzlich klopfte es an der Tür. Dreimal.

Nathalie wollte gerade »Herein« rufen, als ihr einfiel, dass sie ja abgeschlossen hatte.

Mit unsicheren Schritten näherte sie sich der Tür. Einen halben Meter davon entfernt blieb sie stehen und fragte: »Wer ist da?«

27

UPPSALA, 2004

Der schwarze BMW bog nach rechts auf die Nedre Slottsgatan ab und ließ Adam allein auf dem Parkplatz zurück. Obwohl die Nacht bereits alles in Dunkelheit gehüllt hatte, wartete er fünf Sekunden ab, bevor er die Verfolgung aufnahm. Zu dieser Uhrzeit waren nicht mehr viele Autos unterwegs, und er hatte eine Heidenangst davor, von den Männern entdeckt zu werden.

Als er auf die Straße bog, sah er den BMW Richtung Norden am Schwanenteich vorbeifahren. Das Herz schlug ihm bis zum Hals, und seine feuchten Handflächen klebten am Lenkrad. Wo wollten die Männer hin? Hatten sie einen Fahrer, der sie abgeholt hatte?

Er überlegte, ob er irgendwen anrufen sollte, um Bescheid zu sagen, wo er war. Nathalie vielleicht oder einen Fotografen von der Zeitung. Doch dann entschied er sich dagegen. Nathalie schlief entweder schon, oder sie feierte noch irgendwo in der Stadt mit Louise Geburtstag. So oder so wäre sie nur besorgt und würde wollen, dass er auf direktem Weg nach Hause führe.

Und der Fotograf? Nein, diesen Scoop wollte er sich mit niemandem teilen. Mit etwas Geduld gäbe es sicher bald eine neue Gelegenheit, das Ganze zu dokumentieren. Wenn es stimmte, was er erfahren hatte, so waren die Aktivitäten der Männer von einer gewissen Regelmäßigkeit geprägt.

Es ärgerte ihn, dass er nicht daran gedacht hatte, sich das Nummernschild zu notieren, als der BMW noch vor dem Flustret stand. Mit dem Namen des Halters hätte er einen weiteren Faden des Netzes spinnen können, in dem er die Männer schließlich fangen würde.

Mit 40 Stundenkilometern fuhr der BMW weiter über die Nedre Slottsgatan durch die stockdunkle Nacht. Im Licht der Straßenlaternen wirkte die Karosserie wie die schillernde Oberfläche eines Skarabäus. Links türmte sich das Schloss auf. Dahinter lag der Park in samtig schwarzer Finsternis, die hier und da von den Laternen zwischen den knospenden Bäumen erleuchtet wurde.

Adam warf einen Blick aufs Armaturenbrett. 22:38 Uhr.

Als er wieder aufsah, blendete ihn ein Licht im Rückspiegel, und verblüfft stellte er fest, dass dicht hinter ihm ein Volvo 740 fuhr. Woher war der so plötzlich gekommen? War er ihm vom Flustret gefolgt?

Sein Griff um das Lenkrad wurde fester. Ob das eine Falle war? Wussten die Männer, dass sie jemand verraten hatte?

Schluss jetzt, reiß dich zusammen. Das pflegte Nathalie zu sagen, wenn seine Fantasie mal wieder mit ihm durchging. »Du liest zu viele Krimis und verknüpfst willkürliche Ereignisse zu Geschichten, die überhaupt nicht existieren.« So war es sicher auch jetzt, sagte er sich und atmete auf, als der Volvo schließlich in einer Querstraße verschwand.

An der Kreuzung zur Drottninggatan blieb der BMW kurz stehen und fuhr dann geradeaus weiter zum Dom hinauf. In der Stockholms Nation wurde gefeiert, der Bass dröhnte bis zu Adam ins Auto. Als der stampfende Rhythmus verklang, wanderten seine Gedanken zu den schrecklichen Ereignissen, von denen ihm berichtet worden waren. Wenn sie der Wahrheit entsprachen, würde er dagegen anschreiben, so viel stand fest.

Die Fahrt ging weiter über die Akademigatan, am linken Flügel des Doms vorbei, rechts auf die St. Olofsgatan und über den Fyrisån. Als sie sich dem Bahnübergang näherten, hoffte Adam, dass die roten Blinklichter der Schranke aufleuchten würden, was aber natürlich nicht geschah, und so hielt er weiterhin dreißig Meter Abstand wie ein Boot, das gerade abgeschleppt wurde.

Sie fuhren nach Norden über den Vattholmsvägen, vorbei an der Moschee und der Kirche von Alt-Uppsala. Adam glaubte, die vier Hügelgräber als dunkle Schatten in der Finsternis zu erahnen, doch das konnte genauso gut eine Projektion aus seiner Erinnerung sein.

Auf der E4 gab er vorsichtig etwas mehr Gas, so dass von den wenigen anderen Verkehrsteilnehmern auf der Straße ja keiner auf die Idee kam, sich zwischen ihn und den BMW zu setzen. Nach vier Kilometern monotoner Autofahrt blinkte der BMW rechts. Adam nahm den Fuß vom Gaspedal und ließ den Abstand wieder größer werden. Ohne den Blinker zu setzen, folgte er dem schwarzen Wagen die Schnellstraße hinunter und konnte auf dem Abfahrtschild gerade noch die Ortsnamen Lälunda und Duvboda lesen. Jetzt waren sie irgendwo zwischen Jälla und Storvreta, und Adam wusste, dass sich in östlicher Richtung das Naturschutzgebiet Storskogen erstreckte. Über den weitläufigen Fichten- und Kiefernwald, der wie eine Illustration von John Bauer anmutete, hatte vergangene Woche erst ein Kollege in der Sonntagszeitung berichtet.

Auf immer schmaleren Wegen ging es nun auf den Wald zu, vorbei an Kleinbetrieben und Bauernhöfen, und die Bäume rückten dichter und dichter an die Straße heran. Hin und wieder verschwand der BMW hinter einer Kurve, doch da es hier kaum Abzweigungen gab, war die Gefahr nicht sehr groß, dass Adam das Auto aus den Augen verlieren würde.

Sein Puls beschleunigte sich, als er merkte, dass sie sich dem Ziel näherten. Bisher stimmte alles mit seinen Informationen überein. Einige Minuten später erreichten sie ein offenes Feld, das etwa so groß wie zehn Fußballplätze und ringsherum von Wald umgeben war. Auf einem Hügel am östlichen Waldrand stand eine große Hütte, die vom Mond, den Straßenlaternen und einer Handvoll Lampen auf dem Vorhof erleuchtet wurde. Aus drei quadratischen Fenstern fiel ein warmes Licht in die Dunkelheit.

Adam hielt an und schaltete die Scheinwerfer aus, als er sah, dass der BMW auf die Hütte zufuhr. Sein Herz hämmerte wie wild, und sein Mund war mit einem Mal ganz trocken. Sie waren da.

Im Schein einer Lampe auf dem Vorhof kam der Wagen zum Stehen. Vor der Hütte standen noch zwei weitere Autos, aber Adam konnte nicht erkennen, um welche Marken es sich handelte.

Die Männer stiegen aus. Adam ließ das Fenster hinunter und hörte ihre Stimmen, die ein kühler Wind über das Feld trug. Es roch nach Erde und Gras und Wald. Mucksmäuschenstill saß er da und sah die Männer ins Haus gehen. Er konnte nicht genau erkennen, wie viele es waren. Vielleicht war der Fahrer im Auto geblieben, vielleicht auch nicht.

Was sollte er jetzt tun? Zwischen ihm und der Hütte lag ein Acker. Die Entfernung schätzte er auf etwa dreihundert Meter. Er traute sich nicht, noch näher heranzufahren, schließlich bestand die Gefahr, dass der Fahrer des BMWs oder irgendwer sonst den Weg beobachtete.

So schnell er konnte, setzte er zurück, bis die Hütte hinter den umstehenden Bäumen aus seinem Blickfeld verschwunden war. Fünfzig Meter weiter fand er einen Forstweg, auf dem er wendete und parkte.

Der Weg zurück zum Feld war von Laternen erleuchtet, weshalb er keine Schwierigkeiten hatte, sich zu orientieren. Die Taschenlampe hatte er im Kofferraum gelassen. Auf dem offenen Feld konnte er sie ohnehin nicht einschalten, ohne sofort entdeckt zu werden.

Unter seinen Schritten knirschte der Schotter. In weiter Ferne hörte er den Verkehr auf der Schnellstraße, der durch das Rauschen der Bäume hell und hoffnungsvoll zu ihm herüberklang. Auch wenn er sich in diesem Moment wie der einsamste Mensch auf der Welt vorkam, war die Zivilisation nicht fern. Damit sprach er sich immer neuen Mut zu, um seinen Weg fortsetzen zu können.

Am Horizont erschien die Hütte mit ihren leuchtenden Fenstern. Adam ging noch ein Stück über den Schotterweg, bevor er über den Graben auf den weichen Ackerboden sprang. Jetzt waren es noch hundert Meter. In einem der Fenster sah er schattenhafte Bewegungen, und bei dem Gedanken daran, was ihm über die Hütte berichtet worden war, lief es ihm kalt den Rücken hinunter.

Zielstrebig setzte er auf dem buckligen Erdboden einen Fuß vor den anderen. Die Sohlen seiner neuen feinen Schuhe waren glatt. Ab und zu rutschte er aus, fand aber jedes Mal das Gleichgewicht wieder.

Allmählich wurden die Umrisse der Hütte deutlicher. Es war ein rechteckiges Holzhaus mit Schrägdach, das gut und gerne hundert Quadratmeter umfasste. Im Schein der Außenbeleuchtung erkannte Adam eine Reihe von Elchgeweihen, die im Windfang an der Wand hingen. Wenn er sich recht erinnerte, gingen die drei Männer zusammen jagen. Hatte das nicht einer von ihnen am Telefon erwähnt? Mit den Jagdvorschriften in dieser Gegend kannte Adam sich nicht aus, er selbst ging immer am See Valloxen östlich von Knivsta jagen. Es würde sich jedoch leicht überprüfen lassen, ob die drei überhaupt eine Jagdlizenz hatten. So oder so waren sie jetzt wohl kaum zum Jagen hier.

Als er sich der Hütte bis auf fünfzig Meter genähert hatte, hörte er ein entferntes Brummen. Unmittelbar blieb er stehen und spitzte die Ohren. Ein Auto. Das Geräusch wurde lauter, so als käme es näher. Adam hielt den Atem an. Ohne zu blinzeln, starrte er auf den Weg. Als er durch die Bäume am Waldrand ein Scheinwerferlicht herannahen sah, warf er sich flach auf den Boden. Nahm die Kälte und den Geruch der Erde unter sich wahr.

Er hob den Kopf und sah, wie auch dieses Auto vor der Hütte vorfuhr. Die Türen wurden geöffnet. Neue Stimmen im Wind, als zwei dunkle Gestalten mit einer kleinen, weißgekleideten Person zwischen sich auf die Hütte zugingen. Die Haustür fiel zu, und kurz darauf meinte Adam, ein Klicken wie von einem Türschloss zu vernehmen. Drei Sekunden wartete er noch, bis er sich schließlich langsam wieder erhob. Den Blick starr auf die Fenster gerichtet, klopfte er sich die Erde ab.

Er ging noch zwanzig Meter weiter durch die breite Ackerfurche, als plötzlich erneut ein Klicken vom Türschloss ertönte. Die Haustür flog auf, und heraus kamen zwei Personen. Wie auf ein Zeichen öffnete sich auch die Fahrertür des BMWs, und der Chauffeur stieg aus.

Augenblicklich warf Adam sich wieder hin. Eine Taschenlampe wurde eingeschaltet. Der Lichtkegel glitt über den Acker, die feuchte Erde vor ihm glänzte auf. Erregte Stimmen und ein Ruf aus dem Inneren der Hütte. Adam presste Körper und Gesicht in den Erdboden und kroch so weit zurück, wie er nur konnte.

28

UPPSALA,
DIENSTAG, 29. April 2014

»Alles in Ordnung?«

Kommissar Cannavaro stand in der Tür.

»Ja.«

»Wir haben jetzt das Gebäude und die nähere Umgebung abgesucht«, erklärte er mit nüchtern sachlicher Stimme, an der Nathalie sofort erkannte, dass sie nichts gefunden hatten.

»Leider keine Spur von Ihrem Verfolger. Niemand hat etwas gesehen oder gehört, aber wir haben die Sicherheitskräfte, das Rezeptionspersonal und die Stationsleiter informiert. Sollte ihnen etwas Außergewöhnliches auffallen, nehmen sie direkt Kontakt mit unserer Streife auf, und das können Sie ebenfalls tun.«

Er reichte Nathalie eine Karte mit zwei Handynummern.

»Wir halten uns bis 17 Uhr hier in der Nähe auf. Sollten Sie wider Erwarten keinen von uns erreichen, wählen Sie einfach den Notruf.«

Seine tiefe Stimme und die braunen Augen hatten eine beruhigende Wirkung auf Nathalie. Dass die Polizei sich so rührend um sie kümmerte, wunderte sie ein wenig – es war, als hätte sie neben ihrem Hausarzt auf einmal auch eine eigene Hausstreife. Vermutlich steckte Frank dahinter.

»Einen Alarmmelder können wir Ihnen leider erst ab

morgen früh zur Verfügung stellen, aber wir werden heute Nacht ein paar Runden um Ihr Haus drehen. Sie brauchen sich also keine Sorgen zu machen.«

»Vielleicht ist er ja jetzt abgeschreckt«, sagte Nathalie. »Oder sie«, fügte sie nach einer kurzen Pause hinzu, auch wenn es sich in neunundneunzig Prozent der Fälle um männliche Täter handelte, wenn Frauen verfolgt wurden. Um das zu wissen, brauchte man kein Fallanalytiker zu sein.

Sebastian Cannavaros Walkie-Talkie gab ein Signal von sich. Er streckte den Rücken durch und antwortete mit fester Stimme: »Hier 14:12. Einsatz abgeschlossen.«

Durch das Knistern der Leitung vernahm Nathalie die Worte: »Schlägerei im Englischen Park ... zwei Betrunkene, die sich prügeln ... ansonsten niemand ...«

»Wir übernehmen«, sagte Kommissar Cannavaro und nickte Nathalie zum Abschied zu.

Kurz darauf sah sie seinen muskulösen Körper mit dem breiten Rücken durch die Tür verschwinden. Nun war alles wieder ruhig und genau wie immer, aber dennoch verspürte sie eine kribbelnde Unruhe. Ein Blick auf die Armbanduhr. Viertel vor zwölf. Sie beschloss, erst einmal zur Personalkantine Blaues Kreuz zu gehen, die sich in einem der zentralen Kliniktrakte ein Stück den Sjukhusvägen hinauf befand. In einer anderen Umgebung zu sein und ein paar neue Gesichter zu sehen, würde ihr sicher guttun. Sie zog sich den Mantel über und fuhr mit der Rolltreppe nach unten.

Draußen roch es nach feuchtem Asphalt. Die dunklen

Ränder um die Gullideckel und die glitzernden Wassertropfen, die vom Dach der Psychiatrie fielen, verrieten ihr, dass es erst kürzlich geschneit hatte.

Nathalie rief noch einmal Frank an. Er klang ziemlich gehetzt.

»Ich kann gerade nicht so gut, bin im Theater, um mit Gyllenborg zu reden.«

Sie berichtete ihm kurz, was sie in Elisabeths Krankenakte gefunden hatte.

»Mit ihr muss Adam sich damals getroffen haben«, schloss sie. »Ich glaube, Elisabeth Rapp war seine Informandin.«

»Aber ihr Name beginnt nicht mit B«, wandte Frank ein.

»Vielleicht hatte sie ja einen Spitznamen«, hielt Nathalie dagegen.

Sie machte einen Bogen um einen Gullideckel mit einem A in der Mitte und fuhr fort: »Ich möchte, dass du ihre Akte aus der Kinder- und Jugendpsychiatrie anforderst. Darin müsste stehen, in welchem Heim sie damals untergebracht war. Am liebsten hätte ich auch Zugang zu den Galaxis-Akten.«

Die Antwort ließ einen Moment auf sich warten. Sie hörte Schritte in einem Korridor und entfernte Stimmen. Schließlich sagte Frank: »Wir suchen am besten gleich nach ihr. Die Mühlen der Bürokratie mahlen zu langsam. Aber jetzt muss ich Schluss machen.«

»Gibt es was Neues zu Rickard?«

»Nein, wir sprechen uns später.«

Damit legte Frank auf. Nathalie hielt das Handy fest umklammert, als sie den Hügel zur Personalkantine weiter hinaufging. Konnte es denn wirklich so schwierig sein, an diese Akten zu kommen? Ob sie vielleicht tatsächlich mal mit Erica Bodén sprechen sollte?

Kurz vor der Kantine hielt sie inne und wandte sich nach rechts, wo sich der Sjukhusvägen vorbeischlängelte. Hatte sie richtig gesehen?

In zehn Metern Entfernung lief ein Mann eiligen Schrittes über den Zebrastreifen. Seine Aktentasche, der graue Mantel, die frisch polierten braunen Schuhe.

Håkan.

Was zum Kuckuck hatte der denn hier zu suchen? Er musste sie doch gesehen haben?

Sie holte tief Luft und rief ihm hinterher. Wie vom Blitz getroffen blieb er stehen. Kaum hatten sie Blickkontakt aufgenommen, fuhr ein Blutspende-Bus zwischen ihnen vorbei, und Nathalie konnte nicht genau ausmachen, ob in Håkans Blick ausschließlich Verwunderung oder noch etwas anderes gelegen hatte.

»Hallo«, sagte er tonlos und wirkte verlegen.

Da er keinerlei Anstalten machte, sich vom Fleck zu bewegen, überquerte Nathalie kurzerhand die Straße. Als sie vor ihm stand, war Håkan wieder so beherrscht wie eh und je. Sofern vorhin eine wie auch immer geartete Gefühlsregung in seinem Blick gelegen hatte, war sie nun verschwunden, wieder gut versteckt hinter dem sicheren Schutzschild des Rechtsanwalts.

»Was machst du hier?«, wollte sie wissen und registrierte, dass er feuchtes Haar hatte, so als hätte er kürzlich erst geduscht.

»Das geht dich nichts an«, wehrte er ab.

Sie stemmte die Hände in die Hüfte und wandte den Blick von ihm ab. Hoch über dem Dach der Personalkantine waren die Flutlichter des Studentensportplatzes als graue Rechtecke am zunehmend blauen Himmel zu sehen. Sie musste an Gabriel denken, der dort gerade herumlief und sicher erstaunlich viel hinbekam, wenn nur die Konzentration mitspielte.

Den Blick wieder auf Håkan gerichtet, sagte sie: »Mach dich doch nicht lächerlich. Hast du Gabriel zugeschaut?«

Für den Bruchteil einer Sekunde sah es so aus, als zöge Håkan diese Lüge als Vorwand in Erwägung. Doch dann antwortete er: »Nein, wie gesagt, was ich tagsüber mache, geht nur mich etwas an.«

»Das klang bei unserem letzten Kooperationsgespräch aber anders ...«

Sein Griff um den Henkel der Aktentasche wurde fester, steif ließ er den Arm vor und zurück pendeln. Nathalie stieg der Duft eines Rasierwassers in die Nase, das sie noch nie an ihm wahrgenommen hatte. Sie sah, wie ihre Worte ihn veranlassten, den bockigen Jungen in sich zurückzudrängen und dem erwachsenen Mann Platz zu machen.

»Ich war wegen einer Herzuntersuchung hier, wenn du es unbedingt wissen musst.«

Die Wut, die in ihr aufgestiegen war, wich nun Verwunderung.

»Hast du was am Herzen?«

»Nein, nichts Ernstes. Beim letzten Gesundheitscheck in der Firma hat mein EKG irgendeine Unregelmäßigkeit aufgezeigt. Deshalb habe ich eine Überweisung bekommen, um hier eine Ultraschalluntersuchung und ein Belastungs-EKG machen zu lassen. Aber es war alles in Ordnung.«

»Gut.«

»Jetzt weißt du Bescheid, ich muss los. In einer halben Stunde habe ich einen Gerichtstermin.«

Damit eilte er in Richtung Parkhaus davon, und sie sah ihm hinterher, bis er zwischen den Patienten, Angehörigen und mittagshungrigen Mitarbeitern verschwunden war.

Plötzlich spürte sie, wie sehr ihr die rechte Hand weh tat, und erst da fiel ihr auf, dass sie immer noch krampfhaft das Handy umklammert hielt, als wäre es eine Waffe, die sie um keinen Preis loslassen wollte.

29

UPPSALA, 2004

Mucksmäuschenstill lag er da und hielt den Atem an. Die Stimmen der Männer wurden lauter, so als würden sie näherkommen. Er wagte es nicht aufzusehen. Der Lichtkegel glitt wieder und wieder über ihn hinweg, ohne jedoch innezuhalten. Er hatte Dreck im Mund, Dreck in der Nase. Spürte den kalten Ackerboden durch seinen dünnen Anzug und das Pochen seines Herzens, das sich anfühlte, als würde die Erde unter ihm vibrieren.

Ich hätte mich damit zufriedengeben sollen, dass ich jetzt weiß, wo die Hütte liegt, warf er sich vor. Nicht auszudenken, was passieren würde, wenn man ihn hier entdeckte. Vielleicht würde er diesen Acker nie mehr verlassen. Vielleicht würde das hier zu seinem Grab.

Als er schließlich wohl oder übel neuen Atem holen musste, war es, als würde er Erde einatmen. Er bekam ein paar Sandkörner in den Hals und biss sich die Lippe blutig, um nicht loshusten zu müssen.

Die Sekunden vergingen. Die Stimmen der Männer wurden leiser und verschwanden. Als er etwa eine Minute dem Rauschen des Waldes gelauscht und nichts als Dunkelheit gesehen hatte, wagte er endlich, den Kopf zu heben.

Die Männer waren fort. Die Haustür war zu, und die Autos standen in derselben Anordnung da wie zuvor. In einem der drei Fenster war das Licht verloschen, doch das war auch der einzige Unterschied.

Mit vor Anspannung schmerzenden Gliedern erhob er sich. Trat auf der Stelle und spürte die beiden Wälle der Ackerfurche unter den Füßen. Vielleicht kommen sie ja noch mal raus, dachte er und drehte sich um.

Auf wackligen Beinen eilte er zurück in die Richtung, aus der er gekommen war. Ein paarmal wandte er sich zur Hütte um, doch dort war niemand zu sehen. Nachdem er erneut über den Graben gesprungen und so schnell wie möglich über den Schotterweg gelaufen war, erreichte er den Forstweg.

Als er den Motor anwarf, durchfuhr ihn ein Schauer. Ein Zeichen dafür, dass die Anspannung in ihm allmählich nachließ, doch auch ein Ausdruck der zornigen Erregung, die ihn nun packte.

Der Hinweis war also wahr. Diese Gräueltaten waren Wirklichkeit.

Dann fasste er einen Entschluss, der ihm ebenso klar wie unumstößlich erschien: Er würde zurückkommen, und zwar schon morgen.

30

UPPSALA,
DIENSTAG, 29. APRIL 2014

Jetzt komme ich schon wieder zu spät, seufzte Nathalie, als der Minutenzeiger der Wanduhr in der Bergaskolan auf Viertel vor fünf vorrückte. Sie sah bereits vor sich, wie ungeduldig Tea und Gabriel auf sie warteten. Sah die Papierstapel, die sie auf dem Schreibtisch zurückgelassen hatte, sah all die chaotischen Ereignisse der vergangenen Tage, die ihr Leben wie eine Art Urknall in tausend Stücke gesprengt hatten.

Ihr Blick blieb an den Kindern hängen, die mit oder ohne Eltern aus dem Schulgebäude kamen, in der Hoffnung, vielleicht Hanna oder Erica Bodén irgendwo zu entdecken. Für gewöhnlich holte Frau Bodén ihre Tochter etwa um diese Uhrzeit hier ab, und ein persönliches Gespräch erschien Nathalie immer noch die beste Gelegenheit, um mal vorsichtig die Fühler nach Elisabeth Rapp und dem Jugendheim Galaxis auszustrecken. Frank wollte versuchen, an Elisabeths Akten aus der Kinder- und Jugendpsychiatrie zu kommen, das hatte er ihr versprochen, als sie auf dem Weg hierher noch einmal mit ihm telefoniert hatte. Er klang zwar nicht besonders motiviert, doch sie musste sich jetzt einfach darauf verlassen, dass er seinen Job erledigte.

Frank glaubte immer noch, dass Carl-Henric Gyllenborg schuldig war. Gyllenborg hatte zugegeben, an dem Pokerabend im Flustret gewesen zu sein, doch Adam hatte er dort angeblich nicht gesehen.

»Ich glaube, er lügt«, hatte Frank abschließend gesagt. »Sobald wir das Ergebnis der DNA-Analyse haben und das Kaugummi eindeutig mit ihm in Verbindung bringen können, wird er alles gestehen.«

Nathalies Handy klingelte. Seit sie ihr Büro verlassen hatte, hielt sie es griffbereit in der Hand. Immer wenn die Angst sie packte, schloss sie die Finger noch fester um das kleine harte Gerät, das beruhigender auf sie wirkte als der Antistressball, den sie von einem Pharmazieunternehmen bekommen hatte. Mitten in einem mit Kreide aufgemalten Hüpfspiel blieb sie stehen und nahm den Anruf entgegen.

»Hallo, hier ist Jossan. Ich wollte nur hören, ob du heute Abend kommst?«

Ach ja. Die Chorprobe.

»Hallo, Jossan. Ich muss leider absagen. Es ist ...«

Ihre Freundin hatte so enthusiastisch geklungen, dass sie wohl kaum mitbekommen hatte, was vorgefallen war. Nathalie setzte sich wieder in Bewegung und fuhr mit ihrer Erklärung fort: »... gerade etwas schwierig ... mit den Kindern. Aber nächste Woche komme ich wieder. Bestellst du Wilhelmsson einen Gruß von mir?«

Jossan war enttäuscht, versprach aber, den Gruß auszurichten, wenn Nathalie dafür versprach, in der Zwischenzeit ihre Stimme gut zu üben.

Sie betrat das Schulgebäude. Im zweiten Stock warteten ein erschöpfter Freizeitbetreuer und ein schmollender Gabriel. Obwohl drei Jungs miteinander Pingpong spielten, hockte er allein vor dem Videospiel *Mario Kart*.

»Hallo, Gabriel, tut mir leid, dass ich so spät bin«, sagte sie.

Er wandte den Blick nicht vom Bildschirm ab, doch an seinen hochgezogenen Schultern konnte sie erkennen, dass er sie sehr wohl gehört hatte. Der Freizeitbetreuer Patrik Persson bedeutete ihr, ihm in den Nebenraum zu folgen. Dort erklärte er ihr, dass Gabriel einen seiner Wutausbrüche bekommen hatte, nachdem er es beim heutigen Fünfkampf nicht aufs Siegertreppchen geschafft hatte. Vor der ganzen Klasse hatte er mit den Fäusten gegen die Toilettentür geschlagen und vor Enttäuschung laut geschrien.

Nachdem sie sich eine Weile darüber unterhalten hatten, einigten sie sich darauf, Gabriel jetzt erst einmal nicht darauf anzusprechen. Seine Ausbrüche waren in letzter Zeit seltener geworden, und man musste sie einfach so gut es ging abwiegeln. Dennoch konnte sie nicht umhin, sich schuldig zu fühlen. Wegen der Scheidung, wegen ihres neuen Lebens, wegen des Zuspätkommens.

Als sie zurück zu Gabriel wollte, legte Herr Persson ihr eine Hand auf die Schulter und fragte: »Wie geht es Ihnen eigentlich, nach allem, was passiert ist?«

»Ganz okay. Die Kinder wissen nichts davon, und ich möchte jetzt nicht darüber reden.«

Herr Persson nickte. Sie sah ihm an, dass er sich auch gern nach dem Sorgerechtsstreit erkundigt hätte. Das ganze Personal wusste darüber Bescheid, denn das Sozialamt hatte auch die Meinung der Pädagogen eingeholt, doch bevor er mit weiteren Fragen zum Zuge kam, ging sie zurück zu Gabriel.

Sie nahm sich den zweiten Joystick und fragte ihren Sohn, ob sie mitmachen dürfe. Nachdem er das laufende Spiel beendet hatte, fuhren sie ein Autorennen gegeneinander. Sie ließ ihn gewinnen. Zog kurz in Erwägung, ihm zu sagen, dass richtige Jungs Autorennen gewannen und keine Fünfkämpfe. Dann sah sie aber ein, wie dumm das war, und begnügte sich mit: »Gut gemacht. Jetzt müssen wir Tea abholen. Wenn du willst, kaufen wir uns auf dem Heimweg eine Pizza.«

Gabriel erstrahlte und sah so glücklich aus, wie nur er es vermochte. Sie lächelte zurück und war froh, dass er so leicht auf andere Gedanken zu bringen war. Solange Lob und Pizza halfen, war sie mehr als dankbar.

Tea war tief in ein Buch versunken und kaute an der Spitze ihres Zopfes, wie immer, wenn sie hochkonzentriert war. Sie merkte gar nicht, dass Nathalie und Gabriel kamen. Nicht einmal als Gabriel jubelnd von der versprochenen Pizza erzählte, schaute sie auf.

Nathalies schlechtes Gewissen wurde nur noch stärker, als sie sah, dass außer Tea und Frau Elifsson niemand mehr da war. Glücklicherweise stellte die Betreuerin keine Fragen, doch ihr Blick sprach dafür Bände.

»Alles gut?«, sagte Nathalie, etwas zu schnell, wie ihr selbst auffiel.

»Ja«, sagte Frau Elifsson. »Das Buch, das Tea da liest, ist eigentlich erst ab zehn, aber das scheint ihr überhaupt nichts auszumachen. Oder Tea?«

Tea hob den Blick, schob sich die Brille auf die Nase und nickte ernst. Nachdem sie erst einmal von ihrem Buch aufgeschaut hatte, schlug sie es nun zu und warf sich ihrer Mutter in die Arme. Ihr kleiner Körper war so leicht zu umschlingen, diese Nähe verlieh Nathalie jeden Tag neue Energie.

Mit einem Rucksack in jeder Hand ging es im Treppenhaus die abgenutzten Stufen hinunter. Als die üblichen Fragen zum Tag beantwortet waren, schwang Gabriel sich aufs Geländer und rutschte darauf ein Stockwerk tiefer.

»Ich wärme mich schon mal auf für unseren Ausflug nach Gröna Lund. Wann fahren wir dahin?«

»Das macht Papa mit euch. Am Donnerstag.«

»Kriegen wir dann schulfrei?«, wollte Tea wissen.

»Ja, es ist erster Mai. Montag habt ihr sogar auch noch frei.«

»Hurra!«, rief Gabriel und stürmte auf den Schulhof, ohne sich darum zu kümmern, dass die Tür hinter ihm zufiel.

»Ist Papa auch lieb zu euch?« Noch bevor Nathalie diese idiotische Frage umformulieren konnte, antwortete Tea: »Klar, merkst du das nicht? Er fährt schließlich mit uns nach Gröna Lund!«

»Und ihm geht es gut, ja?«, fuhr sie fort, auch wenn sie spürte, wie falsch das war, doch die Begegnung mit ihm am Uniklinikum hing ihr immer noch nach.

»Ja«, sagte Tea und schob die Tür auf.

Als sie auf den Hof kamen, stand sie plötzlich da, wie

durch ein Wunder: Erica Bodén. Sie wartete am Klettergerüst, wo Hanna sich gerade kopfüber von einer Stange hängen ließ.

Ohne zu zögern ging Nathalie zu ihr hinüber. Aus dem Augenwinkel sah sie, dass Gabriel einen Ball auf den Basketballkorb in der Mitte des Schulhofes warf.

»Hallo, Erica«, sagte sie. »Wie geht es Ihnen?«

»Gut. Und Ihnen?«

Sehr gut. Sie scheint nichts zu wissen.

»Nur das ganz normale Chaos, wie immer«, brachte sie heraus. Dann knuffte sie Tea in den Rücken und fragte: »Willst du nicht auch ein bisschen klettern?«

»Nein, keine Lust«, sagte Tea und trat von einem Bein aufs andere.

Nathalie sah ein, dass es zwecklos war, und wandte sich wieder Frau Bodén zu.

»Ich habe gehört, Sie haben im Galaxis angefangen?«

»Ja, das stimmt«, sagte Erica Bodén. »Vorletzte Woche. Es war mal Zeit für was Neues, ich war ja jetzt sieben Jahre beim Komet ... Sowohl die Patienten als auch ich brauchten mal frischen Wind.«

»Und? Wie gefällt es Ihnen?«

»Sehr gut, das Kollegium ist toll. Aber wir brauchen dringend noch Ärzte ... Sie haben nicht zufällig Interesse?«

»Danke, ich bin zufrieden mit meiner Stelle«, antwortete Nathalie. »Aber ich komme gern mal vorbei.«

»Klar, melden Sie sich einfach. Im Moment habe ich noch nicht so viel zu tun.«

»Im Grunde würde es mir eigentlich schon morgen ganz

gut passen, da habe ich sowieso etwas im Galaxis zu erledigen«, schlug Nathalie vor. »Passt Ihnen das?«

»Ja, na klar«, antwortete Erica Bodén überrascht.

»So um neun?«

»Perfekt«, antwortete Frau Bodén. »Und wenn Sie vielleicht doch hier und da mal einen Dienst übernehmen könnten, habe ich bei meinen neuen Vorgesetzten sicher einen Stein im Brett.«

Tea zog Nathalie am Ärmel. Nun kam auch Gabriel angelaufen. Er dribbelte den Basketball vor sich her und sagte, dass er eine Pizza Capricciosa mit extra vielen Champignons haben wolle.

Nathalie verabschiedete sich und ging mit den Kindern zum Auto. Jetzt würden sie erst mal beim Griechen in Sunnersta Pizza kaufen, und sobald die Kinder gegessen, Hausaufgaben gemacht, Zähne geputzt und sich ins Bett gelegt hätten, würde sie sich Adams restliche Kartons vornehmen. Die unverhoffte Begegnung mit Erica Bodén stimmte sie zuversichtlich. Sie hatte das Gefühl, auf dem richtigen Weg zu sein.

31

UPPSALA, 2004

Es war 23:32 Uhr. Adam griff nach seinem Rucksack und stieg aus dem Wagen in die laue Frühlingsnacht. Dieses Mal hatte er nicht nur die Kamera dabei, sondern auch eine

Taschenlampe, sein Handy, einen Schraubenzieher und das Jagdmesser. Er hatte keine Ahnung, ob die Männer wieder in der Hütte waren, aber falls ja, würde er sie fotografieren. Fände er die Hütte hingegen leer vor, so würde er versuchen einzubrechen.

Die Temperatur war angenehm, doch es wehte ein stärkerer Wind als gestern. Aus den Bäumen und Büschen ertönte ein unaufhörliches Rascheln, so als wären sie ebenfalls gespannt, was nun passieren würde.

So sanft er konnte, schloss Adam die Autotür. Auf dem Schotterweg war alles ruhig. Er ging am linken Wegrand entlang, bereit, jederzeit im Graben zu verschwinden, falls plötzlich ein Auto käme. Wo ihn die matt leuchtenden Straßenlaternen im Stich ließen, konnte er sich auf den kalten Schein des Mondes verlassen. Voll und rund hing er als bleiche Scheibe über den Wipfeln der Fichten. Adam fühlte sich ihm auf unerklärliche Weise verbunden. Als er ihn vier, fünf Schritte lang betrachtet hatte, sah er den dunklen Rand auf der linken Seite – nur eine Nuance, die umso deutlicher wurde, als ihm einfiel, dass morgen Vollmond war. Vollmond und Freitag der dreizehnte. Wenn er Zeit hätte, würde er noch eine Kolumne zum Thema Aberglauben schreiben.

Er richtete den Blick wieder auf den Schotterweg und sah in der Dunkelheit Nathalie vor sich. Wie besorgt sie gewesen war, als er gesagt hatte, er müsse noch einmal in die Redaktion, um einen Artikel zu berichtigen. Hin und wieder kam es durchaus vor, dass er mitten in der Nacht in die Redaktion fuhr, deshalb hatte er gedacht, sie würde ihm diese Lüge abkaufen. Doch jetzt war er sich nicht so sicher. Es war, als würde sie ihn durchschauen und dennoch tun lassen, was immer er tun musste.

Niemand wusste, dass er hierhergefahren war. Dieses Risiko musste er in Kauf nehmen. Kein vernünftiger Mensch hätte ihn zu diesem Unterfangen alleine losziehen lassen, und ohne Beweise hätte ihm ohnehin niemand geglaubt.

Er erreichte das offene Feld und sah, dass in vier Fenstern der Hütte Licht brannte. Vorsichtig machte er einen großen Schritt über den Graben, um die Kamera nicht zu beschädigen. Heute trug er Jeans, eine Windjacke und ein Paar feste Stiefel, so dass er sich besser bewegen konnte als am Abend zuvor in Anzug und Halbschuhen.

Der Gegenwind kühlte seine Stirn. Was würde er heute zu sehen bekommen? Wie nah sollte er sich heranwagen?

Auf dem Parkplatz vor der Hütte standen drei oder vier Autos. Ob es dieselben wie gestern waren, wusste er nicht zu sagen. Früher am Tag hatte er einen der Männer angerufen und ihm eine Frage zum Galaxis gestellt, doch das Gespräch hatte keinerlei Anhaltspunkt geliefert, wie die Männer den Abend verbringen würden.

Schritt für Schritt näherte er sich. Plötzlich bewegte sich etwas vor ihm. Ein Schatten, dessen Nähe er eher spürte, als dass er ihn sah. Ihm stockte das Herz. Einen Moment hatte er so einen Druck auf den Ohren und ein solches Flackern vor den Augen, dass er weder hörte noch sah.

Als er die Kontrolle über seine Sinne wiedererlangt hatte, registrierte er ein Flattern und ein Krächzen, das sich nach Westen hin entfernte und schließlich am Waldrand oberhalb des Schotterwegs verstummte. Wahrscheinlich eine Elster, vielleicht auch zwei, nahm er an und atmete noch einmal tief durch, bevor er seinen Weg fortsetzte.

Als er die Stelle erreichte, an der er sich am Abend zuvor zu Boden geworfen hatte, ging plötzlich die Tür der Hütte auf. Wie versteinert blieb er stehen.

Vier Männer erschienen auf der erleuchteten Treppe vor dem Windfang. Ein kleiner Funke, eine Flamme und Zigaretten, die reihum angezündet wurden. Keine Taschenlampe, keine aufgeregten Stimmen. Sie ahnten nicht, dass er hier war.

Die Männer lachten und scherzten. Adam hörte zwar nicht, was sie sagten, doch anhand ihrer Sprachmelodie und Gesten konnte er erkennen, dass sie deutlich angeheitert waren. Lautlos nahm er den Rucksack von den Schultern und holte die Kamera heraus. Schraubte das Teleobjektiv vor die Linse und ging noch ein paar Schritte näher heran.

Im gelben Schein der Außenlampe sah er nun auch ihre Gesichter. Es waren dieselben drei Männer wie gestern Abend und noch ein weiterer. Der Vierte hatte ihm den Rücken zugewandt. Er hatte irgendetwas an sich, was Adam bekannt vorkam. Seine Haltung, seine Stimme, die immer wieder bruchstückhaft zwischen den anderen hervordrang.

Fünfzig Meter. Jetzt musste er es wagen. Die Chance käme vielleicht so schnell nicht wieder.

Er schlich sich noch ein Stück näher heran. Die weiche Erde schluckte jedes Geräusch. Es war so dunkel, dass er die Hand nicht vor Augen sah. Doch die Kameraeinstellungen beherrschte er im Schlaf, und schon kurz darauf hatte er die Männer im Fokus. Er stand jetzt etwa zwanzig Meter von ihnen entfernt. Als der Vierte in der Runde sich plötzlich in seine Richtung drehte, hätte Adam beinahe das Gleichgewicht verloren.

Konnte das wirklich wahr sein?

Er nahm die Kamera herunter, kniff kurz die Augen zu und schaute dann erneut durch den Sucher. Ja, es gab keinen Zweifel. Das war tatsächlich *er*.

Ein paar Sekunden war es, als würde ihm der Wind quer durch den Kopf wehen und alles, was er wusste, einfach hinwegfegen. Dann sammelte Adam sich wieder. Die Wahrheit musste ans Tageslicht, koste es, was es wolle.

Er drückte den Finger auf den Auslöser und machte die erste Aufnahme.

32

UPPSALA,
DIENSTAG, 29. APRIL 2014

»Das war richtig lecker«, stellte Sonja begeistert fest und aß den letzten Champignon. »Wo hast du die Pizza noch mal geholt?«

»Beim Griechen in Sunnersta«, sagte Nathalie und räumte die leergeputzten Teller der Kinder ab.

Ihre Mutter trank einen Schluck Rotwein und nickte anerkennend.

»Du machst das wirklich gut mit den Kindern, Nathalie, das habe ich ja schon immer gesagt.«

»Hm«, machte sie und stellte fest, dass ihre Mutter das Weinglas bereits zur Hälfte geleert hatte.

Die Entscheidung, ihrer Mutter *nur ein Glas Wein* einzuschenken, entbehrte jeglicher Logik, aber wenn sie ihr den Alkohol verwehrte, bestand die Gefahr, dass Sonja mit dem Bus nach Hause fahren und dort weitaus mehr trinken würde. Nachdem ihre Mutter völlig unangekündigt vor der Tür gestanden hatte, als Nathalie mit den Kindern nach Hause gekommen war, hatte sie versucht, das Beste aus der Situation zu machen. Wenn Sonja Nähe und Fürsorge brauchte, sollte sie die auch bekommen. Außerdem konnte sie sich dann nach dem Essen um ihre Enkelkinder kümmern, so dass Nathalie sich noch einmal Adams Kartons widmen konnte. Vor ihrem Besuch im Jugendheim morgen früh wollte sie gern damit durch sein.

»Hast du etwas Neues über Adam herausgefunden?«, fragte Sonja.

Nathalie spülte die Hüttenkäseschachtel aus, die sie vorhin mit einer kleingeschnittenen Banane und einer Handvoll Cashewkerne obendrauf leergelöffelt hatte, und warf sie in den Plastikmüll.

»Nein, und ich habe auch keine Lust, darüber zu reden«, wehrte sie die Frage ab und stellte die Spülmaschine an. »Siehst du mal nach Gabriel und Tea?«

»Natürlich«, sagte Sonja, trank noch einen Schluck Wein und stand auf. »Ich kann mir doch den Rest für später aufheben?«

In ihrer unterwürfigen Stimme lag etwas Bemitleidenswertes, dem Nathalie sich nicht entziehen konnte, und so ließ sie das Glas auf dem Tisch stehen. Nachdem sie die Arbeitsplatte abgewischt und noch einmal kontrolliert hatte, ob der Ofen auch wirklich ausgeschaltet war, ging sie hinüber ins Wohnzimmer. Oben in Teas Zimmer hörte sie ihre Mutter in demselben affektierten Tonfall reden wie früher beim Knuddeln mit Estelle. Nathalie verspürte eine leichte Irritation darüber, dass Tea von ihrer Großmutter so bevorzugt wurde. Sonjas liebe, fleißige Prinzessin kam immer an erster Stelle, auch wenn sie nicht besonders gesprächig war.

Mit einer nagenden inneren Unruhe blieb Nathalie einen Moment am Fenster stehen und blickte hinaus. Langsam brach der Frühlingsabend über den Garten herein. Die Lichter auf der anderen Seite des Fjärds waren nur dann zu erahnen, wenn man genau wusste, dass sie dort waren. Keine unheimlichen Schatten im Garten, nur zwei oder drei Buchfinken, die in den Zweigen der knospenden Birken umherflatterten.

Ihr Blick fiel auf die Visitenkarte, die sie von Kommissar Cannavaro bekommen hatte. Bisher hatte sie vor dem Haus noch keinen Streifenwagen gesehen, doch sie vertraute darauf, dass die beiden Beamten hier ein paar Mal im Laufe der Nacht vorbeifahren würden, wie versprochen.

Sie ging zum Wohnzimmertisch und strich mit der Hand über das Laken, das sie über Adams Sachen ausgebreitet hatte. Es war ihr zu viel gewesen, die Kartons wegzuräumen, und zu ihrer Überraschung hatten Tea und Gabriel auch tatsächlich die Finger davon gelassen. Es war, als verstünden sie den Ernst der Lage. Sie hatte nie mit ihnen über Adam gesprochen, nur ab und zu mal seinen Namen erwähnt, dennoch kam es ihr so vor, als wüssten die beiden Bescheid.

Als sie die Treppe hinaufkam, um nach den Kindern zu sehen, saß Gabriel an seinem Schreibtisch und spielte auf seinem Tablet.

»Hallo, Liebling.«

Er sah nicht von dem bunten, piepsenden Bildschirm auf.

»Hast du gar keine Hausaufgaben auf?«, fragte sie und blieb mit dem Blick an dem Aufkleber von der Friends Arena hängen, der zwischen mindestens zehn anderen an Gabriels Kleiderschrank klebte.

»Ich kann dir gern dabei helfen«, schlug sie vor. »Darf ich mal nachschauen?«

Sie deutete mit dem Kopf auf den Rucksack, der am Schreibtisch lehnte. Als Gabriel nicht reagierte, zog sie den Reißverschluss auf. Darunter kamen Reste seines Pausenbrotes und feuchte Sportkleidung zum Vorschein. Sie beugte sich zu ihm, legte ihm eine Hand auf die Schulter und betrachtete eine Weile das völlig unverständliche Spiel.

»Ist alles okay? Bist du immer noch enttäuscht, dass du keine Medaille bekommen hast?«

Er zuckte mit den Schultern.

»Okay, eine halbe Stunde darfst du noch spielen«, bestimmte sie.

Dann ging sie zurück ins Wohnzimmer und versuchte, Frank anzurufen. Mit dem Hörer am Ohr nahm sie das Laken von den Kartons und legte es auf dem Sofa zusammen. Ein Freizeichen nach dem anderen, aber Frank hob nicht ab.

Als sie gerade eins von Adams Notizbüchern hervorgezogen hatte, kam Gabriel die Treppe hinuntergestürmt.

»Ich will fernsehen!«

Ohne ihr einen Blick zuzuwerfen, sprang er aufs Sofa und griff nach der Fernbedienung, klopfte sie dreimal hintereinander auf den Wohnzimmertisch und schaltete dann den Fernseher an.

»Aber Gabriel«, ermahnte sie ihn. »Wir hatten uns doch darauf geeinigt, dass ...«

Weiter kam sie nicht, denn nun gesellten sich ihre Mutter und Tea ebenfalls hinzu.

»Ich will auch fernsehen«, sagte Tea.

Sonja setzte ein entschuldigendes Lächeln auf und ging in die Küche. Nathalie legte das Notizbuch zurück in die Kiste.

»Okay«, sagte sie. »Eine halbe Stunde. Aber dann macht ihr euch fertig und geht ins Bett. Und keine Diskussion, welches Programm geguckt wird. Ihr dürft den Kinderkanal einschalten, ich will keine hysterischen Werbepausen hören.«

Gabriel warf ihr einen finsteren Blick zu, wechselte aber gehorsam den Fernsehsender. Nathalie legte das Laken wieder über die Kartons.

»Hier dürft ihr auf keinen Fall drangehen«, ermahnte sie die Kinder.

Tea rückte sich die Brille zurecht und musterte sie besorgt mit ihrem altklugen Blick.

»Sind die Sachen von *ihm*? Der, in den du früher verliebt warst?«

Nathalies Wangen wurden heiß.

»Ja, aber das war lange vor eurer Geburt, Schätzchen.«

Zu ihrer Erleichterung rief Gabriel in diesem Moment: »Ruhe! Ich kann nichts hören.«

Nathalie ging hinüber in die Küche, wo Sonja an der Spüle stand.

»Ich kann gern mit den Kindern fernsehen, wenn du zu tun hast«, sagte sie und ging, ohne eine Antwort abzuwarten.

Nathalie spülte das Weinglas ihrer Mutter und stellte es zurück in den Schrank. Als sie am Fenster stand, hörte sie plötzlich ein leises Geräusch von draußen und hatte augenblicklich das Gefühl, beobachtet zu werden. Der Schreck legte sich wie eine kalte Hand um ihr Herz.

Ruckartig wandte sie den Kopf um. Ein kleiner Dompfaff hatte sich auf dem Fensterbrett niedergelassen. Er starrte sie drei Sekunden lang an, bevor er weiter zum Vogelhäuschen flatterte.

Nathalie schüttelte den Kopf. Sie zwang sich zu lächeln, versuchte das Komische an der Situation zu sehen, doch alles, was sie spürte, war eine schwelende Unruhe vor dem nächsten Zug ihres unbekannten Verfolgers. Er oder sie kam immer näher, nicht einmal in ihrem eigenen Zuhause fühlte Nathalie sich mittlerweile noch sicher.

Habe ich die Haustür abgeschlossen?

Sie wandte den Blick vom Fenster ab und beschloss, erst einmal unter die Dusche zu gehen. Die Zeit, die die Kinder vorm Fernseher saßen, konnte sie genauso gut nutzen, damit sie sich Adams Kisten zuwenden konnte, sobald die beiden im Bett waren.

Sie ging ins Badezimmer, zog sich aus und warf die Kleidung in den Wäschekorb. Dann stellte sie sich auf die Waage. Ein halbes Kilo weniger als sonst. Normalerweise hätte sie sich darüber gefreut, doch nun führte sie den Gewichtsverlust auf den Stress der letzten 24 Stunden zurück.

Nach einer heißen Dusche schlüpfte sie in ihren Frotteebademantel und betrachtete sich im Spiegel. Ihre Haut wirkte blass im Kontrast zu dem feuchten dunklen Haar, und auf ihrer Stirn traten deutlich die Falten hervor. Ich sehe genauso erschöpft und abgeschlagen aus, wie ich mich fühle, dachte sie und musste daran denken, was Luise ihr über Botox erzählt hatte. Sie griff nach der Nachtcreme und versorgte ihre Haut mit frischer Feuchtigkeit und Spannkraft.

Als sie aus dem Bad kam, stellte sie verwundert fest, dass der Fernseher nicht mehr lief und ihre Mutter mit den Kindern am Küchentisch saß. Tea und Gabriel tranken Milch und aßen als Betthupferl einen Keks dazu. Sonja hatte eine Tasse Tee vor sich stehen, von Wein weit und breit keine Spur, doch sie machte einen so heiteren und zufriedenen Eindruck wie sonst nur, wenn sie trank, fotografierte oder Almosen an irgendwelche wohltätigen Projekte verteilte.

»Bringst du die Kinder dann ins Bett?«, fragte Nathalie.

»Natürlich«, sagte Sonja mit einem Lächeln.

Nathalie ging hinüber ins Arbeitszimmer, schaltete den

Computer ein und rief die Seite der Partnerbörse auf. Wie immer war ihr Postfach voller Nachrichten von alten und neuen Kontakten. Sie las, schaute sich Fotos an und antwortete hier und da. Nachdem sie etwa die Hälfte der Nachrichten durchgegangen war, fand sie auch ein paar Zeilen von Bengt Vallman.

> Hallo Nathalie, ich freue mich schon wahnsinnig auf Samstag – kann's kaum erwarten, dass wir uns endlich wiedersehen. Montag habe ich das Bewerbungsgespräch wegen der Oberarztstelle in deiner Klinik, bin für jeden Tipp dankbar ☺ Bengt.

Sie betrachtete sein Profilfoto, die stechend blauen Augen in dem markanten Gesicht, das lange blonde Haar, das seine Züge ein wenig sanfter wirken ließ. Im Hintergrund ein Sonnenuntergang über einem brausenden Meer. Er hatte erzählt, dieses Selfie sei auf einem Surfbrett an der Costa Vasca entstanden.

Sie versuchte, sich seine Stimme in Erinnerung zu rufen, jedoch ohne Erfolg. Seine grenzüberschreitende Art hatte eine aufregende und zugleich abschreckende Wirkung auf sie.

> Ja, das wird schön, N

Das sollte genügen. Damit wies sie ihn nicht ab und blieb trotzdem auf Distanz. Vor allem aber verschaffte sie sich mit dieser Antwort etwas mehr Zeit, um sich darüber klarzuwerden, wie sie mit ihm als potentiellem Kollegen umgehen sollte.

Sie scrollte weiter.

Etwa fünf Sekunden später hielt sie unvermittelt inne und hob den Zeigefinger von der Tastatur. *War das nicht ...*

Sie klickte auf das Profil und fand ihren ersten Eindruck bestätigt: Das war Jacques Levinder. Er war zwar nur schräg von der Seite abgebildet und unter dem Pseudonym »The hot reader« registriert, doch sie war sich sicher. Er beschrieb sich als einen geistig und körperlich gut ausgestatteten Mann, der auf der Suche nach Frauen zwischen dreißig und fünfzig sei, gern auch hartgesottene.

Mit einem abfälligen Schnauben klickte sie sein Profil weg. Was bildete der sich ein? Einen Moment hatte sie nicht übel Lust, ihm mit einer gepfefferten Nachricht zu zeigen, dass seine Identität enthüllt war, doch dann überlegte sie es sich anders, schließlich wollte auch sie lieber unerkannt bleiben.

Hartgesotten? Passte irgendwie nicht so gut zu einem praktizierenden Psychiater und Miteigentümer eines Jugendheims. Auf der anderen Seite hatte wohl jeder das Recht auf ein Privatleben, solange es sich im Rahmen der Legalität abspielte. Wieder einmal musste sie an ihren eigenen Konflikt zwischen dem moralischen Über-Ich und dem triebhaften Es denken. Vor gut einem Monat war sie mit einem Bänker nach Hause gegangen, der sie fesseln wollte. Sie hatte sich darauf eingelassen, weil die Herausforderung sie reizte, und darüber hinaus hatte sie auch schon einiges getrunken. Später hatte sie die Wohnung mit einer Mischung aus Wonne und Scham verlassen, die sie nicht genau einordnen konnte, aber auf keinen Fall noch einmal erleben wollte. Ob das an ihren schmerzenden Handgelenken oder dem Mann lag, wusste sie nicht genau.

Ihr Handy klingelte. Während sie es aus der Tasche ihres Bademantels zog, warf sie einen Blick aus dem Fenster. Der Wald schien ein Stück näher an das Haus herangerückt zu sein, doch sie wusste, dass das nur eine optische Täuschung war, die auf der hereinbrechenden Dämmerung und den dunklen, aus westlicher Richtung aufziehenden Wolken beruhte.

Es war Louise.

»Hallo, Nathalie, wie geht es dir?«

»Ach, geht so, aber so weit alles unter Kontrolle. Ich muss gleich die Kinder ins Bett bringen. Und bei dir?«

»Alles gut. Ich habe mir Sorgen um dich gemacht. Haben die Ermittlungen schon irgendwas ergeben?«

»Soviel ich weiß, nicht.«

»Ich muss die ganze Zeit an dich denken. Hast du jemanden, der sich um dich kümmert? Ich meine, so ganz allein bei dir da draußen, das muss doch furchtbar sein gerade ...«

Luise hielt inne, so als merkte sie plötzlich, dass es nicht besonders einfühlsam war, Nathalie zusätzlich Angst einzujagen.

»Mama ist hier«, sagte Nathalie.

Louise wusste nur zu gut über Sonjas Lebenswandel Bescheid, doch zu Nathalies Erleichterung ging sie jetzt nicht darauf ein.

»Du weißt, dass du mich jederzeit anrufen kannst, oder?«

»Ja, danke.«

»Hast du viel Kontakt mit Frank im Moment? Die Ermittlungen scheinen ihn ziemlich zu stressen.«

»Wir telefonieren jeden Tag miteinander. Aber du, ich muss jetzt auflegen, ich melde mich morgen noch mal.«

»Vergiss nicht, dass wir am Freitag Theaterkarten haben.«

»Mal sehen, ob ich mich dazu aufraffen kann«, sagte Nathalie und verabschiedete sich.

Als sie in die obere Etage kam, lag Sonja mit den Kindern im Doppelbett und las ihnen vor.

»Gute Nacht, ihr Süßen, ihr könnt heute ruhig hier schlafen, wenn ihr wollt. Ich lege mich dann rüber in dein Bett, Tea.«

Tea nickte zufrieden.

Als Nathalie sich gerade umdrehen wollte, fiel ihr ein, dass Adams Jagdmesser noch unter dem Bett lag. Schnell beugte sie sich hinunter und ließ es in ihrer Bademanteltasche verschwinden.

Zurück im Wohnzimmer nahm sie erneut das Laken von den Kartons. Ließ sich aufs Sofa sinken und den Blick über Adams Terminkalender, die Fotos, die *Macbeth*-Rezension und den Artikel über das Jugendheim schweifen.

Wo sollte sie weitermachen?

Sie legte Adams Uhr mit dem roten Lederarmband an und betrachtete die stillstehenden Zeiger. Nach einer Weile fühlte sich ihr Handgelenk ganz warm an. Sie nahm einen Stapel Fotos und setzte ihre systematische Suche fort.

Nach einer Weile kam ihre Mutter die Treppe herunter. Die Kinder seien eingeschlafen und sie setze sich mit einem Kreuzworträtsel in die Küche, flüsterte sie. Nathalie nickte und blätterte mechanisch weiter durch die Fotos.

Was für einer Sache war Adam da nur auf der Spur? Und wieso ist Elisabeth untergetaucht?

In der Küche klingelte Sonjas Handy und unterbrach abrupt die nicht enden wollende Bilderflut. Wie aus einem Traum erwacht, schaute Nathalie auf die Uhr. Viertel nach acht. Sie stand auf und ging leise über den Parkettboden zur Küche hinüber, wo sie die Stimme ihrer Mutter hörte. Ebenso klar und deutlich, wie man anhand der Aussprache verschiedene Dialekte auseinanderhalten kann, hörte Nathalie sofort, dass Sonja weiter getrunken hatte.

»Jetzt sitzt sie wieder da mit diesen Sachen, du weißt schon ... Ja, ich kann jetzt nicht weiterreden, wir sprechen uns später ... mach's gut.«

Als Nathalie das Zimmer betrat, saß Sonja am Küchentisch und ließ ihr Handy schnell in der Handtasche verschwinden. Vor sich hatte sie ein halbvolles Glas Wein und eine aufgeschlagene Wochenzeitschrift.

»Mit wem hast du da gesprochen? Was war das von wegen ›sitzt wieder da mit diesen Sachen‹?«

Ihre Mutter sah sie mit glasigen Augen an.

»Du solltest lieber im Hier und Jetzt leben, anstatt in der Vergangenheit zu graben.«

»Und du solltest doch nicht noch mehr trinken«, sagte Nathalie und nahm ihr das Glas weg. »Warum machst du das?«

Sie kippte den Wein in die Spüle und entdeckte die Weinbox neben dem Kühlschrank.

»Eigentlich müsste ich dich jetzt nach Hause schicken.«

Sonja starrte auf das Kreuzworträtsel und murmelte irgendetwas Unverständliches. Nathalie setzte sich ihr gegenüber.

»Jetzt sag mir die Wahrheit! Mit wem hast du gerade gesprochen?«

»Mit einer Freundin.«

»Du telefonierst mit einer Freundin und erzählst ihr, dass ich mir Adams Sachen anschaue? Spinnst du?«

»Ich rede, mit wem ich will und worüber ich will. Und ich finde, du solltest endlich aufhören, dich mit Adam zu beschäftigen ...«

Sonja holte tief Luft und richtete sich auf.

»Außerdem finde ich, dass du zurück zu Håkan gehen solltest ... schon allein wegen der Kinder.«

Nathalie brachte vor Wut kein Wort heraus.

»Ich gehe ins Bett«, sagte ihre Mutter, indem sie sich mit beiden Händen an der Tischkante abstützte und aufstand.

»Wann kommt Papa nach Hause?«

»Am Freitag, wie immer«, antwortete Sonja und ging nach oben.

Nathalie schnappte sich die Weinbox, hielt sie über die Spüle und ließ den restlichen Wein den Abfluss hinunterlaufen. Ab jetzt würde sie keinen Alkohol mehr im Haus haben, das war die einzige Möglichkeit.

Als sie den dunkelroten Wein über das rostfreie Metall fließen sah, kamen die Bilder vom Blut im Springbrunnen wieder in ihr hoch. Sie warf den leeren Karton beiseite und spülte mit Wasser nach, bis die rote Farbe verschwunden war und die Bilder sich allmählich auflösten.

Als sie den Wasserhahn zudrehte, klatschte etwas auf den Metallsims draußen vor dem Fenster, doch dieses Mal schreckte sie nicht zusammen. Dicke Regentropfen liefen die Fensterscheibe hinunter, wie zur Illustration, wie unvorhersehbar das Leben war.

Nathalie zwang sich zurück ins Wohnzimmer. Sowie sie auf dem Sofa Platz genommen hatte, klingelte ihr Handy.

Rufnummer verborgen. Sie erstarrte. Nahm den Anruf entgegen und sagte so neutral sie konnte:

»Nathalie Svensson.«

Am anderen Ende antwortete niemand, doch sie hörte, dass da jemand war. Es rauschte in der Leitung. Sie stand auf, ging zum Fenster und spähte hinaus. Sah die Birken im Garten, deren Bewegungen im Wind immer unruhiger wirkten.

»Hallo?«, sagte sie. »Wer ist da?«

Noch immer keine Antwort, doch sie hatte den Eindruck, durch das Prasseln des Regens das Geräusch von Schritten im Kies wahrzunehmen.

»Hallo?«, wiederholte sie und näherte sich dem Seitenfenster im Flur, das zur Straße hinausging.

Als sie drei Schritte davon entfernt war, sah sie etwas.

An der Straße, genau hinter dem Briefkasten, stand eine Gestalt. Wie ein Geist ohne Gesicht.

Ohne sich mit einem weiteren Gedanken aufzuhalten, schlüpfte Nathalie in ihre Hausschuhe und drückte die Türklinke hinunter.

33

Frank verließ seine Wohnung im Narvavägen und ging in Richtung Karlaplan. Der Weg dauerte etwa fünf Minuten. Mittlerweile hatte er die Strecke so oft zurückgelegt, dass er ihr keinerlei Beachtung mehr schenkte. Nichts, was er hörte oder sah, war ihm neu. Er war ein Adler, dem nichts entging, aber nur, wenn er den Blick scharfstellte. Ansonsten sah er rein gar nichts.

Es dämmerte. Die dicken, tiefhängenden Wolken waren kaum noch von den Baumkronen um den Karlaplan zu unterscheiden, so als wollte sich an diesem Abend alles zu einer einzigen geballten Finsternis vereinen. Von Westen her wehte ein leichter Wind, das Thermometer zeigte sieben Grad an, doch in seiner gefütterten Lederjacke hatte Frank es angenehm warm.

An dem Fußgängerüberweg, von dem aus Nathalie den Mord beobachtet hatte, blieb er stehen. Jogger, Hundebesitzer, Fahrradfahrer und Spaziergänger bewegten sich über die sternförmig angelegten Wege – alle wollten irgendwo anders hin und hatten im Grunde doch ein und dasselbe Ziel.

Jedes Leben führt letztlich zum Tod, wie sein Vater zu sagen pflegte.

Frank stellte sich vor, wie Rickard dort drüben gestanden hatte. Hörte noch einmal Nathalies Schilderung des Tathergangs: wie der Täter sich von der Bank erhoben und von hinten auf Rickard geschossen hatte. Ob er noch begriffen hatte, was mit ihm geschah? Seine Worte zu Nathalie, bevor er das Bewusstsein verlor: »Wi ... Wi ...«

Was hatte er damit gemeint?

Und die SMS, die er zehn Minuten vor dem Mord noch verschickt hatte. War Nathalie für ihn mehr als nur eine seiner unzähligen Eroberungen gewesen? Vermutlich nicht. Kein Wunder, dass es so mit ihm geendet hatte.

Ein schwarzer Range Rover hupte, und Frank setzte sich wieder in Bewegung. Als er den Schotterplatz mit dem Springbrunnen in der Mitte erreichte, sah er, dass vor den aufgehäuften welken Rosen jemand stand. Die Straßenlaternen leuchteten noch nicht, und in dem schummrigen Licht glich die Person einem Schatten. Sie war schwarzgekleidet und hatte schulterlanges dunkles Haar. Oder war es eine Kapuze?

Er spürte ein Kribbeln auf der Kopfhaut. Es war allgemein bekannt, dass der Täter oft zum Ort des Verbrechens zurückkehrt. Selbst hatte Frank das zwar noch nie erlebt, aber vielleicht war es ja nun so weit. Im Laufe des Nachmittags war die letzte Absperrung entfernt worden, so dass man sich nun wieder frei auf dem Platz bewegen konnte.

Schritt für Schritt näherte er sich dem Springbrunnen, der Schotter knirschte leise unter seinen Stiefeln. Die Person kam ihm irgendwie bekannt vor. Er wusste, dass er sie schon einmal gesehen hatte. Jetzt erkannte er auch, dass es sich um eine Frau handelte. Sie stand regungslos da, den Blick auf eine Stelle irgendwo zwischen den Rosen und dem Wasser gerichtet, das nun wieder eine sich auftürmende weiße Masse bildete.

Maria Sanchez. Die zierliche, aber muskulöse Gestalt, diese stolze Haltung und das markante Profil waren nicht zu verkennen.

Komisch, als wir vor einer Stunde miteinander gesprochen haben, hat sie gar nichts davon gesagt, dass sie hierherkommen wollte.

»Hallo Ma ...«

Noch bevor er ihren Namen ausgesprochen hatte, wandte sie sich um.

»Hallo, Frank«, sagte sie erstaunt. »Was machen Sie denn hier?«

»Das Gleiche wie Sie, nehme ich an.«

»Anhaltspunkte finden, ein Gespür für den Tatort entwickeln?«

In ihrer Stimme lag keine Ironie, nur der tiefe Ernst, den sie bei der Arbeit stets an den Tag legte.

»Ja«, sagte er und deutete mit einer halbherzigen Geste auf die Rosen und die Fontäne. »Aber von einem Verbrechen zeugen hier ja nur noch die Blumen ...«

»Vor lauter Blättern und Blüten sieht man nicht mal mehr das Blut«, stellte sie fest. »Gibt's was Neues von den Fallanalytikern?«

Er schüttelte den Kopf.

»Und das Ergebnis von Gyllenborgs DNA-Analyse liegt auch erst morgen vor«, seufzte er.

»Glauben Sie, seine DNA stimmt mit den Spuren auf dem Kaugummi überein?«, fragte sie.

»Er hätte jedenfalls ein Motiv, und ihm fehlt für beide Morde ein Alibi.«

Der Klingelton von Marias Handy ertönte, irgendeine spanische Melodie, die Frank nicht genau einordnen konnte. Sie nahm den Anruf entgegen und begann, gegen den Uhrzeigersinn um den Springbrunnen zu gehen.

Frank betrachtete die Rosen. Er hörte das Rauschen des Wassers und dachte an Nathalie. Es war wirklich zermürbend, welchen Eifer sie an den Tag legte und wie überzeugt sie davon war, dass diese Patientin über geheime Informationen verfügte. Bisher hatten die Ermittlungen nichts ergeben, und so würde es wohl auch bleiben. Wenn Nathalie wüsste, wie viele solcher Mädchen da draußen umherirrten, würde sie sicher nicht so hartnäckig daran festhalten.

In den alten Krankenakten würde sie vielleicht noch weitere Verbindungen entdecken. Nathalie war Expertin darin, Zusammenhänge zu sehen, die anderen entgingen, aber das Gesamtbild des Falls würde dadurch hoffentlich nicht deutlicher. Das Problem war nur, dass inzwischen auch die Fallanalytiker anfingen, sich für diese Spur zu interessieren.

Hin- und hergerissen näherte er sich der Parkbank. Wie sollte er die Mordfälle am besten lösen? Wie konnte er eine gerechte Strafe herbeiführen, ohne jedoch zu viel Schaden anzurichten?

Er musste sich jetzt weiter auf Rickard konzentrieren. Das Gespräch mit dem *Uppsala Boxclub* hatte ergeben, dass Rickard ausschließlich tagsüber dort gewesen war und nur an einem einzigen Wettkampf teilgenommen hatte. Bis auf den Revolver und Gyllenborg waren keine weiteren Verbindungen zu Adam zum Vorschein gekommen. Solange das so blieb, konnte Frank zufrieden sein.

Tat er das Richtige? Ja, sagte er sich. Ob nun zwei Morde oder einer, im Großen und Ganzen lief das auf die gleiche Strafe hinaus.

Während Maria hinter der Wassersäule verschwand, ließ er sich auf der Parkbank nieder. Die grüngestrichenen Planken waren kalt, doch das störte ihn nicht. Er wandte den Kopf zur Seite und sah im Geiste Nathalie neben sich sitzen, ihr schockiertes und trotziges Gesicht. Die Frage nach seiner Wunde am Kinn, ihr aufmerksamer Blick, mit dem sie eindeutig durchschaut hatte, dass er log, auch wenn sie nicht weiter nachgehakt hatte.

Dann hörte er schnelle Schritte, die über den Schotter näherkamen. Maria Sanchez trat hinter der Fontäne hervor. Das Funkeln in ihren Augen verriet, dass etwas Wichtiges geschehen war. Er stand auf.

»Jetzt haben wir eine Verbindung zwischen Rickard und den Leitern des Jugendheims«, sagte sie voller Eifer.

»Mit wem haben Sie gesprochen?«

»Mit Björck.«

Hauptkommissar Björck war ein Kollege von ihnen, der überaus sorgfältig arbeitet. Er zog selten voreilige Schlüsse. Maria blieb etwa einen Meter vor Frank stehen und fuhr fort: »Rickard Ekengård war im Herbst 1999 als Pflegekind bei Olof Jönsson in Uppsala untergebracht.«

»Was? Bei Jönsson, dem Lokalpolitiker? Kann das denn sein?«

»Ja, die Dokumentation auf dem Sozialamt war etwas

schlampig, aber jetzt haben wir es schwarz auf weiß. Von August bis Dezember 1999 hat Rickard bei ihm gewohnt. Bevor Olof Jönsson in den Provinziallandtag gewählt wurde, hatte er über einen Zeitraum von vier Jahren insgesamt zwölf Pflegekinder. Ende 1999 war aber nur Rickard bei ihm untergebracht. Der Junge hat bei sieben verschiedenen Pflegefamilien gelebt, bevor er mit achtzehn nach Stockholm gezogen ist. Die Unterbringung bei Jönsson war seine einzige in Uppsala.«

»Wohin kam er danach?«, wollte Frank wissen und rieb sich mit der Hand über den Stoppelbart.

»Zu einer Familie in Nynäshamn. Olof Jönsson konnte wegen seiner politischen Karriere keine Pflegekinder mehr bei sich aufnehmen.«

Maria warf einen Blick auf die Rosen und schaute dann wieder zu Frank.

»Jetzt haben wir eine Verbindung zwischen Rickard Ekengård und Adam Starlander«, stellte sie zufrieden fest.

»Wir dürfen nichts überstürzen«, entgegnete Frank. »Nur weil Rickard eine Zeitlang bei Olof Jönsson gelebt hat, heißt das noch lange nicht, dass hier eine Verbindung zum Jugendheim Galaxis oder gar zu dem Hinweis besteht, dem Adam Starlander nachgegangen ist.«

Ein fragender Blick war die Antwort.

»Aber wir müssen Olof Jönsson natürlich umgehend verhören«, fügte er hinzu.

»Keine Frage«, sagte Maria. »Es gibt da noch was ziemlich Merkwürdiges: Zwischen 1998 und 2005 saß Olof Jönsson im Sozialausschuss der Gemeinde Uppsala. Mit anderen Worten: Er hat über die Zwangsunterbringung in den örtlichen Jugendheimen mitbestimmt ... Kommt mir irgendwie etwas unethisch vor, dass er quasi sein eigenes Heim mit Patienten versorgen konnte, oder wie sehen Sie das?«

»So schlimm wird es wohl nicht gewesen sein.«

»Überraschen würde es mich nicht. Machtsüchtige Männer nehmen sich oft ganz schön was raus, ist jedenfalls meine Erfahrung.«

Ihre Miene verhärtete sich. Es war, als zögen vor ihrem inneren Auge eine Reihe finsterer Erinnerungen vorbei, während sie den Blick starr in Richtung Narvavägen gerichtet hielt. Schließlich wandte sie sich wieder Frank zu.

»Björck zufolge wohnt Olof Jönsson in Saltsjöbaden, ich habe die Adresse. Sollen wir direkt hinfahren?«

»Erst mal besprechen wir uns im Präsidium, wir dürfen nichts überstürzen. Ist Björck gerade da?«

»Ja«, sagte Maria. »Mein Fahrrad steht vor dem Einkaufszentrum, wir sehen uns im Präsidium.«

»Ich nehme das Auto.«

»Ich bin trotzdem schneller da«, sagte Maria und machte auf dem Absatz kehrt.

Frank blieb noch eine Weile an der Parkbank stehen. Er hatte die Hand auf die Rückenlehne gelegt und sah seine Mitarbeiterin zwischen den Ulmen verschwinden. Über den Ermittlungen breitete sich Dunkelheit aus, genau wie über dem Karlaplan. Was vorher noch klar und deutlich gewesen war, löste sich zunehmend auf und verschwamm.

Was sollte er jetzt tun?

34

Die Tür ging nicht auf. Sie war verriegelt, Nathalie selbst hatte sie am Nachmittag abgeschlossen, als sie nach Hause gekommen war. Wie gelähmt blieb sie davor stehen. Sämtliche Synapsen in ihrem Körper waren wie von einem tödlichen Gift blockiert. Während dieses kurzen Moments der Regungslosigkeit packte sie plötzlich die Angst. Mit einer Hand auf der Türklinke und der anderen am Drehschloss warf sie erneut einen Blick aus dem Seitenfenster. Die schwarze Gestalt war verschwunden.

Nathalie zog das Handy aus der Bademanteltasche und wählte 112. Die Frau in der Notrufzentrale versprach, sofort eine Streife vorbeizuschicken, und verband Nathalie mit dem Dienstgruppenleiter, einem Hauptkommissar Rundgren. Als sie seine ruhige Stimme hörte, wagte sie es, die Tür aufzuschließen und hinaus auf die Vortreppe zu treten. Bis auf das Prasseln des Regens und das Rauschen des Windes, der die Oberfläche des Fjärds aufwühlte, war nichts zu hören.

Während sie mit Rundgren sprach, lief sie hinüber zum Briefkasten, wo die unbekannte Person vor wenigen Augenblicken noch gestanden hatte. Sie hielt den Blick starr auf den Schotterweg gerichtet, der die einzige Zufahrt zum Haus darstellte. Es war niemand zu sehen. Die hereinbrechende Dunkelheit verwischte zunehmend die Konturen der Bäume. Plötzlich hatte sie den Eindruck, durch den Wind und den Regen das leiser werdende Geräusch eines

Motors zu hören. Hauptkommissar Rundgren versicherte ihr, dass spätestens in fünf Minuten zwei Streifenwagen vor Ort wären.

»Lassen Sie die Flottsundbrücke sperren«, sagte sie.

»Wir tun, was wir können«, antwortete Rundgren. »Er oder sie könnte genauso gut nach Norden Richtung Sävja oder nach Süden Richtung Knivsta davongefahren sein. Können Sie mir sagen, nach welchem Fahrzeug es klang? War es ein Auto?«

»Ich bin mir nicht sicher«, antwortete sie, »aber wahrscheinlich war es ein Auto ...«

Ihr schwirrte der Kopf. Allmählich drangen die Kälte und Nässe zu ihr durch, und mit einem Mal wurde ihr bewusst, dass sie nur Hausschuhe und einen Bademantel trug. Sie schloss die Hand um Adams Jagdmesser in der Manteltasche, zog es heraus und betrachtete die glänzende Klinge.

»Hallo?«, kam es von Rundgren am anderen Ende der Leitung. »Sind Sie noch da?«

»Ja, ich bin hier.«

»Die Streifen sind unterwegs, sie fahren gerade durch Sunnersta.«

Nathalie steckte das Messer wieder weg und ging eilig zurück ins Haus. Erst als sie die Tür hinter sich abgeschlossen hatte, beendete sie das Telefonat. Dann zog sie die Hausschuhe aus, schaute noch einmal durchs Fenster und ging langsam ins Wohnzimmer. Die Fenster zum Garten waren groß und schwarz. Fast kam es ihr so vor, als würden sie sie anstarren.

Sie hatte Angst. Nein, sie hatte keine Angst. Doch, sie hatte Angst. Nein, sie hatte keine ...

Sie ging hinauf zum Schlafzimmer und öffnete leise die Tür. Tea und Gabriel lagen zusammen im Doppelbett und schliefen tief und fest. Sie beugte sich über die beiden und nahm die Wärme und den vertrauten Geruch ihrer Körper, ihres Atems wahr. Gabriel hatte sich freigestrampelt. Vorsichtig legte sie ihm die Decke wieder über und verließ den Raum. In Gabriels Zimmer fand sie ihre Mutter, die auf dem Bett lag und mit offenem Mund schnarchte. Nathalie schloss die Tür und ging wieder hinunter.

Noch einmal warf sie einen Blick durch das Seitenfenster im Flur. Draußen war alles ruhig. Kein Verfolger, keine Polizei. Sie fröstelte. Nachdem sie sich einen Pulli und ein Paar Jeans übergezogen hatte, legte sie das Jagdmesser zu Adams übrigen Sachen auf dem Wohnzimmertisch und wählte Franks Nummer. Er ging sofort ran. Den Geräuschen nach zu urteilen, war er gerade zu Fuß unterwegs.

»Gut, dass du so schnell reagiert hast«, sagte er, nachdem sie ihm von der Episode erzählt hatte. »Komm, wir reden einfach, bis die Kollegen da sind, okay?«

»Wo bist du?«

»Auf der Kungsbrücke, ich bin auf dem Weg ins Präsidium. Hast du immer noch keine Idee, wer dich da verfolgen könnte?«

»Nein.«

»Du hast nicht vielleicht ... noch mehr Einzelheiten gesehen?«

Sie verneinte, spürte, wie ihr die Augen brannten.

»Aber du denkst, es war auf jeden Fall dieselbe Person?«

»Ja«, sagte sie. »Das kann doch nur so sein ...«

»Vermutlich schon«, sagte Frank. »Ist wohl eher unwahrscheinlich, dass dir gleich zwei Verrückte auf den Fersen sind.«

»Er oder sie kommt mir immer näher. Was soll ich nur machen?«

»Bleib im Haus, bis die Kollegen da sind. Ich bin bei dir.«

»Du bist lieb, Frank, das bist du wirklich.«

Ein paar Sekunden war es still in der Leitung. Sie spürte seine Unentschlossenheit und hörte sie ihm auch an, als er schließlich sagte: »Wir haben übrigens ein paar neue ...«

Er räusperte sich.

»... ein paar neue Informationen«, fuhr er fort. »Ich weiß nicht, ob es was zu bedeuten hat, aber Rickard war eine Zeitlang als Pflegekind bei Olof Jönsson untergebracht, dem Politiker.«

Nathalie blieb wie angewurzelt stehen, ihr Blick war auf Adams Sachen gerichtet.

»Wie bitte, wirklich?«, stieß sie ungläubig hervor. »Wann denn?«

»Im Herbst 1999.«

Nathalie trat an den Wohnzimmertisch heran und nahm den Artikel über das Galaxis in die Hand. Olof Jönsson stand links auf dem Foto, Jacques Levinder in der Mitte und Pierre Hielmstedt rechts.

»Du darfst dem jetzt nicht zu viel Bedeutung beimessen«, mahnte Frank. »Eventuellen Zusammenhängen gehen wir natürlich nach. Im Moment versuchen wir erst einmal, Olof Jönsson zu finden.«

»Wenn Rickard bei ihm gewohnt hat, dann wusste er vielleicht etwas«, sagte sie, sowie ihr der Gedanke gekommen war. »Vielleicht wollte er in seiner Autobiographie darüber schreiben, vielleicht ging es um dasselbe, was auch Adam aufdecken wollte ...«

»Immer mit der Ruhe!«, sagte Frank. »Bevor wir wissen, was Olof Jönsson dazu zu sagen hat, bringt es nichts, Spekulationen anzustellen.«

»Was Elisabeth mir erzählen wollte, hat bestimmt mit dem Galaxis zu tun«, fuhr sie unbeirrt fort und ging eine Runde durch die Küche. »Deshalb hat sie so merkwürdig auf Levinders Namen reagiert ... Wann bekommst du die Krankenakten?«

»Der Staatsanwalt arbeitet daran«, sagte Frank. »Aber die Mühlen der Bürokratie mahlen bekanntlich langsam.«

Es klingelte an der Tür. Nathalie eilte in den Flur.

»Sie sind da«, sagte sie, als sie zwei Schatten durch das Seitenfenster sah. Bevor sie die Haustür aufschloss, schaute sie hinaus und begegnete den Blicken zweier uniformierter Polizeibeamten, die sie noch nicht kannte.

»Das sind deine Kollegen«, sagte sie zu Frank. »Ich rufe dich gleich noch mal an.«

Die Beamten stellten sich als Roland Larsson und Katja Alvén vor und sagten, sie hätten niemand Verdächtiges auf dem Weg hierher gesehen.

Nathalie warf einen Blick auf die Armbanduhr. Als sie

sah, dass es Adams war, ließ sie den Arm schnell wieder sinken.

»Es ist jetzt sieben Minuten her, dass Sie angerufen haben«, erklärte Kommissar Larsson. »Wenn die Person mit dem Auto oder einem Motorrad unterwegs war, ist es leider zu spät für eine Straßensperre.«

»Verdammt!«, rief Nathalie.

»Unsere Kollegen fahren in der Umgebung Streife«, sagte Larsson. »Und wir bleiben die ganze Nacht vor dem Haus. Von jetzt an werden Sie rund um die Uhr bewacht.«

Kommissar Alvén überreichte ihr ein Armband mit einem roten Knopf. Es war eine moderne Version der Alarmmelder, wie man sie hilfebedürftigen Senioren zur Verfügung stellte.

»Das ist Ihr Alarmmelder, er hat ein eingebautes GPS. Sobald Sie auf den Knopf drücken, sieht die Notrufzentrale genau, wo Sie sich befinden.«

»Danke«, sagte sie und zog sich das elastische Armband über das freie Handgelenk.

Die Polizisten verabschiedeten sich. Nathalie blieb noch am Fenster stehen, bis die beiden sich in den Streifenwagen vor dem Haus gesetzt hatten. Dann rief sie Frank an, doch bei ihm war gerade besetzt.

Zurück im Wohnzimmer setzte sie sich aufs Ledersofa und versuchte, ihre Gedanken zu sortieren. Fuhr mit den Fingern über Adams Uhr und danach über den Alarmmelder.

Was willst du? Was wäre passiert, wenn die Tür nicht abgeschlossen gewesen wäre und ich dich erwischt hätte? Die verschiedensten Antworten kamen ihr in den Sinn, und sie schauderte. Möglicherweise hatte die abgeschlossene Tür sie nur vor Schlimmerem bewahrt. Sie betrachtete die Artikel, Ordner und Fotos vor sich auf dem Tisch.

Rickard. Er hatte also im Herbst 1999 in Uppsala gelebt. Das war das Jahr, in dem sie ihr Medizinstudium begonnen und Adam kennengelernt hatte. Vielleicht waren sie sich damals sogar irgendwo über den Weg gelaufen. Vermutlich aber nicht, immerhin war Rickard damals kein Student gewesen.

Sie blätterte im Fotoalbum. Sie und Adam vor dem Dom, herausgeputzt für den ersten Frühlingsball in der Uplands Nation, der Schwanenteich mit dem Flustret im Hintergrund, und schließlich ein Foto von einer Gewölbedecke der psychiatrischen Klinik Ulleråker.

Sie drehte es um und betrachtete das Datum auf der Rückseite. Der Aufdruck war verblasst, aber gerade noch zu erkennen: 11. April 2004. Der Tag, an dem das Pokerturnier stattgefunden hatte, zwei Tage nach Adams unerwartetem Besuch auf Station 50 und zwei Tage vor seiner Ermordung.

Adam. Was hast du nur gemacht? Sie wusste, dass er sein Material immer genau prüfte und durcharbeitete, aber so genau?

Auf der letzten Seite des Albums ragte ein weißes Dreieck hinter einem Foto von Adam am Islandsfallet hervor. Sie hob das Foto an und fand dahinter ein zweites. Ob die Polizei das gesehen hatte? Auf der Rückseite des versteckten Fotos hatte jemand, vermutlich Adam, mit blauem Kugelschreiber etwas notiert: *V?*

Als sie das Datum daneben sah, durchfuhr es sie, als hätte ihr soeben jemand Fremdes eine Hand in den Nacken gelegt.

12. April 2004.

Der Tag vor dem Mord.

Während sie das Foto betrachtete, überkam sie erneut das Gefühl, dass sie jemand beobachtete. Sie warf einen Blick hinüber zum Wohnzimmerfenster. Da sie jedoch nur ihr eigenes verschrecktes Gesicht in der Fensterscheibe sah, schüttelte sie den Eindruck ab und konzentrierte sich wieder auf das Foto.

Vier Männer standen auf der Vortreppe eines Häuschens, das wie eine Jagdhütte aussah. Kleine Fenster, drei große Elchgeweihe im Windfang, Wände aus Holz. Das Foto war ohne Blitz aus etwa zwanzig Meter Entfernung aufgenommen worden. Es war dämmrig, und die Hütte war von finsterem Wald umgeben. Über der Tür brannte eine Lampe, doch wegen der Entfernung und der Schatten waren die Männer zum Teil im Dunkeln verborgen.

Drei der Männer kannte sie: Jacques Levinder, Olof Jönsson und Pierre Hielmstedt. Der Vierte kam ihr auch irgendwie bekannt vor, doch da er mit dem Rücken zur Kamera stand und halb von Levinder verdeckt war, konnte sie ihn nicht genauer einordnen. Durchschnittliche Statur, normale Haltung, ein Baseball-Cap auf dem Kopf. Im Grunde konnte es jeder sein, aber aus irgendeinem Grund hatte sie das Gefühl, dass sie auch diesen Mann kannte. Oder war es die Hütte, die ihr so bekannt vorkam?

War sie schon einmal dort gewesen? Nein, sie jagte nicht

und hatte weder Adam noch Håkan jemals begleitet. Sie lenkte ihre Aufmerksamkeit wieder auf die Schatten und versuchte, auf der grobkörnigen Aufnahme irgendetwas zu erkennen.

Es konnte durchaus Håkan sein. Er war mal mit Pierre Hielmstedt jagen gewesen, doch sie wusste nicht mehr genau, wann. Frank konnte es ebenfalls sein, aber der jagte nicht, oder es war ... ihr Stalker. Der Einzige, der nicht kam, war Rickard mit seinen ein Meter zweiundneunzig.

Schaudernd ging sie hinüber in den Flur, vergewisserte sich, dass die beiden Beamten immer noch draußen im Auto saßen, und kehrte dann wieder zum Sofa zurück.

Eins war sicher. Dieses Foto hatte Adam gemacht. Aber warum? Was bewies es?

Adams Armbanduhr scheuerte auf der Haut. Sie nahm sie ab und legte sie zurück in den Karton. Blickte noch einmal auf die Rückseite des Fotos und versuchte, sich zu konzentrieren.

V?

Was bedeutete das? War das die Abkürzung für einen Namen, einen Ort? Hieß das Fragezeichen, dass Adam sich unsicher war? Es war auf jeden Fall genauso frustrierend wie die beiden anderen ungelösten Rätsel – der Buchstabe B und Rickards letzte Worte.

Der Regen klatschte in einer heftigen Bö gegen die Fensterscheibe. Mit dem Foto in der Hand stand Nathalie auf und wählte erneut Franks Nummer. Dieses Mal ging er ran.

»An das Foto kann ich mich nicht erinnern«, sagte er, nachdem sie ihm von der Aufnahme erzählt hatte.

»Wie ist das möglich?«, sagte sie und überprüfte ein weiteres Mal, ob der Streifenwagen noch immer vor dem Haus stand. Sie entdeckte ihn, doch mittlerweile war der Regen so stark, dass sie die beiden Polizisten nicht mehr erkennen konnte.

»Was meinst du?«, fragte Frank.

»Na, wie kann es sein, dass das letzte Foto, das Adam in seinem Leben gemacht hat, nicht Teil der Ermittlungen ist? Die drei Besitzer des Galaxis sind deutlich darauf zu erkennen, zusammen mit einem weiteren Mann.«

»Darum hat sich Kommissar Erlander gekümmert«, erklärte Frank. »Aber du sagst, das Bild steckte hinter einem anderen Foto? Es kann ja durchaus sein, dass es übersehen wurde ...«

Nathalie ging in die Küche und trank ein Glas kaltes Wasser.

»Wir machen Folgendes«, fuhr Frank fort. »Ich werde die Kollegen in Uppsala bitten, das ganze Material noch einmal sicherzustellen. Offensichtlich wurde es nicht gründlich genug überprüft.«

»Habt ihr Olof Jönsson inzwischen gefunden?«

»Noch nicht, aber wir arbeiten daran. Das Foto werde ich ihm natürlich zeigen. Vielleicht finden wir dann auch heraus, was dieses V zu bedeuten hat.«

»Und Levinder? Wollt ihr den auch noch mal verhören?«

»Wir fangen mit Jönsson an. Und bitte keine Dummheiten, Nathalie. Wenn du Levinder kontaktierst oder mit irgendwem außer mir über das Foto sprichst, gefährdest du nicht nur die Ermittlungen, sondern auch deinen Platz in der OFA-Einheit. Verstanden?«

»Ja.«

»Im Laufe der nächsten Stunde wird jemand kommen und die Sachen mitnehmen, sieh zu, dass bis dahin alles zusammengepackt und abholbereit ist.«

»In Ordnung. Gibt es übrigens was Neues von Elisabeth?«

»Nein. Hat sie morgen ihren nächsten Termin?«

»Ja, um zehn.«

Plötzlich bewegte sich etwas in ihrem Augenwinkel. Jemand kam in die Küche. Nathalie drehte sich um und hätte beinahe ihr Wasserglas fallen lassen. Sie blickte in Teas weit aufgerissene blaue Augen.

»Ich kann nicht schlafen, Mama. Ich habe geträumt, dass jemand gekommen ist und mich holt.«

35

UPPSALA,
MITTWOCH, 30. APRIL 2014

Das Jugendheim Galaxis befand sich im Erdgeschoss eines weißen dreistöckigen Hauses am Rande des Stadtteils Rickomberga. Das etwas abseits gelegene Gebäude war umgeben von Kiefern, Birken und einem Zaun. Nach Süden hin erstreckte sich ein weitläufiger Rasen bis zum Rand eines Laubwaldes, der in der Morgensonne zartgrün leuchtete.

Nathalie parkte den Volvo am Bordstein und schaute auf die Uhr. Fünf vor neun. Sie kam genau rechtzeitig zu ihrer Verabredung mit Erica Bodén.

Ein frischer Wind wehte über den Asphalt, und am hellblauen Himmel zogen ein paar vereinzelte Wölkchen Richtung Westen. Die Mainacht versprach schön zu werden.

Unterwegs hatte Nathalie bereits ein paar Studenten mit Sektgläsern und weißen Mützen auf den Wiesen picknicken sehen. Sie hatte an ihre eigenen Sektfrühstücke, die Heringsessen und den traditionellen Champagnergalopp nach der feierlichen Vergabe der Studentenmützen in der Carolina Rediviva gedacht und war trotz allem froh gewesen, dass diese Zeit der Orientierungslosigkeit und des Suchens ein für alle Mal vorbei war. In ihrem neuen Leben fühlte sie sich sowohl sicher als auch frei – zumindest bis vor kurzem.

Eine halbe Stunde nach ihrem letzten Telefonat mit Frank waren zwei Beamte in Zivil vorbeigekommen und hatten Adams Sachen mitgenommen. Als sie die Umzugskartons aus dem Haus trugen, hatte Nathalie eine Leere empfunden, als würde gerade ihr gemeinsames Leben mit Adam zur Tür hinaus verschwinden.

Die Polizei hatte den Stalker nicht gefasst. Der Anblick der dunklen Gestalt vor dem Haus hatte sie die ganze Nacht über verfolgt, doch dank dem Alarmmelder auf dem Nachttisch, der Polizeistreife vor dem Haus und einer Beruhigungstablette hatte sie schließlich ein paar Stunden Schlaf gefunden.

Am Morgen hatte sie ihrer Mutter von den nächtlichen

Geschehnissen erzählt, doch zu ihrer Überraschung reagierte Sonja relativ gefasst.

»Diesen Idioten haben sie bestimmt bald gefasst, und dann ist die Geschichte aus der Welt.«

»Erzähl den Kindern bitte nichts davon.«

»Was denkst du von mir!«

Da Frank nichts von ihrem Besuch im Galaxis erfahren durfte, hatte sie den Dienstgruppenleiter überredet, den Personenschutz bis zu ihrer Ankunft im Krankenhaus aufzuheben. Dort würde man sie vom Parkplatz zu ihrem Büro eskortieren, und den restlichen Tag über würden ihr zwei Zivilkräfte von der mobilen Fahndungseinheit folgen.

Auf dem Weg zur Schule hatte sie ihre Mutter vor dem elterlichen Haus in Sunnersta abgesetzt und ihr versprochen, sich bald bei ihr zu melden. Das nächste Versprechen des Tages galt Tea und Gabriel, die Nathalie spätestens um zwei Uhr abholen wollte. Håkan hatte eine SMS geschickt und geschrieben, dass er die Kinder gern schon heute Abend zu sich holen wolle, damit sie am nächsten Tag in aller Frühe nach Stockholm aufbrechen könnten. Sie hatte ihm geantwortet, es würde alles so bleiben wie abgesprochen.

Erica Bodén empfing sie bereits im Eingangsbereich des Heims.

»Hallo, Nathalie, schön, dass Sie kommen!«

Dann führte sie sie durch die modernen, hellen Räumlichkeiten: das Aufenthaltszimmer, die Personalräume, die Korridore, an deren geschlossenen Türen handbeschriebene Namensschilder klebten. Von den Kollegen trafen sie zum Glück niemanden an. Es wäre auch nicht so einfach gewesen, ihnen zu erklären, was sie hier tat.

»Die Ärzte kommen ein paar Stunden pro Woche hierher«, erklärte Frau Bodén. »Es gehört zur Philosophie der Einrichtung, dass die Bewohner möglichst früh anfangen sollen, Verantwortung zu übernehmen.«

»Ist Jacques Levinder auch manchmal hier?«, fragte Nathalie, als sie Frau Bodéns Zimmer betraten, dessen Fenster auf eine Wiese hinter dem Haus hinausging.

»Bisher bin ich ihm noch nicht begegnet, aber ich habe ja auch gerade erst angefangen«, antwortete Erica Bodén und setzte sich in einen der Sessel vor einem runden Holztisch mit Glasplatte. Auf dem Tisch lag eine Box Papiertaschentücher.

»Und Olof Jönsson und Pierre Hielmstedt? Das sind zwei andere Vorstandsmitglieder.«

Frau Bodén schüttelte den Kopf.

»Die Namen habe ich schon mal gehört, aber begegnet bin ich noch keinem von ihnen. Warum fragen Sie?«

»Ach, nur aus Interesse«, überspielte Nathalie ihre Neugier. »Pierre Hielmstedt ist ein ehemaliger Arbeitskollege meines Mannes, und Levinder und ich arbeiten ja zusammen auf Station.«

»Verstehe«, sagte Frau Bodén und rückte die Box mit den Taschentüchern zurecht, so als befände sich auf der Tischplatte ein unsichtbares Schachbrettmuster.

»Erzählen Sie doch mal von der Arbeit«, bat Nathalie, um die Aufmerksamkeit vom eigentlichen Ziel ihres Besuchs abzulenken. Während sie Erica Bodéns Antwort lauschte, gingen ihre Gedanken eigene Wege. Würde Elisabeth nachher zu ihrem Termin erscheinen? Mit wem hatte ihre Mutter am Telefon gesprochen?

»Möchten Sie vielleicht eine Tasse Kaffee?«, fragte Frau Bodén.

Nathalie schaute auf die Uhr. Zwanzig nach neun. Elisabeth sollte um zehn Uhr kommen, und um Viertel vor zehn war sie mit den Polizisten auf dem Parkplatz verabredet.

»Ja, warum nicht, für ein Tässchen habe ich sicher Zeit«, antwortete sie.

»Ist Pulverkaffee in Ordnung?«

»Absolut.«

»Kommt sofort, bleiben Sie ruhig sitzen«, sagte Frau Bodén und ging aus dem Zimmer.

Ein Blick zum Computer. Das war ihre Chance! Nathalie stand auf, schloss die Tür und ging hinüber zum Schreibtisch. Aus eigener Erfahrung wusste sie, dass die wenigsten Kollegen im Gesundheitswesen darauf achteten, sich aus der Patientendatenbank auszuloggen, sobald sie den Computer unbeaufsichtigt zurückließen.

Mit einem Mausklick aktivierte sie den Bildschirm und gab mit flinken Fingern Elisabeth Rapps Personennummer ein. Sofort erhielt sie Zugang zu der Krankenakte.

Sie hatte also richtig gelegen. Elisabeth Rapp war im Galaxis untergebracht gewesen.

Nathalie scrollte zum letzten Eintrag hinunter. Er war vom 2. Mai 2004. Zwei Tage nach dem Mord an Adam war Elisabeth psychotisch geworden und in die psychiatrische Klinik Halleråker zwangseingewiesen worden. Jacques Levinder hatte sie damals wieder entlassen. Der Eintrag war kurz gehalten und gab keinerlei Erklärung für die Erkrankung.

Auf dem Korridor näherten sich Schritte. Sofort schloss Nathalie die Datenbank und trat ein Stück vom Schreibtisch zurück. Als die Gefahr vorüber war, rief sie das Krankenblatt erneut auf und las weiter.

Elisabeth hatte ein halbes Jahr im Galaxis gewohnt, und Jacques Levinder war die ganze Zeit ihr verantwortlicher Arzt gewesen. Nathalie rief sich noch einmal den Wortwechsel mit ihm in Erinnerung.

»War Elisabeth Rapp jemals in Ihrem Jugendheim untergebracht?«

»Sie wissen genauso gut wie ich, dass ich darauf nicht antworten kann.«

Der Eintrag zu ihrer Aufnahme ins Heim ließ Nathalie erstarren. Da stand, dass Elisabeth mit ihrem Spitznamen Betty angesprochen werden wollte.

B.

Es bestand kein Zweifel: Das musste sie sein. Mit ihr war Adam in den Tagen vor seiner Ermordung verabredet gewesen. Mit ihr wollte er sich auch damals auf Nathalies Station treffen.

Sie scrollte weiter, überflog den Text diagonal, um keine Zeit zu verlieren. An einem Namen blieb ihr Blick abrupt hängen. Ein weiteres Puzzlestück, das sie darin bestärkte, dass hier etwas mehr als faul war. Rechtsanwalt Pierre Hielmstedt war während Elisabeths Zeit im Galaxis der gesetzliche Vertreter des Mädchens gewesen.

Wieder hörte sie Schritte im Korridor und trat erneut den Rückzug an. Als sie sich gerade mit interessierter Miene vor eine Lithographie von Chagall gestellt hatte, klopfte es an der Tür. Sie öffnete und blickte in Erica Bodéns erstauntes Gesicht, die in jeder Hand eine Tasse Kaffee hielt.

»Haben Sie die Tür zugemacht?«, fragte sie.

»Nein, das müssen Sie selbst gewesen sein, als Sie gegangen sind. Ich habe gerade Ihre Bilder bewundert.«

»Ja, die sind schön, oder?«, sagte Frau Bodén mit einem Lächeln und reichte ihr eine Tasse.

Sie nahmen wieder in den Sesseln Platz. Nathalie spürte, wie ihre Wangen heiß wurden, und hoffte, dass sie nicht allzu rot anlief. Sie unterhielten sich noch eine Weile über dies und das, und als Nathalie ihren Kaffee zur Hälfte ausgetrunken hatte, warf sie einen Blick auf die Uhr und sagte mit gespielter Überraschung: »Oh, jetzt muss ich aber los. Es war wirklich nett, bei Ihnen vorbeizuschauen. Hanna kann nach der Schule gern mal mit zu uns kommen und mit Tea spielen.«

Nach ein paar weiteren Höflichkeitsfloskeln verabschiedete sie sich und sagte, sie finde allein hinaus.

Im Auto nahm sie ihr Smartphone und betrachtete darauf noch einmal Adams Bild von den vier Männern. Sie zoomte hinein und schaute sich einen nach dem anderen ganz genau an. Der vierte Mann war nach wie vor unmöglich zu identifizieren, auf der abfotografierten Aufnahme war sogar noch weniger zu erkennen als ohnehin, und dennoch hatte Nathalie das deutliche Gefühl, ihm schon einmal begegnet zu sein.

Bruchstückhaft blitzten die Träume der vergangenen Nacht in ihrer Erinnerung auf. Die verborgene Finsternis kam in ihr hoch, und plötzlich war *das Furchtbare* wieder da. Sie begegnete ihrem Blick im Rückspiegel, er war düster, beinahe schwarz. Wenn Angst eine Farbe hat, dann muss es diese hier sein, dachte sie und lenkte ihre Aufmerksamkeit auf einen Bus, der im selben Moment an der Bushaltestelle vor dem Galaxis hielt.

Sie setzte sich das Headset auf, startete den Motor und rief Frank an.

»Ich hatte recht mit meinem Verdacht. Elisabeth Rapp war ein halbes Jahr vor Adams Tod im Galaxis untergebracht. Jacques Levinder war ihr Arzt und Pierre Hielmstedt ihr gesetzlicher Vertreter. Und für sie steht auch das B in Adams Aufzeichnungen.«

»Was sagst du da? Wo bist du?«

»Im Auto. Habt ihr Elisabeth gefunden?«

»Keine Spur, aber jetzt verlange ich erst mal eine Erklärung von dir.«

Während sie über die Luthagsesplanaden Richtung Zentrum fuhr, berichtete sie, was sie herausgefunden hatte. Frank reagierte irritiert: »Woher weißt du das alles?«

»Das spielt jetzt keine Rolle. Nenn es einen anonymen Hinweis oder was auch immer, das Wichtigste ist die Verbindung. Levinder und Hielmstedt müsst ihr unbedingt auch vernehmen.«

Sie hörte Stimmen im Hintergrund, als wäre Frank gerade auf dem Weg durch eine Bürolandschaft.

»Jetzt reicht es, Nathalie«, entgegnete er verärgert. »Ich

habe dir doch gesagt, dass du dich aus den Ermittlungen raushalten sollst.«

Nach einem Räuspern fuhr er fort: »Wir sind jedenfalls gerade auf dem Weg zu dem Verhör mit Olof Jönsson. Außerdem hat der Staatsanwalt Einsicht in die Krankenakten aus dem Galaxis und der Kinder- und Jugendpsychiatrie erwirkt.«

»Jetzt weißt du ja schon mal, was drinsteht. Bist du im Präsidium?«

»Ja.«

»Elisabeth muss schleunigst gefunden werden«, sagte Nathalie und hielt an einem Zebrastreifen, auf dem gerade eine Gruppe Studenten die Straße überquerte. »Ich glaube, sie ist untergetaucht, weil sie sich bedroht fühlt ... wahrscheinlich von diesen Männern. Wenn die hinter dem Mord ...« Sie konnte den Satz nicht zu Ende führen.

»Wir tun, was wir können.«

»Habt ihr euch schon die Umzugskartons angeguckt?«

»Wir sind dabei. Das Foto ist jedenfalls ein Novum in den Ermittlungen, und ich gebe dir recht, es ist seltsam, dass es nicht schon beim letzten Mal aufgefallen ist. Du hast nicht vielleicht inzwischen eine Idee, um welche Hütte es sich handeln könnte?«

»Nein, aber das müsste Olof Jönsson ja wissen«, sagte sie.

»Das ist die erste Frage, die ich ihm stellen werde«, versprach Frank.

36

Um Viertel nach zehn stand Nathalie vom Schreibtisch auf und ging zum Fenster. Elisabeth würde nicht mehr zu ihrem Termin erscheinen, so viel war sicher.

Betty. Diesen Spitznamen hatte sie nie erwähnt. Vielleicht benutzte sie ihn ja nicht mehr? Nathalie selbst war in der Schule immer Natté genannt worden, und Håkan hatte hin und wieder »meine geliebte Nellie« zu ihr gesagt. Mittlerweile war ihr einziger Alternativname *N45*, das Pseudonym, das sie in der Partnerbörse verwendete.

Einer der Zivilbeamten, die sie bewachten, ging vor der Psychiatrie an dem Wasserablauf entlang, der das Kopfsteinpflaster vom Beton trennte. Sie hatten sich darauf geeinigt, dass der Personenschutz so diskret wie möglich durchgeführt werden sollte. Im besten Fall würde die unbekannte Person irgendwann wieder auftauchen, so dass er oder sie festgenommen werden konnte.

Die Sonne schien auf eine Unmenge weißer Studentenmützen, die sich unten an der alten Studentensporthalle Svettis quer über den Sjukehusvägen bewegten. Nathalie musste an den Vorfall mit der Schulklasse und der Person im grünen Anorak denken. An dem Tag hatte sie ebenfalls hier am Fenster gestanden, und sie sah noch ganz genau vor sich, wo der oder die Unbekannte entlanggegangen war, so als hätten sich die Koordinaten für alle Zeit auf Ihrer Netzhaut festgebrannt.

Der Beamte in Zivil setzte sich auf eine Bank und warf

einen Blick auf sein Handy. Automatisch zog Nathalie ihr eigenes heraus und öffnete noch einmal das Bild von den vier Männern vor der Hütte. So nah sie auch heranzoomte, der Vierte war nach wie vor nicht zu erkennen. Sobald Frank Olof Jönsson verhört hatte, würde sie sicher erfahren, wer das war.

Sie schob das Bild ein wenig mit dem Zeigefinger hin und her und blieb schließlich mit dem Blick an den drei Elchgeweihen hängen. Zählte die Zacken des größten, das der Haustür am nächsten war. Vierundzwanzig.

In ihrem Kopf blitzte eine Erinnerung auf, in der Louise auf die breiten Schaufeln deutete und sagte, dieser Fang müsse für den Schützen ja wie die reinste Bescherung gewesen sein.

Konnte das sein?

Sie schaute sich das Bild noch einmal in Normalgröße an. Doch, jetzt war es ganz deutlich. Ihre Erinnerung füllte die Schatten aus, und alles fügte sich zusammen, wie ein Puzzle, bei dem plötzlich alles zusammenpasst.

Das war die Hütte bei Duvboda, in die die Klinik einmal zu einem ihrer traditionellen Flusskrebsessen eingeladen hatte. Aber konnte das wirklich sein? Nachdem der erste Anflug von Überzeugung verflogen war, geriet sie ins Zweifeln. Es gab sicher jede Menge ähnlicher Hütten, und seit damals war ziemlich viel Zeit vergangen. Das Krebsessen musste 2002 oder 2003 gewesen sein. Aber war so ein Elchgeweih nicht einzigartig? Um das zu beantworten, verstand sie leider zu wenig von der Jagd.

Sie setzte sich an den Computer und rief im Internet eine Schwedenkarte auf.

Duvboda, da war es. Knapp fünf Kilometer außerhalb der Stadt. Nathalie warf einen Blick auf ihre Patientenliste. Noch ein Termin vor der Mittagspause. Tea und Gabriel mussten erst um zwei Uhr abgeholt werden.

Die Entscheidung war schnell gefallen. Ob es sich um die Hütte auf dem Foto handelte, konnte sie nur herausfinden, wenn sie hinfuhr und nachsah.

*

Um halb eins parkte sie den Volvo vor der Hütte. Schon als sie das offene Feld erreicht hatte, in dessen östlicher Ecke das Holzhaus auf einer kleinen Anhöhe zu sehen war, hatte sie gespürt, dass sie mit ihrer Ahnung richtig lag. Dies war der Ort, an den Adam den Männern am Abend vor seiner Ermordung gefolgt war, vielleicht auch nach dem Pokerturnier.

Der graue Audi der mobilen Fahndungseinheit hielt direkt hinter ihr, und die beiden Beamten, die sich nur durch ihre durchtrainierten Körper und wachsamen Blicke von der Durchschnittsbevölkerung unterschieden, stiegen im selben Moment aus dem Wagen wie Nathalie. Obwohl sie dem Dienstgruppenleiter gesagt hatte, sie wolle in der Mittagspause nur eine kleine Runde mit dem Auto drehen, hatte dieser angeordnet, dass die Zivilkräfte ihr folgen sollten. Ihnen hatte sie lediglich mitgeteilt, dass sie zu einer Hütte hinausfahren müsse, um etwas zu kontrollieren, und die Beamten hatten nicht weiter nachgefragt. Auch Frank hatte sie nichts von ihrem Vorhaben erzählt, der hätte nur versucht, sie davon abzubringen.

Sie ging einmal um die Hütte herum und entdeckte das große Elchgeweih auf der Südseite. Vierundzwanzig Zacken. Zum Vergleich nahm sie ihr Handy und öffnete Adams Foto. Es stimmte alles genau überein, auch die Vortreppe, die rechteckigen Fenster, das Schrägdach und der angrenzende Fichtenwald. Der einzige Unterschied bestand darin, dass die Hütte im Vergleich zu damals ziemlich heruntergekommen aussah. An den Holzwänden wuchsen Flechten, zwei Fensterscheiben waren zerbrochen, und die Vortreppe war morsch und schief.

Nathalie wollte einen Blick durch ein Fenster werfen. Auf der Suche nach einem Hilfsmittel fand sie eine Regentonne, die sie umdrehte und gestützt von einem der Beamten emporkletterte.

»Jetzt müssen Sie uns aber mal erklären, was Sie hier eigentlich machen«, sagte Kommissar Jörgen Edström.

»Gleich«, antwortete sie und drückte sich die Nasenspitze an der Fensterscheibe platt. Dahinter lag ein Raum, der etwa sechs mal fünfzehn Meter maß. Er verfügte über acht quadratische Fenster, eine Küche und eine verschlossene Tür auf der rechten Seite. Auch wenn kein einziges Möbelstück darin zu sehen war, erkannte Nathalie den Ort sofort wieder. Dort, in diesem Raum hatten sie damals gesessen und mit dem Kollegium Flusskrebse gegessen. Louise und sie hatten mindestens ebenso viel damit zu tun gehabt, das Krebsfleisch aus den kleinen Panzern zu lösen, wie sich die Hände der Oberärzte vom Leib zu halten.

Sie stieg von der Regentonne und sagte den verwunderten Polizisten, dass sie mal telefonieren müsse.

Nach drei Freizeichen meldete sich Frank. Der Wind verursachte ein störendes Rauschen in der Leitung, so dass sie auf die Ostseite der Hütte ging, wo es etwas windgeschützter war.

»Ich habe die Hütte gefunden, die auf Adams letztem Foto zu sehen ist«, sagte sie.

»Weißt du auch, wem sie gehört?«, fragte er, nachdem sie ihm die Situation geschildert hatte.

»Nein, aber das müsste doch schnell herauszufinden sein, oder?«

»Wie sind eure Koordinaten? Frag mal die Kollegen, die haben GPS.«

Sie tat, worum er sie gebeten hatte, und gab Frank die Antwort durch, die er sich notierte und sofort überprüfen wollte.

»Was sagt Olof Jönsson?«, wollte sie wissen, während Frank die Koordinaten in den Computer eingab.

»Bis jetzt noch nichts«, sagte Frank. »Er sitzt mit seinem Anwalt im Verhörraum und zögert das Ganze hinaus. Vorhin hatte er angeblich einen Migräneanfall und brauchte eine Pause, noch bevor wir überhaupt angefangen hatten.«

Eine Weile war es still in der Leitung. Nathalie drehte noch eine Runde um die Hütte und fühlte sich ihrer Sache immer sicherer.

»Ok, jetzt habe ich es«, sagte Frank schließlich. »Die Hütte hat Hauptkommissar Alf Erlander gehört. Nach seinem Tod hat sie sein Bruder Anders geerbt. Der lebt aber schon seit Jahren in Chicago, was wohl erklärt, warum die Hütte so heruntergekommen ist …«

Gleich nach dem ersten Satz hatte Nathalie kaum noch etwas mitbekommen. Schon wieder dieser Alf Erlander. War er vielleicht der vierte Mann auf dem Bild? Sie war ihm nie begegnet, aber möglicherweise trog sie auch der Eindruck, dass sie den Mann auf dem Foto kannte.

»Hast du das gewusst?«, fragte sie und ging zurück zum Auto.

»Was?«

»Dass Erlander eine Jagdhütte hatte?«

»Nein, aber ich wusste, dass er öfter mal jagen war.«

»Mit anderen Worten: Derjenige, der in Adams Mordfall die Ermittlungen geleitet hat, kannte diese drei Männer?«, sagte sie. Es war mehr eine Feststellung als eine Frage.

»Wir wissen nicht, ob Erlander sie kannte, vielleicht haben sie die Hütte nur von ihm gemietet«, entgegnete Frank. »Offenbar wurde sie ja auch als Festlokal genutzt.«

»Ja, aber Adam ist wohl kaum mitten in der Nacht hierhergekommen, um ein gemütliches Flusskrebsessen zu dokumentieren. Und warum hat Erlander das Foto nicht gefunden?«

Einen Moment herrschte Schweigen, bis schließlich wieder dieses Räuspern erklang, mit dem Frank in der Regel klein beigab.

»Du hast recht«, sagte er. »Ich werde den Staatsanwalt bitten, einen Durchsuchungsbeschluss zu erwirken.«

Ein schwarzer Vogel flog über den Acker und verschwand über den Baumwipfel.

»Das mit Erlander lässt mir einfach keine Ruhe«, sagte

sie. »Was genau ist damals bei seinem Autounfall eigentlich passiert?«

»Außer ihm war niemand involviert«, antwortete Frank. »Er ist südlich von Bräkke in Jämtland gegen eine Felswand gefahren und war auf der Stelle tot.«

»Zwei Monate nach Adams Ermordung?«

»Ja. Die Straße war glatt, und er ist ins Schleudern geraten.«

Frank wechselte das Thema.

»Übrigens habe ich Elisabeth Rapps Akte aus dem Galaxis gelesen. Du hattest recht, mal wieder ... Wir werden Jacques Levinder und Pierre Hielmstedt zum Verhör vorladen. Aber für den Mord an Adam haben sie ein Alibi, und es liegt kein konkreter Verdacht gegen sie vor. Die Verbindung zwischen deiner Patientin, dem Jugendheim und Adam ist auf jeden Fall bemerkenswert, doch damit ist noch längst kein Verbrechen bewiesen. So oder so wird es auf jeden Fall interessant zu hören, was Levinder und Hielmstedt zu dem Foto zu sagen haben.«

»Meld dich bald wieder, ja? Ich muss jetzt los und die Kinder abholen.«

Als Nathalie wieder am Steuer saß und die Hütte langsam im Rückspiegel verschwand, rief sie Håkan an.

»Ich bin beschäftigt, geht es um etwas Wichtiges?«, sagte er.

»Ja. Warum hast du dich mit Alf Erlander überworfen?«

»Du weißt genau, dass ich darüber nicht reden will. Wieso fragst du?«

»Hatte er eine Jagdhütte bei Duvboda, nördlich von Uppsala Richtung Storskogen?«

»Ja, wieso?«

»Warst du jemals dort?«

»Was willst du?«

»Kannst du ausnahmsweise mal antworten, wenn ich dich etwas frage?«

Zur ihrer Überraschung seufzte Håkan darauf nur und sagte: »Ja, irgendwann als Jugendlicher war ich mal dort ... zur Dammwildjagd. Bist du jetzt zufrieden?«

Sie sah das Foto vor sich. Auch wenn sie im Grunde nicht glaubte, dass es sich so verhielt, fragte sie: »Du warst nicht vielleicht auch an dem Tag vor Adams Ermordung dort ... am 12. April 2004?«

»Was redest du da? Wühlst du etwa in diesem alten Mordfall herum?«

Innerlich hörte sie Håkan bereits im Zusammenhang mit dem Sorgerechtsstreit darüber reden, als Beispiel für ihre übergriffige Persönlichkeit.

»Nein«, sagte sie. »Es interessiert mich einfach nur.«

Zum zweiten Mal während dieses Gesprächs überraschte er sie, indem er ihre fadenscheinige Antwort nicht mit lauter Gegenfragen zerschoss. Stattdessen fragte er nur: »Ist es okay, dass ich die Kinder morgen früh um acht Uhr abhole?«

»Ja, so haben wir es doch ausgemacht.«

»Ich wollte nur mal hören, ob du es dir vielleicht inzwischen anders überlegt hast«, sagte er, bevor sie das Gespräch beendeten.

Nathalie fuhr schneller, je breiter und besser die Wege wurden. Als sie Uppsala auf der Schnellstraße passierte, vibrierte es an ihrer rechten Brust, als säße dort ein zweites Herz. Sie zog das Handy aus der Innentasche ihrer Jacke und las die soeben empfangene SMS, jeweils drei Wörter am Stück, um die Straße und den Verkehr nicht aus den Augen zu verlieren.

Sobald sie fertig war, musste sie an der nächsten Haltebucht anhalten, um die Nachricht noch einmal am Stück zu lesen.

Tut mir leid, dass ich dir gefolgt bin. Du hast zwei sehr hübsche Kinder. Können wir uns treffen? Ich muss mit dir reden.

Sie sah, wie der Audi hinter ihr ebenfalls zum Stehen kam. Mit pochendem Herzen antwortete sie:

Wer bist du?

Das erfährst du, wenn wir uns treffen.

Was willst du? Wenn du mir nicht sagst, wer du bist, werde ich mich ganz bestimmt nicht mit dir treffen!

Dann eben nicht. Aber ich warne dich, geh nicht zur Polizei. Denk an Tea und Gabriel.

Eine halbe Minute lang starrte sie wie gelähmt auf den Text, außerstande zu antworten. Dann riss sie sich zusammen:

Das ist lächerlich. Warum verfolgst du mich?

Die Antwort ließ auf sich warten. Ohne ein einziges Mal zu blinzeln, starrte Nathalie auf ihr Display. Schließlich brummte es erneut in ihrer Hand.

Muss jetzt aufhören, melde mich wieder.

37

Die Kinder spielten zwischen den Grabsteinen Fangen. Da gerade niemand sonst in der Nähe war, ließ Nathalie sie einfach laufen. Die Ganztagsbetreuung war im Moment unterbesetzt, weshalb die Kinder den ganzen Nachmittag vor dem Fernseher gesessen und Filme geguckt hatten. Ermahnungen hatten somit ohnehin nur einen kurzfristigen Effekt.

Auf dem Weg von der Arbeit zur Schule hatte sie beschlossen, an Adams Grab vorbeizuschauen. Sie wollte sich ein wenig sammeln, versuchen zu verstehen. Tea und Gabriel hatten nicht protestiert. Sie hatte ihnen gesagt, dass sie nach Uromas und Uropas Gräbern sehen wolle, und nun blieb sie wie im Vorbeigehen vor Adams Grabstein stehen.

Der Stein stand dicht an der Mauer zum Englischen Park. Eine Hängebirke warf ihren Schatten darüber, zwischen den Zweigen fiel etwas Sonnenlicht auf den rotbraunen Granit und tanzte in kleinen Tüpfelchen darüber.

Adam Starlander. 1969–2004.

Das Grab sah gepflegt aus und war frisch mit weißen und violetten Stiefmütterchen bepflanzt. Die Kosten für die Grabpflege hatte Nathalie sich all die Jahre mit Adams Eltern geteilt. Immerhin war sie diejenige, die das Grab am häufigsten besuchte, deshalb erschien es ihr nur recht und billig, auch wenn sie Håkan nie davon erzählt hatte. Adams Eltern hatten sich nach dem Tod ihres Sohnes scheiden lassen. Rut, seine Mutter, litt an Rheumatismus und war nach Gran Canaria gezogen, und sein Vater Karl-Erik war menschenscheu und verließ nur selten das Haus.

Plötzlich kam Tea angestürmt und schlang die Arme und Nathalies Bein, Gabriel war ihr dicht auf den Fersen.

»Frei!«, rief Tea und klammerte sich fest an Nathalies Oberschenkel.

»Feigling«, sagte Gabriel mit einem breiten Grinsen.

»Macht mal ein bisschen ruhiger jetzt«, sagte Nathalie. »Wir fahren gleich nach Hause.«

»Wann holt Papa uns ab?«, wollte Gabriel wissen.

»Morgen früh, das wisst ihr doch.«

»Jippie!«, rief Tea und machte einen Freudensprung auf der Wiese.

»Jetzt musst du mich fangen«, sagte Gabriel und pikste Tea mit dem Zeigefinger in den Bauch. »Ich gebe dir auch eine Chance, versprochen.«

Dann sausten sie wieder davon. Nathalie schaute auf die Uhr. Viertel nach vier. Seit der Nachricht ihres unbekannten Verfolgers waren jetzt vier Stunden vergangen.

Wieder und wieder gingen ihr die Worte »Aber ich warne dich, geh nicht zur Polizei. Denk an Tea und Gabriel ...« durch den Kopf, wie von einer hängengebliebenen Schallplatte. Sie hatte sich nicht getraut, Frank davon zu erzählen. Die Sicherheit der Kinder durfte unter keinen Umständen gefährdet werden, daher wartete sie lieber bis morgen, wenn Håkan die beiden abgeholt hatte.

Seufzend blieb sie noch einmal stehen und betrachtete den Grabstein aus einer anderen Perspektive. Ließ den Blick über die weiße Porzellantaube gleiten, die obendrauf saß. Sie war von Sonja. Nach der Beerdigung hatte sie sie auf den Stein gestellt und gesagt, das sei ein Andenken von ihr.

Gabriel und Tea kamen angelaufen, sprangen mit ausgelassenem Gelächter um sie herum, und im selben Moment klingelte ihr Handy. Als sie sah, dass der Anruf von Frank kam, warf sie noch einen letzten Blick auf den Grabstein und machte sich dann auf den Weg zurück zum Parkplatz.

»Wie geht es dir?«, begrüßte er sie.

»Es geht. Bin gerade mit den Kindern auf dem Friedhof, ich war an Adams Grab.«

»Nichts Neues von deinem Stalker?«

»Nein.«

»Und die Kollegen vom Personenschutz?«

»Warten auf dem Parkplatz. Wie ist es mit den Verhören gelaufen?«

»Nicht so besonders«, seufzte Frank. »Wir haben alle

drei verhört: Levinder, Jönsson und Hielmstedt. An dem Abend, als Rickard ermordet wurde, waren sie bei Hielmstedt zu einem gemeinsamen Essen verabredet und haben anschließend dort übernachtet. Auch für diesen Mord haben sie also ein Alibi. Und keiner von ihnen besitzt einen Revolver der Marke Smith & Wesson.«

»Für den Mord an Adam haben die drei sich ja auch schon gegenseitig gedeckt …«

»Ich weiß, das ist komisch, Nathalie, aber Alibi ist Alibi.«

Sie drehte sich um und winkte die Kinder zu sich, die wie zwei Drachen im Wind hinter ihr herflatterten.

»Was hat Olof Jönsson übrigens über Rickard erzählt?«

»Dass er 1999 ein halbes Jahr als Pflegekind bei ihm war. Er sagt, Rickard hätte sich wohlgefühlt, sei dreimal die Woche zum Boxen gegangen und ein ordentlicher Schüler gewesen. Als Jönsson nicht mehr als Pflegevater zur Verfügung stand, sei er dann umgezogen. Danach hätten sie keinen Kontakt mehr gehabt.«

»Hat sich überhaupt nichts Verdächtiges ergeben?«

»Nein, aber wir haben von allen DNA-Proben entnommen.«

»Liegt das Ergebnis von Gyllenborgs Analyse schon vor?«

»Nein, die Probe war verunreinigt, deshalb dauert es länger als sonst, aber die Laborleute haben mir das Ergebnis für morgen versprochen.«

Nathalie musste an die Vorstellung am kommenden Freitag denken, zu der ihr Vater sie und Louise eingeladen hatte. Und an die nächtliche SMS, die sie auf den Stufen des Königlichen Dramatischen Theater von Rickard bekommen hatte. Im Moment kam ihr das Leben dramatischer vor als jedes Theaterstück.

Sie erreichte das Friedhofstor und nickte den beiden Beamten zu, die sich daraufhin in den Audi setzten.

»Was haben die Männer zu Elisabeth gesagt?«

»Levinder konnte sich daran erinnern, dass er mal für sie zuständig gewesen war, ansonsten aber an nicht sehr viel.«

»Und zu dem Hinweis?«

»Davon wussten sie nichts.«

Gabriel stellte den einen Fuß zwischen die Metallstreben des Tors und stieß sich mit dem anderen ab, so dass es zum Parkplatz hin aufschwang. Tea schlurfte in einigen Meter Abstand langsam hinterher.

»Was haben Sie über Erlanders Hütte erzählt?«, fragte Nathalie.

»Dass sie zum Jagen dort abgestiegen sind. Alf Erlander war wohl im selben Jagdverein wie sie. Im Moment sind unsere Techniker in der Hütte, aber bis jetzt haben sie noch nichts Verdächtiges gefunden.«

Behutsam zog sie Gabriel vom Friedhofstor herunter und schloss es. Dann nahm sie Tea an die Hand. Etwas abgewandt von den Kindern, fragte sie: »Wer ist der vierte Mann auf dem Bild?«

Frank seufzte, und es klang, als blätterte er in irgendwelchen Unterlagen herum.

»Das wissen sie angeblich nicht mehr. Sie meinten, sie hätten ständig Leute zu Repräsentationszwecken mit auf die Jagd genommen.«

»Hast du ihnen das Foto gezeigt?«

»Ja.«

»Was haben sie dazu gesagt?«

»Dass sie sich nicht daran erinnern können.«

»Hatten sie nicht einmal eine Idee?«

»Nein.«

»Hast du ihnen geglaubt?«

»Nein, aber was soll ich machen?«

»Hast du auch nach dem V gefragt?«

»Natürlich. Aber sie hatten angeblich keine Ahnung.«

»Und Erlanders Bruder in Chicago?«

»Konnten wir noch nicht ausfindig machen, aber den Angaben der örtlichen Polizei zufolge, ist er drogenabhängig und obdachlos. Er lebt seit 2002 im Land.«

Mit einem Druck auf den Schlüssel öffnete sie das Auto. Die Sonne verschwand gerade hinter den Wolken, und mit einem Mal hatte sie den Eindruck, auf der Rückbank ihres Wagens säße jemand. Sie blinzelte und ging zwei Schritte näher an das hintere Fenster heran. Nein, sie hatte sich wohl getäuscht.

Schnell hinein mit den Kindern und ein »Mach's gut, wir hören uns« zu Frank. Am Steuer starrte sie erst einmal nur vor sich hin, außerstande den Motor zu starten. Erneut brach diese tiefe Finsternis über sie herein, ohne dass sie irgendetwas dagegen tun konnte. Das waren nicht nur Angst und Trauer. Das war mehr. Sie wusste sehr genau über Verdrängungsmechanismen Bescheid, aber wenn sie selbst davon betroffen war, war sie machtlos.

»Komm schon, Mama, fahr los!«, krakelte Gabriel auf dem Rücksitz.

38

Er parkte vor dem Antiquariat und stieg die Treppe zu seiner Praxis hinauf. Den ganzen Weg vom Polizeipräsidium hierher hatte er darüber nachgedacht, wie er Elisabeth Rapp finden konnte, bevor die Polizei sie fand. Dass sie Probleme machen wollte, lag auf der Hand.

Betty, wie sie damals unbedingt genannt werden wollte, gehörte zu den schwierigsten Patienten, die er jemals gehabt hatte. Sie ließ sich nur schwer medikamentös behandeln und war immer schon launisch und unberechenbar gewesen. Aber dass sie nach so langer Zeit noch mal anfangen würde, in der Vergangenheit zu wühlen, hatte er nicht kommen sehen.

Ein tosender Jubel ließ die Fensterscheiben seines Büros erzittern. Jacques Levinder trat an das Fenster, das zur Carolina Rediviva hinausging, und sah, wie Tausende weißer Mützen in die Höhe gehoben wurden. Myriaden von Studenten bewegten sich wie eine Lawine die Drottninggatan hinunter. Er konnte sich noch gut daran erinnern, wie er selbst in der Menge mitgelaufen war. Während seines Medizinstudiums war er fünf Jahre in Folge jedes Frühjahr zur Stockholms Nation gestürmt, wo nach der Vergabe der Studentenmutzen bereits der Champagner bereitstand. Die Schnäpse beim Heringsessen und die kollektive Ausgelassenheit hatten ihm fast das Gefühl gegeben, dass er einfach die Füße heben und sich von der Menge in die *Studentnation* tragen lassen konnte. So war sein Leben seitdem im

Grunde weitergegangen. Er war auf einer Welle mitgeschwommen, die andere ausgelöst hatten. Nun bestand die Gefahr, dass dem bald ein Ende gesetzt war.

Er strich sich mit der Hand über die Glatze, spürte, wie seine Handfläche feucht wurde. Dann wandte er den Blick von dem lustigen Treiben auf der Straße ab und betrachtete das Gewehr und die Elchgeweihe an der Wand. Woher wusste die Polizei auf einmal von der Hütte? Wer hatte dieses Foto gemacht?

Bestimmt stammte es von Nathalie Svenssons Verlobtem, dachte er und zog den Putter aus der Golftasche. Ein Foto, das Erlander nicht hinterfragt, ja, von dem er vielleicht nicht einmal gewusst hatte.

Er legte einen der Golfbälle, die er auf den Azoren gekauft hatte, an die gewohnte Stelle auf dem Orientteppich, zielte auf das Loch auf der anderen Seite und schlug mit einer gleichmäßigen Pendelbewegung gegen den Ball. Ein kaum zu hörendes Klicken ertönte, und der Ball rollte schnurgerade über den Teppich. Mitten ins Ziel.

Er lächelte. Dann hob er den Ball auf und wiederholte das Ganze. Dabei fiel ihm auf, dass Nathalie Svenssons Absätze Abdrücke auf dem Teppich hinterlassen hatten. Sie war ebenfalls ein Problem. Ihr Besuch im Galaxis zeigte, wie besessen sie war. Wenn es ihr gelang, Kontakt zu Elisabeth Rapp herzustellen, wäre die Katastrophe unabwendbar.

Wie sollen wir sie aufhalten?, fragte er sich und stieß einen lauten Fluch aus, als sein dritter Schlag danebenging. Bei der Jagd kam es darauf an, die nächste Bewegung der

Beute zu erahnen und ihr zuvorzukommen. Genau das galt es nun zu tun. Gleichzeitig aber musste die Munition für den Moment aufgespart werden, wenn sie am dringendsten benötigt wurde.

Er streckte sich, blickte hinaus zu den Türmen des Doms und lächelte schief. Wenn der Prophet nicht zum Berg kommt, muss der Berg eben zum Propheten gehen, entschied er. Wenn ich über meine Kontakte das Gerücht verbreiten lasse, dass in Flogsta billiges Heroin zu haben ist, kommt Betty vielleicht aus ihrem Versteck gekrochen. Sie dürfte gerade ziemlich unter Druck stehen, da liegt ein Rückfall nicht fern.

Mit entschlossener Miene griff er nach dem Handy in seiner Jacketttasche.

39

»Ich muss nur schnell was bei Oma erledigen«, sagte Nathalie und hielt vor dem Haus ihrer Eltern in Sunnersta. »Ihr bleibt im Auto, es dauert höchstens drei Minuten.«

Tea und Gabriel nickten nur hinter ihren Videospielen. Der Audi mit den beiden Polizisten kam in etwa zehn Metern Entfernung zum Stehen. Unterwegs hatte Nathalie zweimal bei ihrer Mutter angerufen, ohne sie jedoch zu erreichen. Das war seltsam. Nach den Ereignissen der letzten Tage wusste sie nicht genau, wie sie Sonjas Verhalten einschätzen sollte. In die Verärgerung über ihre Trinkerei und darüber, dass sie Nathalie offensichtlich hinterherschnüffelte, mischte sich eine beträchtliche Portion Sorge.

Die Tür zu ihrem Elternhaus war nicht abgeschlossen, aber Nathalie drückte trotzdem auf die Klingel. Keine Reaktion.

Sie betrat den Flur. Drei Minuten waren drei Minuten, egal, mit welchem Spiel die Kinder gerade ruhiggestellt waren.

»Hallo? Mama? Ich bin es, Nathalie!«

Die Worte hallten in die dunklen Räume hinein, in das Wohnzimmer und die Küche und den Flur in der oberen Etage und weiter die Treppe hinunter bis ins Souterrain mit dem Fernsehzimmer, der Sauna, Sonjas Fotoatelier und der Tischtennisplatte, an der Papa immer so gern Rundlauf spielte. Keine Antwort.

Früher hatte es für Nathalie hier nach Zuhause gerochen, doch dieser Duft war mit den Jahren von einer zunehmenden Leere verdrängt worden, die damit einherging, dass sich ihre Eltern hier immer seltener aufhielten.

»Hallo! Ist jemand zu Hause?«

Sie ging die drei Stufen zur Küche hinauf. Die Lampe über der Spüle leuchtete. Alles sah ganz normal aus, bis auf Sonjas Mantel, der über einer Stuhllehne hing. Auf dem Küchentisch, neben einer Packung Marlboro Lights und Broschüren vom Lions Club und dem Roten Kreuz, lag ihr Handy und lud.

Einer plötzlichen Eingebung folgend, schlich Nathalie näher heran und nahm es in die Hand. Auf der Liste der letzten Telefonate fand sie die nicht entgegengenommenen Anrufe von ihr selbst, sieben Stück insgesamt. Darüber hinaus hatte Sonja mit Håkan, Nathalies Vater und drei Freundinnen telefoniert. Nathalie musste noch einmal an die merkwürdigen Worte ihrer Mutter denken, die sie gestern Abend bei sich in der Küche mit angehört hatte, und scrollte in der Anrufliste weiter hinunter.

Da war es. Zwischen sieben und neun Uhr abends war nur ein einziges Telefonat aufgeführt.

Unbekannte Nummer. Typisch, dachte Nathalie und legte das Handy wieder zurück. Dann ging sie in den Flur und rief: »Mama? Bist du da?«

Als ihr Echo verklungen war, hörte sie eine benommene Stimme aus dem Wohnzimmer.

»Hier ... hier bin ich, ach herrje, ich ...«

Nathalie ging schnellen Schrittes zu Sonja hinüber und hörte sie währenddessen weiterreden: »... ich muss eingeschlafen sein, wie viel Uhr ist es?«

»Halb fünf«, antwortete Nathalie und begegnete dem Blick ihrer Mutter, die halb unter einer Decke auf dem grünen Sofa mit den weißen Elefanten lag.

»Na so was, da habe ich wohl ein Nickerchen gemacht«, sagte Sonja und setzte sich mühsam auf. Dann schob sie schleunigst das Longdrinkglas auf dem Wohnzimmertisch zur Seite, so dass es aus Nathalies Blickfeld hinter einer Blumenvase verschwand.

Gin Tonic, vermutete Nathalie und konnte noch den Geruch von Wachholder und Zitrone erahnen.

»Wie viel hast du getrunken, Mama?«, fragte sie und ließ auf der Suche nach Flaschen den Blick durchs Zimmer schweifen.

»Nicht mehr als den üblichen Nachmittagsdrink«, sagte ihre Mutter und blinzelte. Es fiel ihr offensichtlich schwer zu fokussieren. »Immerhin ist heute Mainacht.«

»Du musst besser auf dich achtgeben.«

Sonja fixierte einen Punkt hinter Nathalies Schulter, als würde dort jemand stehen und sie beobachten.

»Ich habe die Kinder im Auto und muss jetzt los«, sagte Nathalie, ohne jedoch Anstalten zum Aufbruch zu machen.

Langsam wandte ihre Mutter den Kopf und blickte aus dem Panoramafenster nach draußen.

»Willst du sie nicht reinholen? Ich könnte uns etwas zu essen machen.«

»Nein, aber ich will wissen, mit wem du gestern Abend telefoniert hast. Als du von Adam gesprochen hast.«

Mit einem schweren Seufzer schloss Sonja die Augen.

»Das weiß ich nicht mehr, Liebling. Hast du den Alarmmelder bei dir?«

Nathalie nickte und hob das Handgelenk.

»Außerdem habe ich die ganze Zeit zwei Polizisten im Schlepptau, also keine Sorge. Aber jetzt komm schon, Mama, du kannst mir nicht erzählen, dass du nicht mehr weißt, mit wem du da geredet hast.«

»Warum ist das so wichtig?«

»Alles, was mit Adam zu tun hat, ist wichtig.«

Sonja legte das Gesicht in besorgte Falten. Ihre Stimme war nun klar und deutlich.

»Du musst die Vergangenheit endlich ruhen lassen. Kümmer dich um dich selbst und die Kinder.«

Nathalie legte ihrer Mutter die Hand auf die Schulter, die immer magerer zu werden schien.

»Trink bitte nicht noch mehr heute. Kannst du mir das versprechen?«

»Geh jetzt, ich komme schon zurecht.«

Nathalie nickte und verließ das Haus. Nachdem sie die Tür hinter sich zugezogen hatte, blieb sie noch einen Moment auf der Treppe stehen. Ihr Blick folgte den Natursteinplatten, die durch den Vorgarten zur Straße führten, und sie musste daran denken, dass früher jede einzelne davon in ihrer Vorstellung ein Kontinent gewesen war, dass sie die Formen zutiefst verinnerlicht hatte und aus dem Gedächtnis aufmalen konnte.

Sie hob den Blick und setzte den Fuß auf das Afrika ihrer Kindheit. Ein Motorbrummen näherte sich, und auf der Straße glitt ein weißer Lieferwagen vorbei. *Bosses Schreinerei* stand in blauen Buchstaben auf der Seitenwand.

Nathalie durchfuhr eine kalte Brise, auch wenn es vollkommen windstill war. Weiße Lieferwagen riefen ein ungutes Gefühl in ihr hervor.

Gabriel sah sie kommen und winkte ihr fröhlich zu. Sie lächelte und winkte zurück. Als sie noch vier Steine von der Straße entfernt war, vibrierte ihr Handy. Wahrscheinlich will Mama uns überreden, doch zum Essen zu bleiben, dachte sie. Doch da hatte sie sich geirrt.

Komm morgen um 17 Uhr nach Stockholm. Wir MÜSSEN uns treffen. Den Ort erfährst du noch. Kein Wort zur Polizei.

Nathalie starrte auf die Nachricht, blickte hinüber zu den Kindern, dann zu den Polizisten und wieder aufs Handy.

Eigentlich wollte sie erst am Freitag nach Stockholm, aber sie hatte morgen frei, und die Kinder waren bei Håkan.

Ich fahre hin, beschloss sie.

Nur so konnte sie herausfinden, was mit Adam geschehen war.

40

UPPSALA 2004

Er schaltete das Licht aus und stand eine Weile lauschend in der dunklen Hütte. Außer dem Wind, der durch die Bäume pfiff, und seinem eigenen Puls hörte er nichts. Er hatte mehr als genug gesehen. Die Fotos, die er soeben gemacht hatte, sprachen eine deutliche Sprache. Zusammen mit dem geheimen Hinweis war das ausreichend Stoff für eine Enthüllungsgeschichte. Vielleicht sollte er Frank anrufen. Oder war er zu voreilig? Sollte er noch mehr Informationen besorgen?

Er stellte sich an eins der Fenster und blickte hinaus. Über Wald, Büschen und Acker war die Dunkelheit hereingebrochen. Nur das Licht der Laternen am Rande des Schotterwegs und der Vollmond, der wie ein winziges Stück Metall in weiter Ferne glänzte, waren noch zu sehen. Wie eine Münze aus einer vergangenen Welt, die längst nichts mehr wert war, kam er Adam vor.

Schnell schritt er über die breiten Dielen und verließ die Hütte. Leise zog er die Tür von außen zu und hoffte, die Männer würden einfach denken, sie hätten vergessen, hinter sich abzuschließen.

Obwohl es gerade erst geregnet hatte, wählte er den Weg über den Acker. Im feuchten Erdboden rutschte er immer wieder aus, doch jetzt kam es vor allem darauf an, dass er nicht entdeckt wurde. Hier war er von Finsternis umschlossen, es war kaum zu erkennen, wo der Boden aufhörte und die Luft darüber anfing. Schritt für Schritt kämpfte er sich vorwärts, während die Kameratasche ihm rhythmisch gegen die Hüfte schlug.

Sobald er in die Redaktion käme, würde er die Fotos entwickeln. Das Bild, das er gestern Nacht von den vier Männern gemacht hatte, war besser geworden, als er erwartet hatte, auch wenn darauf nur Levinder, Jönsson und Hielmstedt zu identifizieren waren. Doch er wusste, wer der Vierte war, er hatte ihn deutlich gesehen und gehört.

Sollte er ihn verraten? Oder ging er damit zu weit? Vielleicht hatte er mit der Sache gar nichts zu tun. Aber was sonst hätte er dort mitten in der Nacht zu suchen gehabt?

Adam überquerte den Graben und ging weiter zu dem Weg, an dem er geparkt hatte. Dan Falk, mit dem er sich den Saab teilte, hatte ihm auch heute noch einmal den Wagen überlassen, aber Adam hatte ihm versprechen müssen, dass er vor Mitternacht wieder zurück wäre.

Während der Fahrt zurück nach Uppsala gingen ihm lauter Fragen durch den Kopf. Sollte er mit Chefredakteur

Telin reden? Mit Nathalie oder mit Frank? In einer Kurve kam ihm ein Auto entgegen, ein weißer Lieferwagen, der viel zu schnell fuhr. Reflexartig zog Adam den Saab nach rechts, um eine Kollision zu vermeiden, und fluchte laut auf. Im Rückspiegel sah er den Wagen verschwinden wie ein Stück Zucker in schwarzem Kaffee.

Als er an der Kirche von Alt-Uppsala vorbeifuhr, holte er sein Handy heraus. Er wollte ihm zumindest die Möglichkeit geben, sich zu rechtfertigen. Wenn der Artikel erschien, wäre es zu spät.

Nach dem dritten Freizeichen hob er ab. Zögernd brachte Adam sein Anliegen vor. Nach etwa fünf Minuten des Protestierens und der Gegenfragen sagte Adam schließlich: »Das ist deine einzige Chance. Wenn du sie nicht willst, kann ich dir auch nicht helfen. Komm in einer halben Stunde zum Springbrunnen am Hauptbahnhof.«

41

UPPSALA,
DONNERSTAG, 1. MAI 2014

Der Regen prasselte wie Säure auf ihre Haut. Ihre Schreie wurden von dem Stück Stoff in ihrem Mund erstickt. Sie versuchte, sich aus den Fesseln an Händen und Füßen zu winden. Es war zwecklos. Bald würde sie ohnmächtig vor Schmerz, dessen war sie sich sicher.

Sie dämmerte ein. Als sie wieder aufwachte, lag sie auf

einem Fußboden. Hörte Schritte auf den breiten Dielen, sah ein Paar braune Schuhe, die vor ihr stehen blieben. Ein leises Rasseln, ein Schatten, der über den Boden glitt, und der Klingelton eines Handys.

Die Tapete in ihrem Schlafzimmer, am Fußende ihre nackten Füße. Sie saß senkrecht im Bett, das Nachthemd klebte ihr wie eine zweite Haut am Körper. Sie wischte sich den Schweiß von der Stirn und stand auf. Das Blut schoss ihr in die Beine, und sie musste sich einen Moment an der Wand anlehnen, um nicht hinzufallen.

Eins, zwei, drei.

Atmen.

Du bist zu Hause, Nathalie, alles ist unter Kontrolle, du hast nur wieder geträumt.

Sie starrte auf den Alarmmelder und das Messer auf ihrem Nachttisch. Dann ging sie zum Fenster, zog das Rollo hoch und sah den grauen Audi der Polizisten vor dem Haus stehen. Auf dem Vordersitz konnte sie die Silhouette des einen erahnen, vermutlich Kommissar Jörgen Edströms. Über dem Wasser hing ein grauer Nebel, der sich im Licht des heranbrechenden Tages jedoch allmählich auflöste. Alles war still, wie auf einem Gemälde, aber welcher Künstler hätte ein so bizarres Motiv gewählt? Ihr Verfolger?

Ist es das, was du wolltest? Mich in meinem eigenen Zuhause einsperren und überwachen?

Bei diesem Gedanken spürte sie Kälte vom Boden über ihre nackten Füße kriechen. Sie schauderte, blieb jedoch stehen. Eine Elster ließ sich auf dem Briefkasten nieder. Einen Moment blickte der Vogel sie unmittelbar an, bevor er sich hinauf in die Luft schwang und über dem Hausdach verschwand.

Nathalie legte sich den Alarmmelder um und warf einen Blick auf ihr Handy. Kein entgangener Anruf, keine neue SMS. Es war Viertel vor sieben. Sie wünschte, sie hätte den Wecker eine Viertelstunde früher klingeln lassen, dann wäre ihr dieser Albtraum erspart geblieben.

Hastig zog sie sich an, schloss die Zimmertür auf und ging hinüber ins Bad. Während sie sich schminkte, hörte sie in der oberen Etage den Boden knarren. Das war vermutlich Kommissarin Johanna Wallin, die mitbekommen hatte, dass Nathalie aufgestanden war. Mit einer Polizistin im Haus und einem zweiten Beamten auf dem Hof war sie eigentlich sicher, aber trotzdem hatte sie das Gefühl, ihr Verfolger könnte jeden Moment ins Zimmer kommen. Das war natürlich Unfug, sagte sie sich. Außerdem waren sie ja für diesen Nachmittag verabredet, es gab also gar keinen Grund, warum die unbekannte Person hier vorher noch mal aufkreuzen sollte.

Als sie die Badezimmertür öffnete, hörte sie Schritte auf der Treppe.

»Guten Morgen, wie war die Nacht?«, fragte Kommissarin Wallin und kam ihr im Flur entgegen.

»Alles unter Kontrolle«, antwortete Nathalie. »Gut, dass Sie hier sind.«

»Ich gehe jetzt raus, wir setzen die Überwachung vom Auto aus fort. Nachher kommen zwei Kollegen und lösen uns ab. Sie heißen Anna Fischer und Tom Stenberg.«

»Aber Sie fahren vor acht Uhr hier los und lassen sich

dann auf dem Weg in die Stadt ablösen, wie abgemacht, oder?«

»Selbstverständlich«, bestätigte Johanna Wallin und schaute auf die Uhr.

Frank hatte sich darauf eingelassen, dass die Zivilkräfte sich vom Grundstück fernhalten sollten, wenn Håkan die Kinder abholte. Wenn der ein fremdes Auto auf dem Hof stehen sah, würde er nicht eher nachgeben, bis er herausgefunden hätte, wem es gehörte. Wegen des Sorgerechtsstreits durfte er aber keinesfalls von der Polizeiüberwachung erfahren.

»Okay«, sagte Nathalie und ging zur Haustür. »Um zwei Uhr nehme ich die Bahn nach Stockholm.«

»Ich informiere den Dienstgruppenleiter«, sagte Kommissarin Wallin. Nathalie nickte und öffnete ihr die Tür.

Die Worte der letzten SMS waren ihr die ganze Nacht durch den Kopf gespukt, sowohl im wachen Zustand als auch im Traum: *Komm morgen um 17 Uhr nach Stockholm ... Kein Wort zur Polizei.* Sobald Håkan die Kinder abgeholt hatte, würde sie Frank davon erzählen.

Sie schloss die Tür hinter Kommissarin Wallin und ging hinauf zu den Kindern. Das Erste, was Gabriel und Tea nach dem Aufwachen sagten, war: »Heute fahren wir nach Gröna Lund! Ist Papa schon da?«

Nie gingen die morgendlichen Routinen so schnell von der Hand wie an diesem Tag. Sowohl Tea als auch Gabriel zogen sich an, frühstückten und putzten sich die Zähne, ohne dass auch nur ein einziges Wort der Ermahnung notwendig gewesen wäre. Gabriel holte freiwillig das Döschen mit dem Ritalin. Zwischendurch versuchte Nathalie dreimal, ihre Mutter zu erreichen, jedoch ohne Erfolg. Im Grunde war das nicht weiter verwunderlich, schließlich hatte Sonja am Abend zuvor einiges getrunken, aber Nathalie machte sich trotzdem Sorgen.

Um 7:59 Uhr fuhr Håkans BMW draußen vor. Gabriel und Tea standen bereits gestiefelt und gespornt vor dem Haus und warteten auf ihn. Vorsorglich hatte Nathalie sich schon vorher von den beiden verabschiedet, denn sie wusste genau, was jetzt kam. Mit freudigen Rufen und auf- und abhüpfenden Rucksäcken stürmten die Kinder über den Rasen. Håkan stieg aus dem Wagen und umarmte sie rasch, ohne auch nur ein einziges Mal in Nathalies Richtung zu sehen. Sie ging ein Stück auf das Gartentor zu. Als die Kinder auf die Rückbank schlüpften, gelang es ihr, mit Håkan Blickkontakt aufzunehmen.

»Viel Spaß und bis Sonntag dann«, sagte sie.

»Ja, wir sind um sieben wieder da«, sagte er.

Dann setzte er sich hinters Steuer und fuhr los. Das Letzte, was Nathalie sah, waren vier Hände, die ihr aus dem Rückfenster zuwinkten. Sie schickte dem Dienstgruppenleiter eine Nachricht und teilte ihm mit, dass die Kinder jetzt weg waren, woraufhin sie wieder hineinging.

Das Haus fühlte sich leer und verlassen an. Bis die neuen Polizisten eintrafen, war sie nun allein. War da nicht ein Knarren in der oberen Etage? Zog es nicht über den Fußboden, als stünde ein Fenster oder eine Tür offen?

Sie schaltete den Computer ein und rief Frank über Skype an. Wenig später sah sie ihn an seinem Schreibtisch im Polizeipräsidium sitzen. Er hatte dunkle Augenringe, und auf seiner bleichen Haut traten die Bartstoppeln deutlich hervor.

»Na, bist du schon im Büro?«, fragte sie, auch wenn sie ihm eigentlich Wichtigeres zu sagen hatte.

»Ja, bin früh aufgewacht und mit dem Fahrrad hergekommen«, antwortete er und schob sich eine Portion Snus unter die Oberlippe. »Schadet nichts, heute mal ein bisschen früher dran zu sein, bevor die Demonstrationszüge die ganze Stadt blockieren.«

Er lächelte halbherzig, rieb sich die Hände an der Hose ab und blickte Nathalie aufmerksam an.

»Wie war deine Nacht?«

Während sie erzählte, hatte sie die ganze Zeit die Nachricht ihres unbekannten Verfolgers im Kopf, ohne sie jedoch zu erwähnen. Tea und Gabriel sollten zuerst weit genug weg sein, Håkan war sicher noch nicht einmal über die Flottsundbrücke hinweg. Es war zwar unwahrscheinlich, aber die Möglichkeit bestand immerhin, dass er noch einmal zurückkommen würde, weil die Kinder irgendetwas vergessen hatten.

»Haben die Techniker irgendwas in der Hütte gefunden?«, fragte sie.

»Nein, die war wie leergefegt«, seufzte Frank und drückte frustriert auf einem Kugelschreiber herum. »Es gab nur ein bisschen Material, mit dem man vielleicht eine DNA-Analyse machen kann, das ist das einzig Positive. Aber es scheint schon seit Jahren niemand mehr dort gewesen zu sein …«

»Seit Adams Ermordung vielleicht?«, schlug sie vor.

»Zumindest seit Erlanders Tod«, entgegnete er.

»Also zwei Monate später?«

»Hm«, machte Frank und verschränkte die Arme über der Brust. »Levinder, Jönsson und Hielmstedt behaupten, sie seien nicht mehr in der Hütte gewesen, seit Erlander nicht mehr lebt, aber an ein bestimmtes Datum erinnern sie sich nicht.«

»Ist es nicht komisch, dass angeblich keiner von ihnen weiß, wer der vierte Mann auf dem Foto ist?«

»Doch«, stimmte er zu. »Wir werden sie noch mal verhören müssen. Inzwischen haben wir nämlich auch noch weitere Informationen ...«

»Was denn?«, fragte sie und versuchte, sich einen Reim auf seinen Gesichtsausdruck zu machen, doch die Auflösung war zu schlecht.

»Levinder, Hielmstedt und Jönsson waren während ihres Studiums in Uppsala Mitglieder eines Herrenclubs namens *Les Marquis Divines*.«

»Die göttlichen Marquis?«

»So was in der Richtung, ja. Zwischen 1973 und 1975 haben sie sich einmal pro Woche in der Norrlands Nation getroffen, um gemeinsam Frauen aufzureißen. Sie haben sich für Markgrafen ausgegeben, aber anstelle von Land hatten sie ›das schöne Geschlecht‹ zu erobern, wie es in den Statuten heißt.«

»Wie reif«, seufzte Nathalie. »Von so einem Herrenclub habe ich nie gehört, aber es gab ja die merkwürdigsten Studentenverbindungen. Von wie vielen Mitgliedern reden wir hier?«

»Weiß nicht, wir versuchen gerade, Listen in der Nation ausfindig zu machen. Aber weder für Adams noch für Rickards Ermordung macht sie das wohl zu Verdächtigen.«

»Wäre möglicherweise nicht so gut für ihren Ruf, wenn das herauskäme?«, schlug sie vor. »Vielleicht ging es in Adams geheimem Hinweis ja darum?«

Frank rieb mit Daumen und Zeigefinger über die Bartstoppeln an seinem Kinn.

»Eine relativ unschuldige Jugendsünde, wenn überhaupt ... kann ich mir nicht vorstellen, Nathalie.«

Er lehnte sich zurück und fuhr sich mit den Händen durchs Haar, das – wenn es überhaupt möglich war – noch zerzauster wirkte als sonst.

»Gibt es was Neues zu Rickard?«, wollte sie wissen.

Ein Gähnen, gefolgt von einem Kopfschütteln. Bevor sie noch etwas anderes fragen konnte, klingelte es an der Tür.

»Das sind sicher die neuen Polizisten«, sagte sie und stand auf. »Bin gleich wieder da.«

Sie öffnete die Tür und begrüßte die beiden Beamten von der mobilen Fahndungseinheit, Anna Fischer und Tom Stenberg. Statt eines Audis stand vor dem Haus nun ein roter Golf. Als Nathalie zum Computer zurückkehrte, hatte sie bereits ihre nächste Frage an Frank parat: »Was sagen die Kollegen von der operativen Fallanalyse?«

»Einige in der Gruppe halten es inzwischen für möglich, dass dein Verfolger der Mörder ist und dass da irgendeine Verbindung zu dir besteht.«

Nathalies nächste Frage ergab sich von selbst:

»Hast du ihnen von Rickard und mir erzählt?«

An Franks verlegener Miene sah sie sofort, dass die Antwort Ja lautete.

»Es ging nicht anders«, entschuldigte er sich. »Ich konnte es nicht länger geheim halten. Außerdem spricht euer Techtelmechtel stark dafür, dass die Sache etwas mit dir zu tun hat. Ist dein Verhältnis zu Håkan eigentlich immer noch so angespannt?«

»Ja, aber er würde doch nie …«

Sie hielt inne, sah ihn vor sich.

»Wir werden ihn verhören«, sagte Frank.

»Ist das wirklich nötig?«, versuchte sie. »Er ist gerade mit den Kindern auf dem Weg nach Stockholm … Sie wollen in den Vergnügungspark.«

»Ich bin auch ganz behutsam, versprochen.«

Sie blickte hinaus in den Garten. Eine Elster, vielleicht dieselbe, die vor wenigen Minuten übers Haus geflogen war, saß auf dem Wäscheständer. Ein einzelnes weißes Handtuch hing daran und flatterte im Wind. Solche Handtücher besaß Nathalie nicht, und sie hatte es definitiv nicht dort aufgehängt. Gestern Abend war der Ständer noch leer gewesen.

»Warte mal kurz, ich bin gleich wieder da«, sagte sie und stürzte hinaus.

42

Nathalies eilige Schritte hinterließen ein schmatzendes Geräusch auf der Wiese. Als sie um die Hausecke bog, sah sie aus dem Augenwinkel, wie die Polizisten aus dem roten Golf stiegen. Das Handtuch hing da wie ein Gruß aus einer Welt, von der sie nichts wissen wollte. Es war aus Frottee und mit zwei ihrer weißen Wäscheklammern an der Leine befestigt. In der Mitte stand etwas in schwarzen Buchstaben geschrieben.

Mit zitternden Händen nahm sie es ab, strich es glatt und las.

Vier Wörter in eckiger Blockschrift: NIMM DICH IN ACHT

»Was ist los?«, hörte sie eine Stimme hinter sich.

Es war Kommissarin Anna Fischer. Tom Stenberg war ihr dicht auf den Fersen. Nathalie hielt das Handtuch hoch.

»Das muss der Stalker hier aufgehängt haben ...«

Vor ihrem inneren Auge blitzte der Anblick der schwarzen Gestalt auf, die zwei Abende zuvor am Briefkasten gestanden hatte. Nein, so lange konnte das Handtuch noch nicht da hängen. Als sie gestern nach Hause gekommen war, war es noch nicht da.

»... er oder sie muss heute Nacht hier gewesen sein«, schlussfolgerte sie.

»Das hätten unsere Kollegen doch sehen müssen«, sagte Tom Stenberg.

»Ich kann es mir nicht anders erklären«, beharrte Nathalie. »Und im Garten ist es dunkel ... Wer auch immer es war, ist vielleicht da aus dem Wald gekommen«, fuhr sie fort und deutet auf den Waldrand.

Anna Fischer und Tom Stenberg schätzten den Abstand.

»Fassen Sie das Handtuch nicht mehr an«, sagte Stenberg.

»Hängen Sie es zurück auf die Leine«, kommandierte Fischer.

Nathalie folgte den Anweisungen, und währenddessen zückte Stenberg sein Handy, um mit dem Dienstgruppenleiter zu telefonieren. Die Techniker seien bereits auf dem Weg, informierte er sie nach dem Gespräch.

»Haben Sie immer noch keine Idee, wer das getan haben könnte?«, fragte Anna Fischer.

Nathalie schüttelte den Kopf. Stenberg führte ein weiteres Telefonat, nun mit den Kollegen, die vor kurzem abgelöst worden waren.

»Das muss der Stalker gewesen sein«, wiederholte Nathalie und blickte über den Ekoln, der im Morgenlicht wie ein Silbertablett glänzte.

»Jörgen Edström sagt, sie hätten das Grundstück die ganze Nacht im Auge gehabt und halten es für unwahrscheinlich, dass sich jemand währenddessen herangeschlichen und das Handtuch hier aufgehängt hat«, sagte Tom Stenberg im Anschluss an das Telefonat.

»Ich war gerade dabei, mit Frank Hammar zu skypen«, sagte Nathalie. »Ich gehe wieder rein und rede mit ihm.«

»Tun Sie das«, sagte Anna Fischer. »Wir bleiben hier.«

Frank saß am Schreibtisch und las, als Nathalie an den

Computer zurückkehrte. Als er merkte, dass sie wieder da war, fragte er: »Was war los? Wo bist du hingelaufen?«

So ruhig sie konnte, erzählte sie ihm von dem Handtuch und der SMS mit dem vorgeschlagenen Treffen um fünf in Stockholm. Frank fuhr auf.

»Endlich passiert etwas! Warum hast du mir nicht sofort von der Nachricht erzählt?«

»Weil ich die Kinder nicht in Gefahr bringen wollte. Und wenn ich mir das Handtuch so anschaue, scheint das auch nicht die schlechteste Idee gewesen zu sein. Diese Person ist offenbar zu allem fähig. Und gleichzeitig will er oder sie mich anscheinend vor irgendetwas beschützen ...«

Frank setzte sich wieder. Sein Blick war unergründlich.

»Wenn es nicht nur ein Bluff ist. Aber wie auch immer, das ist jetzt vielleicht der Durchbruch, auf den wir die ganze Zeit gewartet haben. Kannst du mir die SMS weiterleiten?«

»Klar.«

Trotz des pixeligen Bildes nahm Nathalie deutlich Franks verbissenen Gesichtsausdruck wahr, während er die Zeilen las.

»Meinst du, ich soll hinfahren?«, fragte sie.

»Auf jeden Fall«, sagte er und schaute auf. »Wir überwachen das Ganze und greifen dann zu. Wenn wir Glück haben, ist das der Mörder. Wann kommst du?«

»Ich wollte die Bahn um zwei nehmen ... Ich weiß ja immer noch nichts Genaueres über den Treffpunkt.«

Die Unruhe des nächtlichen Traums stieg wieder in ihr auf, wie schmutziges Wasser in einem defekten Abflussrohr. Sie trübte ihre Sinne, ließ ihr ganz elend zumute werden.

Noch einmal überflog sie die Nachricht. Betrachtete erneut das Foto von den vier Männern vor der Hütte auf dem Bildschirm. Irgendwie kam es ihr so vor, als hätten sie etwas Wesentliches übersehen.

Ein Entschluss reifte in ihr.

»Bevor ich nach Stockholm komme, will ich die Hütte von innen sehen. Nenn es Intuition oder was auch immer, aber da ist etwas, das ...«

Zu ihrer Überraschung nickte Frank nur.

»Kannst du um zehn Uhr dort sein?«

43

Er hob die Hand, um ihr eine Ohrfeige zu versetzen, hielt jedoch mitten in der Bewegung inne. Finster funkelte er seine treulose Verlobte an. Sie war widerwärtig und wunderschön zugleich. Dieses Bild wollte er zerstören, indem er auf sie einschlug, wieder und wieder, doch irgendetwas hielt ihn davon ab.

In der anderen Hand spürte er den kühlen Griff seines italienischen Degens, der auf sein Drängen hin mit in die Vorstellung eingebaut worden war. Seine Drohungen und Schläge erhielten dadurch noch eine weitere Dimension. Außerdem war der Degen, genau wie er selbst, ein Wunderwerk der Ausgewogenheit und Ästhetik.

Zerlina sah ihn zärtlich an, stand auf und begann zu singen. Die Regisseurin gab dem Dirigenten eine Anweisung, woraufhin das Orchester das Tempo erhöhte.

War denen eigentlich klar, dass morgen Abend Premiere war? Das Tempo der Arie hätte schon vor Wochen feststehen müssen. Wie sollte ein so sensibler Künstler wie er in der Lage sein, sich in seine Rolle einzufinden, wenn sie die Rahmenbedingungen ständig veränderten? Die Ereignisse der letzten Tage waren ja schon mehr als genug, um ihm die nötige Konzentration zu rauben.

Zerlina sang. Er kam aus seiner Pose und begann, über die Bühne zu schreiten. Lauschte ihrem silberhellen Sopran, der ihn mit einer unbändigen Energie erfüllte.

Schmäle, tobe, lieber Junge,
Wie ein Lamm will ich's ertragen,
Fromm, ergeben, ohne Klagen,
Ohne jeden Widerstand.
Jede Strafe will ich dulden,
Schelten magst du mich und schlagen,
Dank dafür will ich dir sagen
Und noch küssen deine Hand!

Zerlina sank zu Boden und ergriff seine Hand. Ein Scheinwerfer ging an und tauchte sie ins Licht. Er blieb stehen, den Blick starr in den Zuschauerraum gerichtet. Sie hielt seine Hand und küsste sie sanft.

Seine Gedanken wanderten zu Rickard. Es war seltsam, dass er nicht mehr da war. Seltsam, aber gut. Nun gehörte die Filmrolle als Gustav III. ganz sicher ihm.

Berauscht von einem erhabenen Machtgefühl mit Zerlina zu seinen Füßen wurde ihm plötzlich klar, dass dies das einzig wahre Bild von ihm abgab. Niemand durfte sich ihm in den Weg stellen, alle sollten zu ihm aufsehen, dem fantastischen Schauspieler und Sänger, der er nun mal war.

Das plumpe Verhör der Polizei, die Durchsuchung seines Zuhauses, all das kam ihm vor wie die reinste Vergewaltigung. Die Fragen nach dem zehn Jahre zurückliegenden Mord an Adam Starlander. Auch dieser Nichtsnutz von Journalist hatte versucht, sich seiner Karriere in den Weg zu stellen.

Für jemanden, der frisch von der Theaterschule kam, konnte eine schlechte Rezension fatale Folgen haben. Er konnte von Glück sagen, dass er über ein so ausgeprägtes Selbstbewusstsein verfügte und wusste, wohin er wollte. Genau aus diesem Grund stand er nun hier, das Königliche Dramatische Theater und das gesamte schwedische Volk zu seinen Füßen.

Niemand würde sich seinem Talent entziehen können.

Der Erfolg wäre ihm ebenso sicher wie der Stolz in seiner Brust.

44

Der Schlüssel glitt in das rostige Schloss, und ein Klicken bestätigte, dass es der richtige war.

»Das war ja unproblematisch«, stellte Kommissarin Anna Fischer fest.

»Ich würde gern allein hineingehen«, sagte Nathalie.

»Natürlich«, sagte Kommissarin Fischer nickend und ging zurück auf den Hof, wo Tom Stenberg am Golf lehnte und auf seinem Handy herumtippte.

Es war Viertel nach zehn. Sie waren soeben an der Hütte bei Duvboda angekommen. Nathalie wurde das Gefühl einfach nicht los, dass sich in der Hütte irgendetwas Wichtiges verbarg.

Sie drückte die Türklinke hinunter und ging zwei Schritte hinein. Vor ihr lag ein großer Raum mit einer Küche in der Ecke hinten links und einer verschlossenen Tür auf der rechten Seite. Die Sonne fiel durch die kleinen Fenster und malte vier Quadrate aus Licht auf den Dielenboden. Es roch nach feuchtem Holz, Schimmel, Wald und Erde.

Sie ließ den Blick über Spinnenweben, Mäusekot und tote Fliegen schweifen. Es war, als hätte die Natur Einzug in die Hütte gehalten und wollte sie ganz und gar für sich beanspruchen. Die zum Teil zerbrochenen Fensterscheiben, das undichte Dach und der von Wasserschäden gezeichnete Fußboden ließen es nur wie eine Frage der Zeit erscheinen, bis die Hütte in sich zusammenstürzte.

Beim Flusskrebsessen mit der Klinik hatten sie an einer langen Tafel mitten im Raum gesessen. Sie erinnerte sich an eine Sofagruppe, einen Fernseher und ein Bücherregal mit Taschenbüchern und Gesellschaftsspielen in der einen Ecke.

Nathalie näherte sich der verschlossenen Tür. Schon während sie sie öffnete, erinnerte sie sich daran, dass dahinter ein Badezimmer und zwei Schlafzimmer mit insgesamt vier Betten lagen. Nun waren die Zimmer leer, genau wie das Bad auf der linken Seite. Keine Gardinen, kein Duschvorhang, nichts. Wer auch immer die Hütte nach Erlanders Tod ausgeräumt hatte, war äußerst sorgfältig vorgegangen. Diese Sorgfalt stand allerdings in scharfem Kontrast zu dem Verfall, dem man die Hütte überlassen hatte. Wieso?

Hoffentlich fanden die Techniker irgendetwas, was sie der Wahrheit näherbrachte, dachte Nathalie. Obwohl die Hütte mittlerweile seit einem Jahrzehnt leer stand, war immerhin noch genug Material für eine DNA-Analyse aufzutreiben gewesen. Das hatte der Entrümpler bei aller Sorgfalt nicht verhindern können. Die Frage war nur, was damit bewiesen werden sollte. Dass die drei Männer und Kommissar Erlander hier gewesen waren, wussten sie ja schon.

Sie kehrte ins Wohnzimmer zurück, ging ein wenig umher und hörte die Dielen unter ihren Schritten knarren. Nirgendwo entdeckte sie geheime Luken oder Schlupfwinkel. Sie ging weiter in die Küche. Dort hallte es ebenso wie in den übrigen Räumen. Nur eine löchrige Gardine am Fenster deutete darauf hin, dass die Hütte einmal bewohnt gewesen war.

Zurück im Wohnzimmer, blieb Nathalie einen Moment stehen und trat unschlüssig von einem Bein aufs andere. Als sie den Blick auf den Fußboden richtete, erstarrte sie.

Hatte sie richtig gesehen?

Langsam ging sie in die Hocke, kniff die Augen etwas zusammen, um ihren Blick zu schärfen. Die dunkle Maserung im gelblichen Dielenboden trat deutlicher hervor.

Es bestand kein Zweifel.

Das war die Wichtelmütze.

Mit zitterndem Zeigefinger fuhr sie über das Holz. Die Finsternis, die sie mit allen Mitteln unter Verschluss gehalten hatte, brach nun unerbittlich über sie herein. Und dieses Mal war es kein Albtraum, aus dem sie einfach erwachen konnte. Sie spürte förmlich die Stricke an ihren Hand- und Fußgelenken, die Binde vor den Augen, das Gefühl, vollkommen ausgeliefert zu sein. Hörte die Tür, die sich öffnete, und die Schritte auf dem Fußboden. Sah die braunen Schuhe, die an der charakteristischen Maserung vor ihr stehen blieben.

Mit weichen Knien stand sie auf, das Muster auf der Diele wurde kleiner, jedoch ohne dass es seine Proportionen verlor. Das war der Holzfußboden, den sie durch einen Spalt in der Augenbinde gesehen hatte. Sie war sich ganz sicher. Hierher hatte man sie gebracht, als sie nach dem Dienst in der psychiatrischen Klinik Ulleråker überfallen worden war.

Der weiße Lieferwagen, die schwarzgekleideten Männer, das Stück Stoff in ihrem Mund. Die Stunden, die sie um jeden Preis vergessen wollte.

Sie brauchte frische Luft, war jedoch außerstande, sich vom Fleck zu rühren. Ihr fiel ein, wie sie in dem Wald, den sie nach Dienstschluss oft als Abkürzung genommen hatte, zu sich gekommen war. Ihre Jacke fehlte, und am linken Unterarm hatte sie eine Schürfwunde. Obwohl sich niemand an ihr vergangen hatte, war sie sich regelrecht vergewaltigt vorgekommen. Zu Hause hatte sie über eine Stunde unter der Dusche gestanden. Sie hatte den Vorfall der Polizei gemeldet, doch die Ermittlungen blieben erfolglos, was vermutlich an ihren vagen Angaben lag. Vielleicht gab es aber auch einen anderen Grund …

Erneut wanderten ihre Gedanken zu Hauptkommissar Erlander. Frank zufolge war der damals für die Einstellung der Ermittlungen verantwortlich gewesen.

Sie zwang sich zurück zur Eingangstür. Schritt für Schritt zurück in die Gegenwart. Als sie auf die Vortreppe trat, standen Anna Fischer und Tom Stenberg am Auto und unterhielten sich.

In der frischen Luft und dem hellen Tageslicht versuchte sie klar zu denken. Die Entführung war also der Grund, warum sie noch einmal herkommen musste – eine Erinnerung aus dem Unterbewusstsein, hervorgerufen durch … ja durch was?

Sie nahm ihr Handy und betrachtete das Bild mit den vier Männern. Hatten sie junge Mädchen verschleppt und sich in der Hütte an ihnen vergriffen? Wer war der Mann gewesen, der den Albtraum in ihrem Fall beendet hatte?

Sie rief den beiden Beamten zu, dass sie telefonieren müsse, und ging ein Stück über die mit Schösslingen übersäte Wiese. Als sie Frank am Apparat hatte, berichtete sie mit zitternder Stimme, was sie soeben herausgefunden hatte.

»Bist du dir ganz sicher?«, fragte Frank.

»Ja«, antwortete sie und blickte über den Acker, auf dem Adam gestanden haben musste, als er die Männer fotografierte. »Ohne jeden Zweifel.«

In der Leitung wurde es still. Sie sah förmlich Franks besorgte Miene vor dem dichten Nadelwald im Hintergrund.

»Und Erlander?«, fragte er.

»War vielleicht auch dabei«, antwortete sie. »Das würde zumindest erklären, warum er meine Anzeige ad acta gelegt hat und wieso es in Adams Fall so viele ungeklärte Einzelheiten gibt. Und dieser Autounfall …«

Erneutes Schweigen. Kommissarin Fischer kam mit verwunderter Miene näher. Nathalie hob die Hand zum Zeichen, dass sie bald fertig sei, und ging zu ihrem Auto.

Als Frank wieder das Wort ergriff, klang seine Stimme entschlossen: »Gut möglich, dass du recht hast, Nathalie, aber es wird schwer, das alles zu beweisen. Die Techniker haben die Hütte untersucht, und wir haben DNA-Proben von den Männern … Sie jetzt noch einmal zu verhören, erscheint mir als reine Zeitverschwendung. Wenn es stimmt, was du sagst, werden sie garantiert alles abstreiten. Und was deine Entführung und Erlanders Unfall angeht, da ist jetzt nichts mehr zu machen.«

»Habt ihr inzwischen herausbekommen, wer sonst noch zu den *Marquis Divines* gehörte?«

»Nein«, seufzte Frank. »Die Nation ist heute dicht, bis jetzt haben wir noch niemanden erreicht, der uns weiterhelfen kann.«

»Und habt ihr mit Håkan gesprochen?«

»Nein. Er geht nicht ans Handy, aber wir haben ihm eine Nachricht hinterlassen und ihn gebeten, sich bei uns zu melden.«

Nathalie sah bereits vor sich, wie Håkan sich aufregen würde.

»Gibt es etwas Neues von Elisabeth oder Rickard?«, wollte sie wissen.

»Leider nein«, sagte Frank. »Weißt du inzwischen mehr über den Treffpunkt heute Nachmittag?«

»Nein.«

»Bist du schon unterwegs?«

»Ich fahre jetzt zum Bahnhof. Wie regeln wir das mit dem Personenschutz?«

»Sobald du in Stockholm bist, übernehmen wir.«

»Du, mir ist übrigens noch ein Gedanke gekommen. Wenn mein Stalker der Mörder ist ... warum hat er oder sie dann schon vor Rickards Ermordung angefangen, mich zu verfolgen?«

45

Als Nathalie den Volvo auf dem Parkplatz vor dem Hauptbahnhof Uppsala abstellte, klingelte ihr Handy. Sie öffnete die Fahrertür, stieg aus und atmete tief ein. Die Sonne schien grell von einem zunehmend klaren, blauen Himmel. Bevor sie den Anruf entgegennahm, setzte sie ihre Sonnenbrille auf.

»Nathalie Svensson.«

»Hallo, Nathalie, hier ist Eva Grip aus der Intensiv.«

Einen Augenblick war sie völlig perplex. Sie hatte fest damit gerechnet, dass der Anruf von ihrem unbekannten Verfolger kam.

»Hallo«, brachte sie schließlich hervor und schaute sich einmal im 360-Grad-Winkel um. Das Wasser in Bror Hjorths Springbrunnen glitzerte, eine 1.–Mai-Demonstration marschierte auf der anderen Seite der Kungsgatan vorbei, in der Fußgängerunterführung zu den Gleisen wimmelte es von Menschen, der rote Golf der Zivilkräfte parkte drei Plätze weiter.

»Ich habe schlechte Nachrichten«, fuhr Eva Grip fort. Sie gehörte zu den Narkoseärzten auf der Intensivstation, mit denen Nathalie sich hin und wieder über Patienten austauschte.

»Was ist los?«, fragte sie und stützte sich mit ihrer freien Hand auf dem Autodach ab.

»Es geht um Ihre Mutter. Sie kam gerade nach einem missglückten Selbstmordversuch rein. Eine Nachbarin hat sie vor einer halben Stunde zu Hause gefunden. Sie hat Schlaftabletten genommen und eine halbe Flasche Gin getrunken.«

Nathalie wich schlagartig sämtliche Kraft aus dem Körper, und sie sank zurück auf den Fahrersitz.

»Ihr Zustand ist ernst, aber stabil«, erklärte Eva Grip. »Wir überwachen gerade alle Funktionen, sie hat schon zweimal Flumazenil bekommen.«

»Ohne dass sie aufgewacht ist?«

»Ja, aber langsam kommt sie zu sich. Können Sie herkommen? Ich habe versucht, Ihren Vater zu erreichen, aber er geht nicht ans Telefon.«

»Ich bin in zehn Minuten da«, sagte Nathalie und drehte den Zündschlüssel um.

Sie fuhr wie in Trance. Auf dem Parkplatz vor der Klinik bat sie Fischer und Stenberg, am Auto auf sie zu warten, woraufhin sie durch Eingang 70 ins Gebäude eilte.

Sonja lag neben zwölf weiteren Patienten im offenen Saal der zentralen Intensivstation. Die Monitore zur Überwachung von Blutdruck und Puls piepten und zeigten leuchtende Kurven an, die Beatmungsgeräte zischten, und das Personal führte schweigend seine geübten Handgriffe aus. Nathalie war es, als sähe sie all das zum ersten Mal.

Sie trat an das Bett ihrer Mutter und legte ihr eine Hand auf die Wange. Sie fühlte sich warm an, und trotz der Magensonde, des Beatmungsschlauchs und der Zugänge in beiden Armen sah Sonja rosig und friedlich aus. Das feuerrote Haar jedoch wirkte leblos wie gebürsteter Kupfer.

»Verzeih mir. Ich hätte es sehen müssen, hätte dich nicht allein lassen dürfen.«

Oberärztin Eva Grip kam hinzu und begrüßte sie.

»Wer hat sie gefunden?«, wollte Nathalie wissen.

»Eine Nachbarin, mit der sie vormittags immer Kaffee trinkt ... eine Frau Werner.«

»Ilse Werner«, ergänzte Nathalie.

Eine von Sonjas wenigen Freundinnen, die Witwe eines Piloten, der um die Jahrtausendwende an Leukämie gestorben war.

»Da Ihre Mutter weder an die Tür gekommen noch ans Telefon gegangen ist, hat Frau Werner durchs Fenster geschaut und sie auf dem Sofa liegen sehen«, erklärte Eva

Grip. »Sie hat sofort den Notruf gewählt, und der Krankenwagen war zehn Minuten später da.«

»Wie sind die Rettungsleute reingekommen?«, fragte Nathalie und drückte Sonjas Hand.

»Ich glaube, die Tür war offen«, antwortete Eva Grip.

Komisch, dachte Nathalie. Mama achtet doch sonst immer genauso penibel darauf, dass abgeschlossen ist, wie ich. Aber wenn man sich umbringen will, ist einem wahrscheinlich alles egal. Sie wandte sich wieder ihrer Mutter zu und strich ihr über die Wange.

»Wird sie durchkommen?«, fragte sie leise, so als wagte sie es kaum, danach zu fragen.

»Ja«, sagte Eva Grip. »Wir haben alles unter Kontrolle, aber es kann ein paar Stunden dauern, bis sie zu sich kommt.«

»Was für Tabletten hat sie genommen?«

»Diese hier«, sagte Eva Grip und hielt eine durchsichtige Plastiktüte mit einer weißen Pillendose hoch.

Stesolid 10 mg.

Das Verschreibungsetikett war abgerissen.

»Woher hat sie das denn?«, überlegte sie laut.

Als sie Eva Grips fragenden Blick sah, fügte sie hinzu: »Meine Mutter hat noch nie Stesolid bekommen.«

Mit gedämpfter Stimme fuhr sie fort: »Ich habe ihr hin und wieder mal Schlaftabletten und Beruhigungsmittel verschrieben, aber nie Stesolid.«

»Nun ja, Sie sind nicht die einzige Ärztin auf der Welt«, sagte Eva Grip, die nur zu gut wusste, wie viele verschreibungsfreudige Kollegen es in der Stadt gab.

Das kann nicht sein, dachte Nathalie und drehte die Pillendose in der Hand. Ich habe mich immer selbst um Mamas Rezepte gekümmert, auch wenn das nicht ideal war. Anderen Ärzten hat sie nicht vertraut.

Zwei Polizisten betraten den kleinen Glasraum, in dem das Büro untergebracht war, und sahen sich fragend um. Eva Grip bat Nathalie, ihr zu folgen, und ging zu ihnen hinüber. Sie unterhielten sich zehn Minuten, doch die Beamten hatten nichts Neues zu berichten. Nathalie bekam den Hausschlüssel ausgehändigt, den die Polizei in Sonjas Schlüsselschränkchen gefunden hatte, und erzählte bei der Gelegenheit, wie komisch ihr die Sache mit den Tabletten und der unabgeschlossenen Haustür vorkam. Den Polizisten zufolge gab es jedoch nichts, was auf einen Einbruch hindeutete. Ihrer Einschätzung nach handelte es sich einfach um versuchten Selbstmord, und damit war der Fall beendet.

Nathalie hatte zwar das Gefühl, dass an der Sache irgendetwas nicht stimmte, hielt sich aber zurück. Es war sicher besser, direkt mit Frank darüber zu reden.

»Ich muss los«, sagte sie. »Rufen Sie mich bitte an, sobald sich etwas tut.«

»Selbstverständlich«, versicherte Eva Grip.

46

Sie fuhr auf direktem Weg in den Rosenvägen in Sunnersta. Das Haus ihrer Eltern wirkte noch verlassener als sonst, auch wenn draußen in der Maisonne die Knospen schwollen und die Vögel in den Apfelbaumzweigen fröhlich zwitscherten.

Im Wohnzimmer fand Nathalie die graue Wolldecke, die quer über die Lehne des Sofas geworfen war. Auf dem Fußboden lag Sonjas Skizzenblock, und auf dem Tisch standen zwei Longdrinkgläser.

Mit vorsichtigen Bewegungen umrundete sie den Tisch und sah sich um. Auf dem Parkettboden waren geriffelte Schuhabdrücke zu erkennen, die eindeutig zu groß waren, als dass sie von ihr oder ihrer Mutter stammen konnten.

Nathalie rief sich ihre letzten Begegnungen mit Sonja in Erinnerung. Ihr Gefühl, dass es sich nicht einfach nur um einen Selbstmordversuch handelte, wurde immer stärker. Nach dem Mord an Rickard hatte die Trinkerei ihrer Mutter zwar zugenommen, aber Sonja hätte nie versucht, sich etwas anzutun, da war sie sich sicher.

Sie wählte die Nummer ihres Vaters. Nach dem dritten Freizeichen hörte sie seine Stimme.

»Ich bin gerade in Stockholm, habe hier noch eine Ministerbesprechung, aber danach komme ich sofort«, erklärte er mit ruhiger Stimme.

»Hast du etwas davon gemerkt, dass es ihr nicht gutging?«, fragte Nathalie.

»Nein, mir sind nur ihre üblichen Stimmungsschwankungen aufgefallen«, sagte er. »Ich war allerdings auch viel unterwegs. Aber wie geht es *dir* eigentlich? Ich mache mir Sorgen um dich.«

»Ich komme schon klar«, sagte sie. »Muss heute Nachmittag mal kurz nach Stockholm wegen ... der Arbeit. Aber heute Abend bin ich wieder zurück, wahrscheinlich so gegen acht.«

»Pass auf dich auf, ich melde mich, wenn ich in Uppsala bin.«

Sie beendete das Gespräch und rief danach umgehend Frank an.

Drehte wieder und wieder dieselbe Runde durch den Raum, während sie die ganze Geschichte noch einmal erzählte. Sie fühlte sich gehetzt, doch als sie sich ans Fenster stellte und die beiden Zivilkräfte sah, die zu ihrem Schutz da waren, beruhigte sie sich ein wenig.

»Tut mir leid, das zu hören«, sagte Frank, als sie mit ihren Ausführungen fertig war. »Aber wenn die Kollegen in Uppsala der Ansicht sind, dass es sich nicht um ein Verbrechen handelt, müssen wir uns auf ihr Urteil verlassen. Und es klingt ja so, als wäre deine Mutter in letzter Zeit nervlich etwas angeschlagen gewesen.«

»Aber findest du es nicht komisch, dass das ausgerechnet jetzt passiert?«, wandte sie ein und ging in die Küche. Dort sah alles normal aus, das Handy ihrer Mutter hing immer noch zum Laden an der Steckdose. Keine Anrufe in Abwesenheit bis auf ihre eigenen von gestern und die heutigen drei von Ilse Werner.

»Nein«, antwortete Frank. »Ich kann mir gut vorstellen, dass die Ereignisse der letzten Tage ihr zugesetzt haben. Was soll denn deiner Meinung nach passiert sein?«

Darauf hatte Nathalie keine Antwort.

»Außerdem kommt sie doch sicher bald zu sich und kann uns dann alles erzählen«, fuhr Frank fort.

»Vielleicht hast du recht«, räumte sie ein und verließ das Haus. »Gibt es sonst etwas Neues?«

»Nein. Machst du dich jetzt auf den Weg?«

Sie schaute auf die Uhr. Viertel nach eins. Bis zu ihrem Treffen mit der unbekannten Person waren es nur noch knapp vier Stunden.

»Ja«, antwortete sie. »Aber sobald die Sache erledigt ist, fahre ich wieder nach Hause.«

»Natürlich«, sagte Frank.

47

Um halb drei fuhr die S-Bahn im Stockholmer Hauptbahnhof ein. Nathalie hatte darauf bestanden, allein einzusteigen, und nach einigem Hin und Her hatte Frank sich darauf eingelassen, dass seine Kollegen vom Zentralkriminalamt sie am Bahnsteig in Stockholm abholen würden.

Sie kam als Erste aus der Bahn und entdeckte sofort zwei Beamte in Zivil, die sie mit Blicken fixierten und auf sie zukamen. Im hektischen Gewimmel der Reisenden und unter den dröhnenden Lautsprecherdurchsagen stellten sich die beiden als Kommissar Peter Malmheden und Kommissarin Annika Jansson vor.

Noch zwei Menschen, deren Aussehen und Namen ich sofort wieder vergessen werde, dachte Nathalie, während sie zum Taxistand ging. Sie hatten abgemacht, dass die Beamten ihr so diskret wie möglich folgen würden. Ihre unbekannte Verabredung durfte das Treffen jetzt auf keinen Fall absagen, das war das Schlimmste, was passieren konnte.

Gefolgt von der Zivilstreife fuhr sie im Taxi durch die City. Der Frühling war nun endgültig ausgebrochen. Ein Thermometer zeigte achtzehn Grad an, die Leute trugen kurzärmelige Oberteile und aßen Eis. Der Hötorget war voller Menschen, so als müsste alles hier und jetzt passieren. Drei Monate Euphorie, und dann wird es wieder dunkel, dachte sie und empfand eine größere Distanz zu dem emsigen Treiben da draußen als jemals zuvor.

Frank wartete vor der Haustür in der Artillerigatan. Nachdem er das Taxi bezahlt hatte, nahm er Nathalie in den Arm. Er war frisch rasiert, aber erschöpft. Seine grünen Augen leuchteten intensiv, die Wangenknochen wirkten markanter als sonst.

Sie lächelten sich kurz an und blickten beide gleichzeitig hinüber zu dem Wagen, der in diesem Moment in der nächsten Querstraße hielt.

»Schön, dich zu sehen«, sagte er.

»Ebenfalls«, sagte sie.

Am Radiogeschäft bogen zwei Mädchen um die Ecke und fragten, ob Frank und Nathalie Maiblumen kaufen wollten.

»Nein danke, ein anderes Mal«, antwortete Frank und lächelte entschuldigend.

Als die Mädchen die Straße in Richtung Friedhof überquerten, ertönte ein Signalton aus Nathalies Handtasche. Sie hörte sofort, dass es sich um eine MMS handelte, warf Frank einen Blick zu und zog ihr Handy aus der Tasche.

Die Nachricht war von Gabriel. Er hatte ein Bild von sich und Tea auf dem Teetassen-Karussell in Gröna Lund geschickt, auf dem er mit der Sonne um die Wette strahlte.

Es ist supercool hier!

Sie hielt Frank das Display hin.

»Wie ich dir gesagt habe, Håkan ist mit den Kindern im Vergnügungspark.«

»Komisch, dass er nicht ans Handy geht«, sagte Frank.

»Entweder hört er es nicht, oder er hat es lautlos gestellt«, sagte sie. »Ich schreibe mal zurück und frage nach.«

Als nicht sofort eine Antwort kam, steckte sie das Handy vorerst wieder in die Handtasche.

»Wenn du mich fragst, hat das Verhör mit Håkan auch keine Eile«, sagte sie. »Und falls doch, dann ist das sicher schnell erledigt.«

Es entstand eine Pause. Frank rieb sich übers Kinn, und Nathalie schaute einem Fahrradkurier hinterher, der Richtung Strandvägen den Berg hinuntersauste.

»Was hast du jetzt vor?«, wollte Frank wissen.

»Erst mal hoch in die Wohnung und abwarten, bis ich neue Anweisungen bekomme. Gibt es immer noch keine neuen Berührungspunkte zwischen Adams und Rickards Fall?«

»Nein.«

»Die Biographie ist nicht aufgetaucht?«

Frank seufzte und schüttelte den Kopf. Sie sah ihm an, dass er etwas zurückhielt und fragte: »Sonst irgendwas Neues?«

»Ja«, seufzte Frank und fuhr sich mit der Hand durchs Haar. »Die DNA auf dem Kaugummi stammt nicht von Gyllenborg …«

»Dann war er es also nicht?«

»Er kann es schon trotzdem noch gewesen sein«, entgegnete Frank. »Es gibt ja keine hundertprozentige Sicherheit, dass der Mörder das Kaugummi ausgespuckt hat.«

»Und wenn man es mal auf die DNA der *Marquis Divines* hin untersucht?«, schlug Nathalie vor.

»Wir sind schon dabei.«

»Was machen die Herren eigentlich gerade?«

»Sind auf einem Golfturnier auf Lidingö.«

»Na gut. Wir sehen uns, Frank«, sagte sie und schob die Eingangstür auf.

In der Wohnung stand die Luft, es war stickig und schwül. Nathalie hob beim Hereinkommen den Reklamestapel vom Fußboden auf und schob ihre Joggingschuhe zur Seite. Dann schloss sie ab und kontrollierte dreimal, ob die Tür auch wirklich verriegelt war. Der Spiegel im Flur zeigte ihr genau das, was sie erwartet hatte: ein müdes, angespanntes Gesicht mit dunklen Schatten unter den Augen. Im Normalfall hätte sie sofort ihr Make-up herausgeholt.

Sie machte zwei Schritte in den Wohnraum. Betrachtete den Notenständer, die Orchideen und das ordentlich gemachte Bett, sog den Duft von Lavendelöl aus dem Kleiderschrank und die verschiedenen Parfümnoten ein, die noch in den Kleidern hingen. Vier Tage war es her, dass sie zuletzt hier gewesen war. Es kam ihr vor wie ein ganzes Leben.

Kraftlos ließ sie sich auf der Bettkante nieder, wo sie auch gesessen hatte, als Frank ihr von Rickards Tod erzählte. Nach einer Weile hatte sie das Gefühl, keine Luft mehr zu bekommen, so dass sie aufstand und das Fenster öffnete. Vogelgezwitscher, Motorenlärm und einzelne Gesprächsfetzen drangen schubweise zu ihr ins Zimmer. Auf den Bänken vor der Hedwig-Eleonora-Kirche saß eine Handvoll Menschen, die sehnsüchtig ihre blassen Gesichter in die Sonne reckten. Auf dem Östermalmstorg herrschte ein solches Gewimmel, dass dort nur eine diffuse Menschenmenge zu erkennen war.

Instinktiv ließ sie auf der Suche nach der grünen Jacke den Blick umherschweifen, entdeckte sie aber nirgendwo. Ist ja klar, dachte sie. Was hatte sie auch erwartet?

Sie lehnte sich an die Wand und sah, dass das Auto der mobilen Fahndungseinheit immer noch in der Storgatan parkte. Einer der beiden Beamten, wahrscheinlich Peter Malmheden, stand hinter dem Wagen und telefonierte.

Nathalie richtete den Blick auf die Kirchturmuhr, die vor lauter Laub bald kaum noch zu sehen war. Fünf vor drei. Jetzt waren es nur noch gut zwei Stunden.

Im Flur piepte ihr Handy – der Signalton einer eingehenden SMS, gedämpft durch italienisches Lackleder. Sie hatte die Handtasche beim Reinkommen an demselben Haken wie immer aufgehängt. Drei Sekunden später sah sie, dass es nur Gabriel war, der ihr eine Antwort geschickt hatte.

> Hallo Mama. Hab Papa Bescheid gesagt. Sein Akku ist leer. Ruf mich an, wenn du mit ihm sprechen willst. Jetzt geh ich auf die Krake!!!

Einen Moment überlegte sie, ob sie anrufen und mit Håkan reden sollte. Aber was sollte das bringen? Nur wieder Streit um die Kinder, lautete die traurige Antwort. Aus demselben Grund leitete sie die Nachricht auch erst einmal nicht an Frank weiter.

Plötzlich klingelte das Handy. Sicher Håkan oder Gabriel, vermutete sie im ersten Moment, doch dann sah sie, dass sie sich geirrt hatte. Der Anruf kam von Louise.

»Hallo, wie geht es dir?«

»Noch lebe ich«, antwortete Nathalie und hörte selbst, wie schicksalsschwer das klang.

»Wo bist du?«

»In Stockholm, bin gerade in die Wohnung gekommen.«

»Wie geht es dir? Hast du Frank schon getroffen?«

Zwei Fragen, die irgendwie nicht so recht zusammenpassen wollten. Sie beschloss, nur auf die letztere zu antworten: »Er hat vor dem Haus auf mich gewartet. Ich stehe ja jetzt unter Personenschutz, wie du weißt.«

Louise räusperte sich.

»Sollen wir uns treffen? Ich bin gerade in der Markthalle

und kaufe ein, wir könnten einen Kaffee im Tysta Mari trinken.«

»Nein, ich kann nicht. Ich muss mich ausruhen.«

»Ach so?«, entgegnete Louise mit ungewohnter Schärfe in der Stimme. »*Ich* kann übrigens morgen nicht mit ins Theater, mir ist was dazwischengekommen.«

»Ach so? Was denn?«

»Etwas Privates«, antwortete Louise.

»Also dann hören wir voneinander«, sagte Nathalie matt. »Ich weiß auch noch nicht, ob ich hingehe.«

Nachdem sie aufgelegt hatten, blieb Nathalie noch einen Moment mit dem Handy am Fenster stehen. Gegenüber sah sie einen Mann mit einem Strauß Tulpen über den Friedhof schlendern. Im schlimmsten Fall war Louise jetzt eingeschnappt, aber sie hatte gerade wirklich andere Sorgen.

Als sie das Fenster schloss, fiel ihr plötzlich etwas ein, was sie bisher völlig außer Acht gelassen hatte. Doch das konnte sie um Handumdrehen überprüfen. Sie wählte Eva Grips Nummer.

»Wie geht es meiner Mutter?«

»Wir holen sie langsam zurück. Die Atmung übernimmt sie schon zur Hälfte selbst, in ein paar Stunden wollen wir versuchen, sie vom Beatmungsgerät zu nehmen.«

»Können Sie mir einen Gefallen tun?«, bat Nathalie, doch es klang eher wie ein Befehl.

»Ja?«, sagte Eva Grip.

»Könnten Sie mal im Medikamentenverzeichnis meiner Mutter nachsehen, wer ihr das Stesolid verschrieben hat?«

»Natürlich, bleiben Sie dran, ich schaue sofort nach.«

Nathalie hörte das Geräusch von Clogs auf dem Fußboden der Intensivstation, das Piepen der Pulsmessgeräte und vereinzelte Stimmen, doch sie verstand nicht, was sie sagten. Drei Minuten später hatte Eva Grip sich ins System eingeloggt.

»Ihrer Mutter hat niemand Stesolid verschrieben, zumindest nicht dieses Jahr. Es ist genau, wie Sie sagen, Sie sind die Einzige, die ihr Rezepte ausgestellt hat …«

Das Gefühl, dass an Sonjas Selbstmordversuch irgendetwas faul war, wurde immer stärker. Konnte sie die Tabletten von einer Freundin bekommen haben? Aber wer sollte das sein? Ilse Werner? Wohl kaum, die nahm ja nichts Stärkeres als höchstens mal ein Glas Portwein bei einer Beerdigung ein.

Nathalie überlegte, ob sie Frank anrufen sollte, entschied sich aber dagegen. Er würde sowieso nur wieder sagen, dass es das Beste wäre, erst einmal auf Sonjas Aussage zu warten.

Rastlos und unschlüssig, wie sie sich die Zeit vertreiben sollte, bis sie Genaueres über den Treffpunkt erfuhr, stellte sie sich vor den Notenständer und sang ihre Stimme des Volkslieds *Glädjens blomster* in der Version von Hugo Alfvén. Ihr Gesang klang genauso mechanisch und leer, wie sie sich fühlte. Sie schlug das Notenheft zu, rollte stattdessen ihre Trainingsmatte aus und machte dreißig Sit-ups, doch auch das vermochte ihre Anspannung nicht zu lösen.

Auf der Kirchturmuhr war es jetzt zehn nach drei. Irgendetwas musste sie tun, aber sie hatte keine Lust, irgendwen zu sehen. Wollte lieber ihre Ruhe haben und die Ereignisse der letzten Tage sortieren, zumindest versuchsweise.

Ihr Handy leuchtete auf, und auf dem Display erschien eine SMS von Bengt Vallman.

Wenn ich an dich denke, werde ich ganz warm von innen. Sehne mich nach Samstag.

Um eine höfliche Distanz zu wahren, antwortete sie:

Ja, das wird schön, bis dann.

Dann legte sie das Handy zurück auf den Notenständer, ging ins Bad und drehte das Wasser in der Dusche auf. Als sie sich gerade ausgezogen und den Fuß unter den Strahl gehalten hatte, um die Temperatur zu prüfen, posaunte ihr Handy wieder los. Noch eine SMS. Einen Moment überlegte sie, erst einmal zu duschen und anschließend nachzusehen, doch dann hielt sie es nicht aus.

Wir treffen uns um 17 Uhr im Kungsträdgården an Molins Fontän. Kein Wort zur Polizei, sonst hat das Konsequenzen. Freundschaftliche Grüße.

48

Die Sonne spiegelt sich in ihrem Fenster. Ich kann nicht erkennen, ob sie sich dahinter bewegt. Langsam gehe ich über den Kiesweg und versuche eine bessere Position zu finden, kaue im Takt meiner knirschenden Schritte. In regelmäßigen Abständen bleibe ich stehen, lasse den Blick über Gräber, Blumen und Vögel schweifen, um wie ein ganz normaler Feiertagsspaziergänger auszusehen. Die Tulpen, die ich vorhin auf dem Markt gekauft habe, unterstreichen den Eindruck unschuldiger Freundlichkeit, den ich so meisterhaft vermittele.

Wenn die Leute nur wüssten, denke ich und lächle einer alten Dame mit Rollator zu. Aber genau das darf nicht passieren. Niemand darf etwas wissen, vor allem du nicht, Nathalie.

Oder hättest du vielleicht sogar Verständnis? Würdest du sehen, dass ich eigentlich nur dein Bestes will, dass ich nicht anders kann, als so zu handeln?

Ja, nein, doch.

Die Ambivalenz zerreißt mir noch das Herz. Ich blute um deinetwillen, das habe ich immer schon getan.

Du bist klug. Du müsstest es eigentlich verstehen. Dass es immer gefährlicher wird, je näher du der Wahrheit kommst. Allen, die mir zu nahe kommen, wird es schlecht ergehen. Niemand, der mein Geheimnis kennt, wird es wagen, mich zu verraten.

Ich beiße mir auf die Wange, bis es blutet. Finde einen Platz hinter einem großen Grabstein, von dem aus ich die Umrisse deiner Einrichtung sehen kann: dünne Vorhänge, vielleicht ein Bücherregal, eine Lampe.

Plötzlich erscheinst du am Fenster. Deine braunen Locken und die Silhouette deiner Schultern sind unverkennbar.

Gut, dann weiß ich jetzt, dass du da bist.

Damit du mich nicht erkennst, kehre ich dir den Rücken zu und schlendere gemächlich in Richtung Kirche. Eine Hummel fliegt im Zickzack zwischen Buschwindröschen und Blausternen über den hohen Rasen, der im Schatten der Gräber noch feucht vom geschmolzenen Schnee ist. Dieses Zielbewusstsein habe ich mit ihr gemeinsam, wir haben es beide nur auf das Wesentliche abgesehen.

Die Sonne drückt wie eine geballte Faust zwischen meine Schultern. Als der Weg eine Kurve macht, sehe ich im Augenwinkel, wie du das Fenster schließt.

49

»Okay, ich mache mich jetzt auf den Weg.« Nathalie steht im Flur und betrachtet ihr Spiegelbild, während sie mit Frank telefoniert.

»Gut«, sagt er. »Denk daran, dass du uns erst siehst, wenn wir eingreifen. Er oder sie darf uns dieses Mal nicht entwischen.«

»Aber ihr müsst uns zuerst ein bisschen reden lassen, ich will wissen, was dieser jemand von mir will.«

»Ja, soweit das möglich ist«, antwortet Frank. »Sitzt die Ausrüstung?«

»Ja«, sagt sie und tastet nach dem Mikrofon auf der Innenseite der weiten Windjacke, die sie sich von der Polizei geliehen hat. In der schusssicheren Weste kommt sie sich unförmig und übertrieben gepanzert vor, aber Frank hat darauf bestanden. Den Alarmmelder hat sie bis auf weiteres wieder abgegeben.

»Wir lassen dich keine Sekunde aus den Augen, Nathalie«, versichert Frank, bevor sie das Gespräch beenden.

Sie schließt die Wohnungstür ab und geht die Treppe hinunter. Die Turnschuhe quietschen auf dem glatten Steinboden.

Dritter Stock. Jetzt nimmt dieser Wahnsinn endlich ein Ende, denkt sie. Sie ist fest davon überzeugt, dass ihr Stalker auftauchen wird. Auf die Nachricht mit dem Treffpunkt hat sie zum wiederholten Mal angekündigt, dass sie nur kommen werde, wenn sie wisse, wer sie da eigentlich treffen will. Und wieder lautete die Antwort, das sei ihre einzige Chance.

Worauf? Wissen Sie etwas über den Mord?

Das erfährst du noch. Warte am Springbrunnen. Ich komme auf dich zu. Wenn ich merke, dass du überwacht wirst … Freundschaftliche Grüße.

Darauf verschickte Nathalie noch drei weitere SMS, ohne jedoch eine Antwort zu erhalten. In all dem Elend ist es immerhin eine Erleichterung, dass nicht mehr von den Kindern die Rede war. Die sind jetzt bei Håkan in Sicherheit.

Zweiter Stock.

Wer bist du? Was meinst du mit »Freundschaftliche Grüße«? Warum treffen wir uns an einem Springbrunnen? Dir muss doch klar sein, dass ich da sofort an Adam und Rickard denke. Ist es das, was du willst? Damit ich auf jeden Fall komme?

Erster Stock.

Wer immer mich da verfolgt, weiß etwas über die Morde und will es mir anvertrauen. Nur so kann es sein. Aber warum mir und nicht der Polizei? Und warum nicht am Telefon?

Unten im Eingangsbereich bleibt sie stehen, um noch einmal den Aufnahmeknopf in der rechten Jackentasche zu kontrollieren. Das Gedankenkarussell in ihrem Kopf dreht sich weiter: *Wenn du mir helfen willst, warum hast du mich dann verfolgt? Steckst du hinter den Morden an Adam und Rickard? Du wirst wohl nicht so verzweifelt sein und vorhaben, mich am helllichten Tag mitten im Kungsträdgården zu erschießen, oder?*

Nein, sagt sie sich und tritt vor die Haustür.

Auf der Uhr der Hedwig-Eleonora-Kirche ist es jetzt Viertel vor fünf. Noch mehr als genug Zeit also. Nathalie setzt sich die Sonnenbrille auf und geht die Straße hinauf Richtung Storgatan. Die Luft ist warm, hin und wieder zieht jedoch vom Nybrokai eine kaum wahrnehmbare frische Brise vorbei. Von der mobilen Fahndungseinheit ist nirgendwo etwas zu sehen, genau wie Frank angekündigt hat.

Nathalie hat nicht einmal das Gefühl, beobachtet zu werden.

Sie schließt die Hand um ihr Smartphone und überlegt, ob sie noch einmal im Krankenhaus anrufen soll. Nein, entscheidet sie dann. Eva Grip hat sich erst vor einer Viertelstunde gemeldet und gesagt, dass Sonja immer noch nicht ganz bei Bewusstsein, aber nach wie vor stabil sei.

Sobald das hier vorbei ist, nehme ich die erste Bahn nach Hause, denkt Nathalie.

Die Straßencafés und Außenbereiche der Restaurants auf dem Östermalmstorg sind vom Sonnenlicht überflutet. Glänzende Augen, klirrende Gläser und ein heiteres Stimmengewirr, das die Fassaden emporklettert. Im Lisa på Torget sieht Nathalie ein bekanntes Gesicht. Es ist einer der Männer, mit denen sie mal aus war, ein Mann, der sowohl Lust als auch Unbehagen in ihr hervorgerufen hat. Lässig zurückgelehnt sitzt er da und unterhält sich mit einer jungen Frau, die dem Aussehen nach eine von Louises Stammkundinnen sein könnte. Im Schutz der Sonnenbrille nimmt Nathalie sich die Freiheit, ihn so lange zu mustern, bis sie ihn zuordnen kann. Es ist der Bänker aus der Sturegatan, der sie beim Sex gefesselt hat.

Sofort wendet sie den Blick von ihm ab und geht still und zügig weiter, gratuliert sich zu ihrer weisen Entscheidung, heute keine hohen Schuhe angezogen zu haben. Als sie in die Nybrogatan einbiegt, wirft sie einen Blick auf die Uhr.

Noch zehn Minuten. Perfekt. Sie will nicht länger als unbedingt nötig am Treffpunkt auf ihre anonyme Verabredung warten. Vor ihrem inneren Auge sieht sie Johan Peter

Molins sechseckigen Springbrunnen mit den prächtigen Schwänen. Sie hat sich die Umgebung auf Google Maps ganz genau angesehen und sich vorzustellen versucht, aus welcher Richtung der oder die Unbekannte wohl kommt.

Der Platz mit dem Springbrunnen ist der perfekte Ort für ein Treffen: eine kleine Oase inmitten des Kungsträdgården, in die sich nicht besonders viele Spaziergänger verlaufen. Nathalie ist schon oft ganz in der Nähe vorbeigegangen, doch am Springbrunnen war sie noch nie. Es gibt sechs Zugänge, also sechs mögliche Fluchtwege, und Frank hat sie alle unter Kontrolle.

»Ist X da einmal drin, kommt X da nicht mehr raus«, hat er halb im Scherz, halb im Ernst gesagt, was Nathalie nur noch unruhiger machte.

Auf dem Weg vorbei am Königlichen Dramatischen Theater sieht sie, dass das Banner mit Rickard in der Rolle des Hamlet mittlerweile durch ein anderes mit Carl-Henric Gyllenborg als Don Juan ersetzt wurde. Sie wirft einen flüchtigen Blick zu der Treppe hinüber, auf der sie stand, als sie Rickards SMS bekommen hat.

Am Fußgängerüberweg an der Birger Jarlsgatan muss sie einen Moment warten, bis die Ampel auf Grün umspringt. Auf Tornbergs Uhr vor dem Nybro-Imbiss ist es jetzt fünf vor fünf. Als sie den Weg erreicht, der in den Berzelii Park hineinführt, schlägt ihr Herz mit jedem Schritt schneller. Sie fühlt sich alles andere als vorbereitet, auch wenn sie sämtliche denkbaren Abläufe wieder und wieder im Kopf durchgegangen ist. Schweiß rinnt über ihren Rücken. Die schusssichere Weste drückt gegen ihren Brustkorb und macht es unmöglich, tief genug einzuatmen. Sie fingert am Reißverschluss der Windjacke herum, kann sich aber gerade noch beherrschen.

Jetzt bloß nichts riskieren, ich bin so nah dran, denkt sie, wendet sich um und lässt den Blick über den Nybrokai, die Nybrogatan und den grünenden Park wandern. Überall wimmelt es von Menschen, doch sie sieht niemanden, der sie beobachtet.

An der U-Bahn-Haltestelle vor dem Kungsträdgården bleibt sie einen Moment stehen und starrt die Rolltreppen hinunter, die im Untergrund verschwinden.

Wirst du hier gleich heraufkommen?

Auf der Rolltreppe wird ein Kopf mit einer Kapuze sichtbar, deren Farbe in der Dunkelheit nicht genau auszumachen ist. Für den Bruchteil einer Sekunde scheint ihr Herz stillzustehen, und sie spürt förmlich, wie es sich bis zum Zerbersten mit Blut füllt. Dann sieht sie, dass dort ein Jugendlicher mit einem dunkelblauen Kapuzenpulli die Rolltreppe heraufkommt.

Ihr Puls hämmert in den Schläfen. Aus einem plötzlichen Impuls heraus nimmt sie ihr Handy und wählt Gabriels Nummer.

Er geht nicht ran.

Als sie die Kungsträdgårdsgatan überquert hat, bleibt sie erneut stehen und nimmt die Sonnenbrille ab. Zwischen den Spaziergängern und den Zweigen der knospenden Bäume sieht sie das Wasser des dunkelgrünen Springbrunnens glitzern.

Die Turmuhr der Jakobskirche schlägt fünf. Nathalie

beißt sich auf die Unterlippe und geht langsam weiter. Da plötzlich sieht sie, wie sich auf der anderen Seite des Wassers etwas bewegt.

Drei Schritte, und die Person ist vollständig zu sehen.

Der grüne Anorak mit der über den Kopf gezogenen Kapuze.

Obwohl von dem Gesicht nicht viel zu erkennen ist, sieht Nathalie sofort, wer da vor ihr steht.

50

Ich sehe, wie du auf der anderen Straßenseite stehen bleibst und in den Kungsträdgården blickst. Wo willst du hin, geliebte Nathalie?

Langsam nähere ich mich, stets bereit, deinem scharfen Blick auszuweichen, falls du dich umdrehst. Du würdest mich sofort entdecken. Vielleicht wäre das sogar das Beste. Dann wäre ich gezwungen, dir eine Erklärung zu liefern.

Vorhin, als du dich am Raoul-Wallenberg-Monument umgeschaut hast, habe ich mich an der Bushaltestelle vor dem Theater zwischen die Wartenden gestellt. Mein Verstand sagt mir, dass ich vorsichtiger sein muss, aber ich verhalte mich genau umgekehrt.

Jetzt gehst du weiter, und ich trete aus dem dunklen U-Bahn-Aufgang heraus und folge dir. Ich spüre, dass bald irgendetwas passiert, was mein Handeln erfordert.

Handeln, agieren, eingreifen, blitzt es in meinem Kopf

auf. Allmählich macht sich der Schlafmangel der letzten Tage bemerkbar. Meine sonst so selbstbeherrschte Maske bekommt zunehmend Risse. Auf dem Weg hierher habe ich einem Taxi, das an einer roten Ampel zu spät angehalten hat, vor Wut in die Tür getreten.

Ich habe viel zu verlieren, aber du bist das Wichtigste in meinem Leben.

Überrascht stelle ich fest, dass du dich auf Molins Fontän zubewegst. Du siehst dich unsicher um, so als würdest du auf irgendwen warten.

Mir klopft das Herz unter dem Sakko. Vorsichtig gehe ich näher heran und vertraue darauf, dass ich hinter dem zarten Grün des Parks und dem emsigen Treiben auf dem Gehweg verborgen bleibe, falls du dich wider Erwarten in meine Richtung drehen solltest. Die Gedanken und Bilder überschlagen sich in meinem Kopf. Ich bekomme eine Gänsehaut im Nacken. Sehe noch einmal vor mir, wie Rickard zusammenbrach, höre das Klatschen, mit dem sein Körper auf die Wasseroberfläche traf.

Auf der anderen Seite des Springbrunnens nähert sich jemand. Ihr bleibt zwei Meter voreinander stehen, begrüßt euch mit einem Nicken. Die Gänsehaut in meinem Nacken breitet sich weiter über den Rücken aus.

Ich taste nach dem Revolver in meiner Innentasche. In der Trommel befinden sich noch vier Kugeln. Ich treffe nie daneben. Das Einzige, vor dem ich machtlos bin, ist meine Triebhaftigkeit.

Langsam gehe ich noch etwas näher heran, jetzt sind es nur noch fünf Meter bis zu der Hecke, die den Platz mit dem

Springbrunnen umgibt. Als du deine braunen Locken in den Nacken wirfst und einen Schritt zur Seite machst, sehe ich auch, mit wem du da redest.

Meine schlimmsten Befürchtungen haben sich bewahrheitet. Aber es war ja nicht anders zu erwarten. Ausgerechnet die Finsternis, vor der ich dich um alles in der Welt bewahren wollte, suchst du auf.

»Scheiße, Scheiße, Scheiße«, murmele ich, als ich einen Moment die Beherrschung verliere, und muss an die verfluchte Begegnung denken, die das längst Totgeglaubte wieder zum Leben erweckt hat.

Nathalie. Tief im Inneren habe ich geahnt, dass du keine Ruhe geben würdest, bis du alle Beteiligten identifiziert hast, dich selbst eingeschlossen. Und dennoch habe ich die Hoffnung immer vor mir hergetragen wie einen eitlen Heiligenschein. So brauchte ich nicht zu entscheiden, ob ich es dir erzählen oder dich auf ewig vor dem Schmerz bewahren soll.

Ihr unterhaltet euch. An deiner angespannten Haltung sehe ich, dass du gerade Geschichten zu hören bekommst, die du nicht für möglich gehalten hast.

Ich gehe in die Hocke, so als müsste ich mir den Schnürsenkel binden. Dabei hole ich den Schalldämpfer aus der Aktentasche und schraube ihn auf den Revolver. Als ich wieder aufstehe, sehe ich einen Mann auf der anderen Seite des Springbrunnens. Er hat eine Schnecke im Ohr, und seiner Körperhaltung nach zu urteilen ist er Polizist.

Schnell stecke ich den Revolver wieder weg. An einem der anderen Zugänge zum Platz steht ein weiterer Polizist mit

Headset. Als ich mich zur Seite drehe, sehe ich zehn Meter von mir entfernt einen Zweimetermann mit kurzgeschorenen Haaren. Seine ganze Aufmerksamkeit ist auf den Springbrunnen gerichtet, und von seinem Standpunkt aus kann er nicht mitbekommen haben, was ich soeben getan habe.

Ich werfe einen zerstreuten Blick auf die Uhr und gehe in Richtung Schloss.

Jetzt gibt es kein Zurück mehr. Die Ouvertüre ist zu Ende, und die Vorstellung kann beginnen.

51

»Also Sie sind es?«, sagt Nathalie verblüfft und drückt auf den Aufnahmeknopf in ihrer Jackentasche.

Elisabeth Rapp nickt und sieht sich nervös um.

»Sie sind doch alleine gekommen, oder?«

»Ja«, antwortet Nathalie und macht einen Schritt auf sie zu.

Für drei Sekunden begegnen sich ihre Blicke. Elisabeths Pupillen sind klein und ihre Augen gerötet. Sie ist ganz blass und sieht so unscheinbar und normal aus, wie Nathalie sie noch nie wahrgenommen hat. Ein weißes, zerknittertes T-Shirt, zerrissene Jeans und schwarze Stiefel. Das mädchenhafte Gesicht ist ungeschminkt, das Haar fettig und schlaff. Sie wirkt steif und verwahrlost, wie eine Puppe, die jahrzehntelang in einer Kiste auf dem Dachboden verstaut war.

»Sie haben mich die ganze Zeit verfolgt?«, fragt Nathalie und versucht, nicht zu vorwurfsvoll zu klingen.

»Ja«, sagt Elisabeth und lässt ihren Blick rastlos umherschweifen.

Hoffentlich entdeckt sie die Polizisten nicht, denkt Nathalie und fragt: »Möchten Sie mir etwas sagen?«

Elisabeth nickt und zieht sich die Kapuze noch etwas tiefer ins Gesicht, als wollte sie sich vor ihrer Umwelt in Schutz nehmen.

»Warum haben Sie das nicht schon früher getan? Sie wissen doch, dass Sie mir vertrauen können?«

Keine Reaktion. Vom Café am Karl XII's Torg dringt der Schrei eines Kindes herüber. Die Weste klebt ihr am schweißnassen Rücken. Jetzt heißt es behutsam vorgehen. Nathalie spürt, dass dies eins der schwierigsten Gespräche wird, das sie jemals geführt hat.

»Warum haben Sie mich verfolgt?«

»Das ist nicht so einfach ...«, murmelt Elisabeth.

»Ich verstehe. Aber jetzt höre ich Ihnen zu.«

Nathalie schweigt, lässt ihr die Zeit, die sie braucht. Die Vögel zwitschern, das Wasser plätschert, und in der Ferne ist das Rauschen des Straßenverkehrs zu hören. Schließlich sagt Elisabeth in ihrem tonlosen Sprichwortmodus: »Nichts ist gefährlicher, als seinen Feind zu unterschätzen.«

Nathalie spürt, dass sie die Geduld verliert. Sie hat viele Fragen und muss Elisabeth irgendwie dazu bringen, laut und deutlich zu antworten, so dass sie auf dem Tonband zu verstehen ist. Außerdem vertraut sie nicht darauf, dass

Frank ihr tatsächlich genügend Zeit lässt, um mit Elisabeth zu reden.

»Und wer ist der Feind?«, fragt sie. »Ist es Jacques Levinder? Sind Sie seinetwegen untergetaucht?«

Elisabeth erstarrt und sieht sie an.

»Ist es okay, wenn ich eine rauche?«

»Natürlich.«

Elisabeth kramt eine zerbeulte Schachtel Zigaretten aus der Jackentasche ihres Anoraks. Ihre Nägel sind schwarz, aber der Lack ist an mehreren Stellen abgesplittert. Nachdem sie zwei Züge genommen hat, sieht sie Nathalie eindringlich an.

»Angefangen hat alles mit dieser Fernsehsendung ...«

»*Ungelöste Verbrechen*? Die Folge über den Mord an Adam Starlander?«

»Ja. Danach wollte ich eigentlich mit Ihnen reden, aber ... das hat nicht so gut geklappt ... ich hab mich nicht getraut, hab plötzlich Panik gekriegt. Und dann war da halt diese Sache mit ...«

Sie verstummt und streicht mit den Handflächen über ihren Anorak, ohne dass Nathalie diese Geste zu deuten weiß.

»Geht es um Adam Starlander?«

Ein Nicken und ein weiterer Zug an der Zigarette. Im grellen Sonnenlicht ist die Glut kaum zu sehen. Elisabeth stößt den Rauch aus und betrachtet die Figuren aus der nordischen Mythologie auf dem Sockel des Springbrunnens. Ein Abwehrmechanismus, denkt Nathalie und beschließt, sie noch hartnäckiger zur Rede zu stellen.

»Waren Sie die geheime Informandin, die Adam Starlander in der Woche vor seinem Tod getroffen hat? Und die er nur ›B‹ nannte?«

»Ja.«

»›B‹ für Betty, oder?«

Elisabeth nickt. Nathalie spürt, wie ihre Wangen heiß werden.

»Worüber haben Sie mit ihm gesprochen? Über das Galaxis? Über Jacques Levinder, Pierre Hielmstedt und Olof Jönsson?«

Bei diesen Worten wird Elisabeth noch blasser, sofern das überhaupt möglich ist. Sie gleicht einem Gespenst, aber tief in ihren kleinen Pupillen funkelt ein Zorn, der lebendiger wirkt als der Frühlingsabend um sie herum. Dann beginnt sie zu reden, und zwar mehr, als Nathalie sie jemals zuvor hat reden hören.

»Sie haben mich missbraucht … mich und andere Mädchen aus dem Galaxis und anderen Jugendheimen. Manchmal haben sie auch kleine Jungs mitgenommen, die gerade erst neu dazugekommen waren.«

»In die Jagdhütte? In Duvboda am Storskogen?«

Elisabeth zuckt mit den Schultern.

»Wo genau die war, weiß ich nicht, sondern nur, dass sie uns in einem Lieferwagen aus der Stadt gebracht haben und die Fahrt ungefähr eine halbe Stunde gedauert hat.«

»Und das alles haben Sie Adam Starlander erzählt?«

»Mhm. Er wollte die Sache aufdecken und die Mistkerle damit drankriegen.«

»Wann haben Sie ihn das letzte Mal gesehen?«

»Am Abend vor dem Mord.«

»Und wo?«

»Am Hauptbahnhof.«

Das stimmt mit seinen Notizen überein, denkt Nathalie.

»Wissen Sie, wer ihn umgebracht hat?«

»Nein.«

»Warum haben Sie sich denn an ihn gewandt und nicht an die Polizei?«

Ein flüchtiges Lächeln huscht über Elisabeths Lippen.

»Diese Typen hatten nun mal die Macht. Die waren unsere gesetzlichen Vertreter und unsere Ärzte und was weiß ich nicht noch alles. Wenn wir brav waren, hat Levinder uns die Medikamente verschrieben, die wir haben wollten: Beruhigungsmittel, Schlaftabletten, ganz egal ... Sie haben einfach über alles in unserem Leben bestimmt. Und sie haben gesagt, wenn eine von uns den Mund aufmacht, hätten die anderen Mädchen darunter zu leiden. Außerdem ...«

Elisabeth macht eine Pause und holt langsam zwischen zusammengepressten Zähnen Luft.

»... war dieser Bulle ja auch dabei ... dieser widerliche Glatzkopf.«

»Hauptkommissar Alf Erlander?«

»Kann schon sein, dass er so hieß, sie haben ihn immer nur ›Napoleon‹ oder ›Hauptmann‹ genannt. Er hatte ein Schwert, das er ...«

Über den Kies nahen hastige Schritte heran. Aus dem rechten Augenwinkel nimmt Nathalie einen Schatten wahr, und als sie den Kopf dreht, sieht sie einen Mann im Anzug, der aus Richtung der Oper kommt. Er wirft ihr im Vorbeigehen einen freundlichen Blick zu und verschwindet kurz darauf in Richtung Hamngatan.

»Sie nannten sich die göttlichen Marquis, *Les Marquis Divines*«, sagt Nathalie wie zu sich selbst, als der Mann außer Hörweite ist.

»Die sind krank im Kopf«, sagt Elisabeth.

»Wie viele haben an den Übergriffen teilgenommen?«

»So vier, fünf, ich weiß nicht mehr genau.«

Nathalie wird übel, doch sie zwingt sich, trotzdem fortzufahren.

»Haben sich alle an Ihnen vergriffen?«

»Weiß nicht. Zumindest nicht an einem Abend.«

»Wer gehörte außer Levinder, Hielmstedt, Jönsson und Erlander noch dazu?«

Elisabeth verbirgt das Gesicht unter der Kapuze.

»Stille Wasser.«

»Was heißt das? Wie viele Männer waren es insgesamt? Wie viele kannten Sie vorher noch nicht?«

»Nicht so viele ... ich habe doch gesagt, ich weiß es nicht mehr.«

Nathalie sieht sie mit inständig bittendem Blick an, dringt jedoch nicht mehr zu ihr durch. Sie wechselt das Thema.

»Warum haben Sie angefangen, mich zu verfolgen? Das Handtuch mit der Aufschrift ›Nimm dich in Acht‹ in meinem Garten, stammt das von Ihnen?«

Elisabeth setzt eine betretene Miene auf, was Nathalie als Ja deutet.

»Warum sind Sie mit dieser Schulklasse zur Klinik gekommen? Und dann einfach wieder verschwunden?«

Ein Schulterzucken.

»Die Jugendlichen waren einfach auf einmal da. Ich habe nur so vor der Klinik herumgehangen ... und dann kam die Panik. Ich hab es nicht gepackt.«

»Und warum tragen Sie immer diese Jacke?«

»Weil ... ich wollte, dass Sie ...«

Elisabeth verstummt und zündet sich eine neue Zigarette an.

»Nach dem Mord an Rickard hatte ich Angst, aber ich wollte auch, dass Sie es irgendwie kapieren.«

»Was?«, fragt Nathalie frustriert. »Was sollte ich kapieren?«

Elisabeth verdreht die Augen.

»Nur deswegen wurden Sie doch mitgenommen«, sagt sie leise. »Sie haben Sie mit mir verwechselt. Wissen Sie nicht mehr, dass ich an dem Tag, an dem Sie entführt wurden, bei Ihnen in der Klinik war?«

»Nein«, sagt Nathalie und bekommt plötzlich Angst vor ihrer eigenen Stimme.

Die Wochen vor Adams Tod sind eine einzige graue, konturlose Masse in ihrer Erinnerung.

»Nach unserem Termin habe ich aus Versehen Ihre Jacke mitgenommen«, fuhr Elisabeth fort. »Und Sie müssen meine genommen haben ... es war das gleiche Modell, nur dass meine einen Totenkopf am Ärmel hatte.«

Nathalie wird schwindelig. Ihr Mund ist trocken, und der Schweiß brennt in ihren Augen. Sie erinnert sich daran, dass ihr Anorak nicht mehr da war, als sie damals im Wald wieder zu sich kam.

Die Finsternis holt sie ein, und mit einem Mal liegt sie erneut gefesselt auf dem Fußboden der Hütte. Spürt dieselbe Wut wie Lava in ihren Adern brennen, die auch in Elisabeths Augen schwelt.

»Woher wissen Sie das?«, will Nathalie wissen und wischt sich mit dem Handrücken über die Stirn.

Elisabeth tritt die Zigarette mit dem Stiefel aus, obwohl sie erst zur Hälfte aufgeraucht ist.

»Als ich zu Hause war, habe ich gemerkt, dass ich die falsche Jacke hatte. Dann habe ich Ihr Namensschild auf der Innenseite gefunden und kapiert, was los war ... Hab sie dann erst mal in den Schrank gehängt. Eigentlich wollte ich sie Ihnen ja zurückbringen, aber dann ...«

»Ja?«

Elisabeth hebt den Blick und sieht Nathalie an.

»In der Nacht nach dem Mord haben sie mich wieder in die Hütte gebracht.«

»Und weiter?«, fragt Nathalie ungeduldig.

»Da habe ich meine Jacke gefunden. Und dann war mir auf einmal klar, was passiert war.«

Nathalie starrt den grünen Anorak an, der sie regelrecht in den Wahnsinn getrieben hat.

»Das ist also mein alter Anorak?«

»Ja.«

»Warum haben Sie ihn behalten?«

»Weiß nicht. Er hat halt im Schrank gehangen, ich habe ihn die ganzen Jahre nicht getragen ... bis jetzt.«

Zitternd streicht Nathalie Elisabeth Rapp über den Arm, spürt den groben, abgenutzten Stoff unter der Hand. Sie weiß nicht, was sie glauben soll.

»Und Ihre eigene Jacke? Die mit dem Totenkopf?«

»Die ist in der Hütte geblieben. Am nächsten Tag hat mir Levinder irgendwas gespritzt, und sie haben mich am Hauptbahnhof ausgesetzt. Ich war total weggetreten, wäre fast dabei draufgegangen ... Aber dann sind zwei Polizisten ausgetaucht ... und ich bin für ungefähr einen Monat auf die Geschlossene gekommen.«

Elisabeth lässt die Schultern sinken, als würde sie sämtliche Kraft verlassen. Sie macht zwei Schritte rückwärts und setzt sich auf den Rand des Springbrunnens. Nathalie nimmt neben ihr Platz, spürt die kühle, glatte Bronzeoberfläche.

»Was ist dann passiert?«

»Ich wurde entlassen, habe eine Weile in Umeå gewohnt, und seit meinem achtzehnten Geburtstag habe ich mit diesen Schweinen nichts mehr zu tun.«

»Dann haben Sie das also all die Jahre mit sich herumgetragen?«

Ein kaum merkbares Nicken. Nathalie betrachtet ihre Patientin von der Seite und sieht ein, dass sie sich im Grunde auch nicht anders verhalten hat.

Sie zeigt Elisabeth Rapp das Foto von den vier Männern auf ihrem Handy. Ihre Schultern berühren sich leicht, als Elisabeth sich vorbeugt.

»Wissen Sie, wer der Vierte hier ist?«

»Nein, aber die anderen kenne ich natürlich.«

»Adam Starlander hat ein V auf die Rückseite des Fotos geschrieben …«

»Keine Ahnung«, antwortet Elisabeth und betrachtet einen Spatz, der sich auf dem Schnabel eines Bronzeschwans niederlässt.

»Ganz sicher?«, beharrt Nathalie, die in Elisabeths Stimme einen eigenartigen Unterton wahrzunehmen glaubt.

»Ja«, sagt Elisabeth mit Nachdruck und steht auf. »Ich muss jetzt los.«

»Wo wollen Sie hin?«

Als sie keine Antwort bekommt, schlägt Nathalie einen beschwörenden Ton an.

»Ist es nicht besser, Sie reden mit der Polizei? Die wird Ihnen helfen.«

Nathalie legt Elisabeth eine Hand auf die Schulter. Einen Moment scheint die junge Frau zu zögern. Dann blickt sie Nathalie unverwandt an.

»Ich traue den Bullen nicht über den Weg.«

»Aber mir können Sie vertrauen.«

Elisabeths Blick ist auf einen Punkt hinter Nathalies Schulter gerichtet. Nathalie dreht sich um, kann jedoch nichts entdecken. Als sie sich Elisabeth wieder zuwendet, bewegt diese mechanisch die Lippen, als würde da jemand anderes aus ihrem Mund sprechen. »Wer über sich selbst nicht die Wahrheit spricht, spricht sie auch nicht über andere.«

»Was meinen Sie damit?«, fragt Nathalie und erinnert sich an Franks Anweisung, die ganze Zeit über sichtbar zu bleiben. Sie steht auf. »Wissen Sie etwas über den Mord an Rickard Ekengård?«

»Nein, aber ich kann mir schon denken, wer dahintersteckt. Niemand sonst ist so von sich eingenommen …«

»Sie meinen die Männer von *Les Marquis Divines*?«

Elisabeth nickt kaum merkbar unter der Kapuze und taucht die Hände ins Wasser, so als wollte sie sich reinwaschen.

»Als ich im Internet gelesen habe, dass Sie den Mord mit angesehen haben, ist es mir langsam gedämmert.«

»Wussten Sie, dass es eine Verbindung zwischen den beiden Morden gibt?«

»Nein, aber ich bin auch nicht total verblödet.«

»Hatten Sie Kontakt zu einem der anderen Missbrauchsopfer?«

»Nein, aber es gibt noch etwas anderes, was ich Ihnen sagen muss.«

»Ich höre«, sagt Nathalie.

Von den Fassaden des Kungsträdgården hallt plötzlich eine Sirene wider. Elisabeth steht ruckartig auf. Im selben Moment erblickt Nathalie einen Mann. Er steht ein paar Meter von dem Weg entfernt, der zur großen Freilichtbühne Kungsan führt.

Frank.

Sie schaut ihn an, sieht, dass jeder einzelne Muskel in seinem Gesicht angespannt ist. Wie lange steht er schon da?

Elisabeth folgt Nathalies Blick und bewegt sich mit verblüffender Geschwindigkeit auf den Ausgang Richtung Jakobskirche zu. Sie reißt ein Fahrrad aus dem Gebüsch und macht sich in Windeseile davon.

Nathalie bleibt wie versteinert stehen. Frank spricht etwas in ein Funkgerät und verschwindet hinter dem Gebüsch. Plötzlich ist alles um sie herum in Bewegung. Energische, zielstrebige Schritte und kurze, aufgeregte Kommandos. Das Letzte, was Nathalie von Elisabeth sieht, ist ihr Haar, das unter der Kapuze zum Vorschein kommt, als sie zwischen dem Café Opera und der Jakobskirche davonfährt.

Mit schweißnasser Hand hält Nathalie das Aufnahmegerät an.

52

Nathalie sieht Frank und zwei weitere Beamte in Zivil hinter Elisabeth herstürmen. Vor dem Restaurant Operakällaren fährt ein schwarzer BMW mit quietschenden Reifen los. Hinter ihr starten zwei Polizisten in voller Montur auf Motorrädern Richtung Oper.

Ungläubig verfolgt sie Franks Bewegungen und fragt sich, wie ungeschickt man eigentlich sein kann. Natürlich, zum Platz mit dem Springbrunnen führen sechs Wege, aber trotzdem hätte es doch nicht so schwierig sein dürfen, Elisabeth den Fluchtweg zu versperren.

Ein Sonnenstrahl blitzt im Wasser auf, und das Bild von Rickards Mörder flimmert in ihrem Inneren vorbei: der durchschnittliche Körperbau, die geschmeidigen und dennoch kraftvollen Bewegungen. Sie schaut Frank hinterher, wie er eine Abkürzung nimmt und durch den Außenbereich des Café Söderberg läuft. Für einen kurzen Augenblick werden er und der Mörder zu ein und derselben Person.

Nathalie gefriert das Blut in den Adern, sie hat das Gefühl, keine Luft zu bekommen. So schnell sie kann, windet sie sich aus der Windjacke und der schusssicheren Weste. Nimmt einen tiefen Atemzug, der sich wie der erste seit langer, langer Zeit anfühlt. Erschöpft sinkt sie auf den Rand des Springbrunnens.

Eine ganze Weile sitzt sie einfach nur da und starrt ins Leere. Zwei von Franks Teamkollegen, ein Mann und eine Frau, kommen zu ihr und fragen, wie es gelaufen ist, doch sie kann sich nicht zu einer Antwort aufraffen. Sie nehmen ihr die Weste und die Jacke ab und kontrollieren das Aufnahmegerät.

»Vierzehn Minuten und zwölf Sekunden«, sagt der Mann.

»Was hat sie gesagt?«, will die Frau wissen, aber Nathalie antwortet immer noch nicht.

Die Polizisten hören das Band ab, während Nathalie wie gelähmt dasitzt. Eine Viertelstunde später kommt Frank zurück.

»Habt ihr sie?«, fragt Nathalie.

»Nein, aber das ist nur eine Frage der Zeit. Wie lief es bei dir?«

Er setzt sich zu ihr, das Grün seiner Augen oszilliert im Licht, Schweißperlen bilden sich an seinem Haaransatz.

»Wie konntet ihr sie nur entwischen lassen?«, fragt sie mit unverhohlener Irritation.

»Es gab ein Missverständnis. Was hat sie gesagt? Ist die Aufnahme etwas geworden?«

Seufzend stützt Nathalie das Kinn in die Hände und betrachtet zwei Spatzen in der Hecke. Sieht noch einmal die Enttäuschung in Elisabeths Blick, als sie begriff, dass sie verraten wurde. Was für eine Panik in der jungen Frau aufgekommen sein muss, als ihr plötzlich ein halbes Dutzend Polizisten auf den Fersen war.

»Wir haben die Aufnahme hier«, sagt die Polizeibeamtin. »Der Ton ist gut, und das meiste ist auch zu verstehen. Es war genau, wie wir vermutet haben, sie wurde von den drei Männern missbraucht.«

Abwechselnd erzählen der Mann und die Frau, was auf der Aufnahme gesagt wird. Frank hört aufmerksam zu und schaut zwischen seinen Kollegen und Nathalie hin und her. Als die beiden mit ihrem Bericht fertig sind, entsteht eine Pause. In der Ferne kläfft ein Hund, ein Kind lacht, und irgendwo hupt ein Auto. Frank verschränkt die Arme vor der Brust.

»Ich brauche ein Transkript.«

Die Beamten gehen zu einem schwarzen Kleinbus mit getönten Fensterscheiben, der in der Nähe parkt.

»Ich will jetzt nicht darüber sprechen«, murmelt Nathalie. »Warum hast du mich nicht in Ruhe mit ihr reden lassen?«

Frank legt die Hand auf die Headsetschnecke in seinem Ohr, er scheint Nathalies Frage nicht gehört zu haben. Nach einer Weile wendet er sich ihr wieder zu.

»Ich habe gerade etwas von meiner Kollegin Maria erfahren …«

»Was denn?«

»Sie hat Rickards Autobiographie gefunden.«

Nathalie fährt zusammen, als hätte man sie soeben aus einer tiefen Hypnose geweckt.

»Zumindest einen Entwurf«, berichtigt er sich. »Aber daraus geht eindeutig hervor, was er aufdecken wollte.«

»Und was? Wo hat sie den Entwurf gefunden?«

Frank lächelt, doch sein Blick ist so kalt wie Schiefer.

»Wo?«, wiederholt sie und steht auf.

»In dem Schrank in seiner Theatergarderobe. Dem einzigen Ort, an dem wir nicht gesucht haben.«

»Und was steht drin?«, fragt sie ungeduldig.

»Dass er während seines Heimaufenthalts in Uppsala von einer Gruppe Männer missbraucht worden ist, die sich *Les Marquis Divines* nannten. Dass der Mensch, dem er am meisten vertraut hat, in Wahrheit das größte Schwein auf Erden war. Und dass er mit seinem Buch alles aufdecken wollte.«

»Nennt er irgendwelche Namen?«

»Nur zwei, er schien noch nicht so weit gekommen zu sein.«

»Welche?«

»Olof Jönsson und Alf Erlander.«

Nathalies Blick verdunkelt sich, als wäre es mit einem Mal Nacht um sie herum geworden. Ob Håkan das wusste? Hat er womöglich deshalb den Kontakt zu seinem Onkel Alf abgebrochen?

»Er beschreibt die Jagdhütte am Storskogen, und die Techniker haben dort DNA-Spuren von Jacques Levinder und Pierre Hielmstedt gefunden. Ich glaube nicht, dass es schwer wird, sie dafür dranzukriegen.«

»Habt ihr die Listen aus der Norrlands Nation?«, fragt sie.

»Nein, die existieren offenbar nicht mehr.«

»Und die Männer? Sind die noch auf dem Golfplatz?«

»Schon seit gut einer Stunde nicht mehr. Aber es wurde landesweiter Alarm ausgelöst, es kann also nicht mehr lange dauern, bis wir sie haben.«

Nathalie denkt an den Donner und den Regen, an den Lieferwagen am Bürgersteig.

»Wenn wir Elisabeth Rapp finden, kann sie die Übergriffe bezeugen«, sagt sie und muss sich erst einmal wieder setzen.

53

Auf wackligen Beinen geht Nathalie denselben Weg zurück, den sie gekommen ist. Ihr Körper und ihr Verstand scheinen gerade nicht so recht zusammenzugehören. Sie ist hier, aber irgendwie auch nicht. Als wäre sie bloß ein Schatten, der hin und wieder einen Blick an ihrem Rücken vorbei wirft, eine exakte Kopie ihrer Gestalt und Bewegungen, der jedoch der Inhalt fehlt.

Adam. Rickard. *Das Furchtbare.*

Derselbe Ursprung, derselbe Kern allen Übels. Diese Einsicht ist einerseits schrecklich und andererseits beruhigend. Die Finsternis ist noch tiefer, als sie sich jemals hätte träumen lassen, doch jetzt weiß sie zumindest, wo sie herrührt. *Les Marquis Divines.* Als sie sich vorstellt, wie die Männer ihre Macht ausgenutzt haben, wird ihr übel.

Auf Höhe des U-Bahn-Aufgangs dreht sie sich noch einmal um. Im Kungsträdgården herrscht immer noch emsiges Treiben. Der schwarze Polizeibus steht nach wie vor etwas abseits des Platzes, doch er ist Teil des Gewimmels, wie ein toter Käfer auf einem Ameisenhaufen. Um den Springbrunnen herum ist alles ruhig, bis auf zwei Kollegen von Frank, die dort mit spähenden Blicken auf- und abgehen.

Arme Elisabeth. Warum sind Sie nicht schon eher zu mir gekommen?

Wie ferngesteuert setzt sie sich wieder in Bewegung. Das T-Shirt klebt ihr am Rücken, ist aber angenehm kühl, und jeder Atemzug ohne die Weste ist eine Befreiung. Als sie den Berzelii Park durchquert, ruft sie Eva Grip an.

»Ihre Mutter ist jetzt bei Bewusstsein und fragt nach Ihnen«, erzählt Dr. Grip nach den einleitenden Begrüßungsfloskeln.

»Wie geht es ihr?«

»Sie ist müde, aber klar im Kopf. Und sie will nicht darüber reden, was passiert ist.«

»Hat sie eine Extraaufsicht?«

»Selbstverständlich.«

»Haben Sie sie gefragt, woher sie die Tabletten hatte?«

»Ja, aber sie antwortet immer nur, dass sie mit Ihnen reden will.«

»Ist mein Vater noch nicht da?«

»Nein, aber er hat mehrmals angerufen. Ich habe gerade erst mit ihm gesprochen.«

»Sagen Sie meiner Mutter, dass ich in Stockholm bin und direkt zu ihr komme.«

Im Anschluss an dieses Gespräch bekommen Nathalies Schritte neuen Schwung. Sie denkt an Sonja, an ihre merkwürdigen Worte: »Jetzt sitzt sie wieder da mit diesen Sachen, du weißt schon.«

An der Ampel vor dem Theater bleibt sie stehen und wartet auf Grün. Die Straßenbahn Nummer sieben fährt rumpelnd vorbei. Durch die Fensterscheibe sieht sie eine Familie mit einem überdimensionalen Schokoriegel und zwei Luftballons in Form von Fabelwesen. Die kommen aus dem Vergnügungspark, denkt sie und zieht das Handy noch einmal hervor.

Gabriel geht nicht ran.

Nach fünf Freizeichen legt sie mit einem Anflug von Sorge auf, doch als sie sich vorstellt, wie ihre Kinder lachend auf einem Karussell sitzen, ist er schnell wieder verflogen. Die Ampel springt um, und Nathalie geht weiter.

Als sie den Östermalmstorg überquert, klingelt ihr Handy. Gabriel, hofft sie, doch dann sieht sie, dass es Victor ist.

»Hallo, ich bin es, Papa. Bist du noch in Stockholm?«

»Ja, gerade auf dem Weg zur Wohnung. Und du?«

»Ich bin leider auch immer noch hier. Es gab noch eine Demonstration, an der ich teilnehmen musste, aber jetzt fahre ich ins Krankenhaus. Hast du gehört, dass sie aufgewacht ist?«

»Ja, habe es eben erfahren.«

»Gut, aber sie braucht uns jetzt. Vielleicht können wir zusammen hinfahren?«

»Klar«, antwortet sie und sieht, wie der Minutenzeiger auf der Turmuhr der Hedwig-Eleonora-Kirche auf zwanzig vor sechs vorrückt. »Kannst du mich abholen?«

»Es ist besser, wenn du zu mir kommst. In der Stadt sind im Moment so viele Straßen gesperrt, und wir müssen ja sowieso nach Norden raus.«

»Ist gut«, sagte sie. »Ich komme in einer halben Stunde, muss erst mal unter die Dusche.«

»Wie geht es dir? Gibt es was Neues über den Mord?«

»Das erzähle ich dir im Auto«, sagt sie und beendet das Telefonat.

Sie kreuzt die Sibyllegatan und geht die Storgatan hinauf, das Handy hält sie noch immer in der Hand. Als eine SMS eintrifft, spürt sie die Vibration durch den ganzen Arm. Es ist eine Nachricht von Louise.

Was machst du? Tut mir leid, dass ich sauer war. Würde dich gern treffen und etwas besprechen.

Am Eingang zur Kirche bleibt Nathalie stehen und antwortet:

Nicht jetzt, bin auf dem Weg zu Mama. Ich melde mich später.

Als sie aufschaut, sieht sie ein ihr nur allzu bekanntes Auto von der Storgatan in die Artillerigatan einbiegen. Auf dem Rücksitz ein blonder Haarschopf und dicht am Fenster ein vertrautes Gesicht mit runder Brille und dunklen Zöpfen an den Seiten. Nathalie hält mitten in der Bewegung inne, ihr Herz macht einen Hüpfer.

Gabriel und Tea. In Håkans Wagen.

Unmittelbar vor ihrer Haustür bleibt er stehen. Nathalie läuft los, doch im selben Moment sieht sie, wie der Wagen sich langsam wieder in Bewegung setzt. Als sie die Kreuzung erreicht, ist er schon längst mit dem Verkehr davongerollt.

Nathalie stößt einen so lauten Fluch aus, dass eine Frau neben ihr auf dem Bürgersteig zusammenzuckt und verschreckt auf den Friedhof zusteuert. Noch einmal versucht sie, Håkan zu erreichen, jedoch ohne Erfolg. Während sie die Ansage seiner Mobilbox zu Ende hört, sieht sie sein silbern glänzendes Auto nach rechts Richtung Strandvägen verschwinden. Sie überlegt, ob sie es auch auf Gabriels Handy versuchen soll, lässt es aber sein. Er soll nicht zwischen die Fronten geraten.

Sie hält sich an dem Eisenzaun fest, der den Friedhof umgibt, und spürt die Kälte des Metalls in der Hand. Versucht, sich zu sammeln.

Ob er mir hierher gefolgt ist? Vielleicht weiß er ja deshalb, dass ich den Mord mit angesehen habe … Die Fragen begleiten sie hinauf in die Wohnung. Beim Hereinkommen stellt sie verwundert fest, dass sie das Fenster offen gelassen hat, und schließt es. Dann zieht sie sich eilig aus. Als sie gerade das Wasser in der Dusche aufdrehen will, ertönt ein schrilles Geräusch aus dem Flur.

Ruckartig dreht sie sich um und starrt auf die Klingel an der Wand. Sie ist nur zwei Meter entfernt und scheint regelrecht zu vibrieren. Nathalie greift nach dem Bademantel und schlüpft hinein.

Es klingelt erneut, dieses Mal sogar noch länger. Sie schleicht in den Flur und lugt durch den Türspion. Ihr Herz klopft so heftig, dass es einen Moment dauert, bis sie den richtigen Abstand gefunden hat.

Frank. Was will der denn hier?

Sie kontrolliert noch einmal den Sitz ihres Bademantels und öffnet die Tür.

»Hallo«, sagt Frank mit einem Lächeln. »Entschuldige, dass ich einfach so hereinschneie. Ich habe versucht, dich anzurufen, aber es war besetzt. Dachte mir schon, dass du hier bist …«

»Ist etwas passiert?«

»Darf ich reinkommen?«

»Klar«, sagt sie und führt ihn in den Wohnraum, wo die untergehende Sonne gerade einen Lichtstreif an die Wand mit dem Bücherregal wirft. »Habt ihr Elisabeth inzwischen?«

»Nein, sie ist in der Nähe der Klarakirche verschwunden. Wir vermuten, dass sie sich irgendwo in der Kirche versteckt.«

»Musst du nicht den Einsatz leiten?«

»Das mache ich«, sagt er und deutet auf die Schnecke in seinem linken Ohr.

»Und die Marquis?«, fragt sie, noch immer verwirrt über sein plötzliches Erscheinen.

»Sind wie vom Erdboden verschluckt«, antwortet er resigniert.

Nathalie schaut aus dem Fenster.

»Wenn sie jetzt untertauchen, ist es noch offensichtlicher, dass sie Dreck am Stecken haben.«

»Sie scheinen verzweifelt zu sein«, sagt Frank.

»Was, wenn sie das Land verlassen?«

»Die kommen nirgendwohin«, erklärt Frank. »Flughäfen, Zoll, Küstenwache – sind alle informiert. Außerdem hat jeder Polizist im Land ihre Personenbeschreibung.«

Er geht ein paar Schritte um den Notenständer, tritt von einem Bein aufs andere und sagt betrübt: »Ich habe mir die Aufnahme angehört. Das sind also die Männer, die hinter deiner Entführung stecken ... Warum hast du mir das nicht gesagt?«

Sie zuckt mit den Schultern.

»Der Rest ist doch wohl völlig ausreichend.«

»Ich habe mir Sorgen gemacht«, sagt er und legt ihr eine Hand auf die Schulter.

»In gewisser Weise geht es mir damit sogar besser«, erklärt sie. »Jetzt kenne ich wenigstens die Täter ... zumindest drei von ihnen. Und es ist ja nichts weiter passiert.«

»Tust du jetzt nicht stärker, als du eigentlich bist? Glaubst du, Erlander hat dich erkannt und die Aktion abgebrochen? Kann er der vierte Mann auf dem Foto sein?«

»Vielleicht«, antwortet sie, nimmt das Handy von der Fensterbank und zeigt ihm das Foto. »Im Grunde kann das jeder normal gebaute Mann sein«, sagt sie. »Aber ich habe immer noch das Gefühl, dass ich ihn irgendwoher kenne. Und Erlander bin ich nie begegnet. Am besten zeigt ihr das Foto mal Håkan ...«

Dann erzählt sie, dass der vorhin an ihrer Haustür vorbeigefahren ist. Franks Miene verhärtet sich. »Eine Sache kann ich mir einfach nicht erklären: Woher wussten die Marquis, dass Rickard vorhatte, sie zu verraten?«

»Vielleicht hat er sie kontaktiert. Er hat womöglich auch *Ungelöste Verbrechen* gesehen und wollte zuerst noch mehr Fakten sammeln, bevor er sich ans Schreiben gemacht hat.«

»Wahrscheinlich hast du recht, wie immer«, sagt Frank und streichelt ihr sanft über die Schulter.

»Ich muss mich jetzt fertigmachen«, sagt sie und geht hinüber in den Flur. »Papa und ich wollen zu Mama ins Krankenhaus.«

54

Sie stürmt über den Bahnsteig und schafft es gerade noch in den letzten U-Bahn-Waggon, bevor sich die Türen schließen. Hält sich an der Mittelstange fest und konzentriert sich darauf, nicht das Gleichgewicht zu verlieren, als die Bahn sich ruckartig in Bewegung setzt.

Sofort wandert ihr Blick zu den sechs anderen Mitfahrern im Wagen. Bis auf einen älteren Mann, der amüsiert schmunzelt, sieht niemand zu ihr herüber. Sie wendet ihm den Rücken zu und setzt sich in einen leeren Vierer. Richtet den Blick auf den Sitz gegenüber und atmet langsam aus. Mit klopfendem Herzen versucht sie, sich ein wenig zu beruhigen.

Vor ihr das dunkelblaue Polster mit der Stockholmer Globe Arena, dem Rathaus, dem Bus, dem Dampfschiff und den Königstürmen. Es steht für den Traum von ihrem neuen Leben. Für die Stadt, in der sie einfach sie selbst sein wollte. Für die Sehnsucht nach Freiheit, die sie nun in ein neues Gefängnis geführt hat.

Hätte sie dieses Leben nicht gesucht, dann säße sie jetzt nicht hier. Rickard wäre nie im Riche auf sie zugekommen. Er hätte ihr keine SMS geschickt, als sie nachts auf der Theatertreppe stand, und sie hätte den Mord nicht mit ansehen müssen. Vielleicht hätte sie auch Adams Kisten auf dem Dachboden stehen gelassen, die Wahrheit über *das Furchtbare* wäre vielleicht nie ans Tageslicht gekommen.

Das Gefühl, dass hier ein paar Zufälle zu viel im Spiel sind, wird im Takt der ruckelnden U-Bahn immer stärker. Sie schaut auf die Uhr. Zwanzig nach sechs. *Hoffentlich hat sich Mama schon ein bisschen erholt, bis wir kommen.* Die Strecke zwischen dem Östermalmstorg und der zentralen U-Bahn Station am Hauptbahnhof ist die längste des Stockholmer Liniennetzes, und heute erscheint sie Nathalie besonders lang.

Am Bahnhof steigt sie um in die grüne Linie. Noch einmal versucht sie, Håkan zu erreichen, doch er geht nach wie vor nicht ran. Auch bei Gabriel versucht sie es vergeblich.

Ob sie schon zurück nach Uppsala gefahren sind? Lässt Håkan sie absichtlich auflaufen? Das werde ich auf jeden Fall beim Sozialamt ansprechen, beschließt sie mit einer Mischung aus Schadenfreude und Scham.

Als sie aus der U-Bahn herauskommt, stellt sie fest, dass es inzwischen deutlich dunkler geworden ist. Zwischen den Baustellen auf dem Odenplan steht jemand vor einer kleinen Ansammlung von Menschen und hält eine Rede. Ein paar einzelne rote Fahnen leuchten in der untergehenden Sonne wie Glut.

Sie biegt nach rechts in die Surbrunnsgatan ein. Die parteieigene Wohnung, in der Victor während seiner Stockholmaufenthalte übernachtet, befindet sich in einem ockerfarbenen Gebäude aus den 1920er Jahren gleich neben dem Spielwarenladen. Als sie sich in den verspiegelten Wänden des Aufzugs betrachtet, fährt sie sich mit der Hand durch die Locken, die vom Duschen noch feucht sind. Ihrem Vater war ihr Aussehen immer sehr wichtig. Auch wenn sie in diesem Moment wirklich andere Sorgen hat, kommt die Bewegung ganz automatisch.

Victor macht einen gestressten Eindruck, als er ihr die Tür öffnet. Er trägt einen Anzug, doch sein Hemd ist bis zur Brust aufgeknöpft, und die sonst obligatorische Krawatte fehlt. Seine Augen sind rot unterlaufen, und diesen lückenhaften Stoppelbart an seinem Kinn hat sie nicht mehr gesehen, seit sie zu Hause ausgezogen ist.

»Hallo«, sagt sie und umarmt ihn flüchtig. »Wir fahren sofort los, oder?«

»Nicht ganz, ich muss noch eine E-Mail schreiben und

den Computer runterfahren. Komm rein, es dauert nur einen Moment.«

Widerstrebend betritt sie den dunklen Flur und sieht verwundert, wie er hinter ihr abschließt und die Sicherheitskette vorlegt.

»Ist das hier Fort Knox oder was?«, fragt sie.

Er lächelt schief und schüttelt betrübt den Kopf.

»In letzter Zeit hat es hier in der Gegend ziemlich viele Einbrüche gegeben«, erklärt er. »Die ziehen in Banden durch die Häuser und versuchen es an jeder Tür, und wie du weißt, habe ich viele vertrauliche Parteidokumente auf der Festplatte.«

»Verstehe«, sagt sie und geht weiter ins Wohnzimmer, dessen Fenster zum Hof hinausgehen. Bis auf einen Aschenbecher mit zwei ausgedrückten Zigarettenstummeln auf dem Sofatisch ist es so aufgeräumt und ordentlich wie immer.

»Hast du wieder angefangen zu rauchen?«

»Ja, leider«, antwortet er. »Ist gerade ziemlich viel los auf der Arbeit.«

Schnellen Schrittes geht er zum Sofatisch und nimmt den Aschenbecher mit in die Küche. Als er ihn ausgespült hat, kommt er zurück ins Wohnzimmer.

»Möchtest du etwas trinken?« Er betrachtet sie mit einem prüfenden Blick, so als hätte er etwas ganz anderes gefragt. »Du wirkst angespannt.«

»Danke gleichfalls«, sagt sie lächelnd. »Nein, ich möchte nichts. Erledige einfach, was du machen musst, und dann fahren wir.«

Er nickt, so als wäre ihm gerade wieder eingefallen, warum sie eigentlich hier ist. Mit der Hand am Türrahmen bleibt er noch einen Moment stehen und fragt: »Hast du etwas von Sonja gehört?«

»Nein, nur dass sie schläft.«

Seufzend schüttelt er den Kopf. »Ich verstehe nicht, wie es so weit kommen konnte. Aber klar, ich war auch nicht besonders aufmerksam, vielleicht hätte ich sehen müssen, wie schlecht es ihr ging ...«

»Mach dir keine Vorwürfe, Papa, beeil dich jetzt lieber, damit wir loskommen!«

Sie wendet ihm den Rücken zu und tritt ans Fenster. Unten im Hof gießt eine alte Dame die Blumen, und eine schwarze Katze schleicht sich an eine Kohlmeise heran.

»Wie läuft es mit den Mordermittlungen?«, hört sie ihren Vater fragen. »Wurde Rickard Ekengårds Mörder inzwischen gefasst?«

»Nein, aber sie haben ihn bald«, sagt sie mit einem Seufzen.

»Dann weiß man also, wer es war?«

»Ja und nein. Ich erzähle es dir nachher im Auto.«

»Hast du mit der Presse geredet? Die müssen doch wie die Schmeißfliegen hinter dir her sein?«

»Nein. Ich kann mich ja ganz gut abgrenzen, wie du weißt.«

Sie hört, wie er hinter ihr durch den Raum geht. Als sie sich umdreht, steht er vor dem Laptop am Bücherregal neben dem Fernseher. Von der Breitling an seinem Handgelenkt erklingt das wohlbekannte metallische Rasseln, als er einen kurzen Blick darauf wirft.

»Wie geht es Gabriel und Tea?«, fragt er, während er die Finger über die Tastatur des Laptops bewegt.

»Gut«, antwortet sie. »Håkan war heute mit ihnen in Gröna Lund.«

Ihr Blick fällt auf seine Schuhe. Braune, blankpolierte Lederschuhe mit zwei Quasten.

»Wenn du willst, kann ich Mama heute Abend auch erst einmal allein besuchen«, sagt er, den Blick auf den Bildschirm gerichtet. »Sie ist sicher müde, und morgen früh muss ich wieder hier sein.«

»Wieso das denn?«, fragt sie. »Wir fahren natürlich zusammen hin!«

Sie betrachtet seinen Rücken. Die Rundung seiner Schultern und sein Profil. Für den Bruchteil einer Sekunde überkommt sie ein Schwindelgefühl. Sie geht zum Sofa und setzt sich. Das Leder klebt an ihren nackten Beinen.

Victor klappt geräuschvoll den Laptop zu und wendet sich zu ihr um.

»Jetzt bin ich gleich so weit, entschuldige, dass es etwas gedauert hat. Wie läuft es eigentlich mit den Ermittlungen in Adams Fall? Gibt es da etwas Neues?«

»Darüber reden wir unterwegs«, sagt sie und steht auf.

Der Boden schwankt unter ihren Füßen, und mit einem Mal hat sie ein Fiepen im Ohr.

»Mir ist auf einmal ganz komisch ... Kann ich vielleicht ein Glas Wasser haben?«

»Natürlich«, sagt ihr Vater und verschwindet in der Küche.

Sie sinkt zurück aufs Sofa. Als er ihr das Wasserglas

reicht, klingelt sein Handy. Er schaut auf den Bildschirm, runzelt die Stirn und geht hinüber ins Schlafzimmer.

»Victor Nilson«, sagt er barsch und schließt die Tür hinter sich.

Nathalie bleibt sitzen. Sie hört ihn reden, versteht aber nicht, was er sagt. Wenig später hebt er die Stimme, er klingt aufgebracht. Während sie ihr Wasser trinkt, hört sie ihn sagen: »Das tust du auf keinen Fall! Ich verbiete es dir!«

Die Feindseligkeit in seiner Stimme ruft irgendetwas in ihrer Erinnerung wach. Wie gelähmt sitzt sie da und spürt, wie sich ihr Brustkorb zusammenzieht. Das kann nicht wahr sein, denkt sie, doch die Anspannung lässt nicht nach. Der Widerstand geht von ihr selbst aus, ihr Bewusstsein ist wie ein Magnetfeld, das die Partikel an der Vereinigung hindert. Sie nimmt ihr Handy. Betrachtet das Foto von den vier Männern vor der Hütte.

V.

Victor.

Rickards letzte Worte: »Vi … Vi …«

Er hatte nicht »wir« sagen wollen.

Der Widerstand gibt nach, und sie sieht Blut.

Die energischen Schritte ihres Vaters auf dem Parkett. Unmittelbar vor ihr bleibt er stehen. Aus dieser Perspektive sieht sie, dass sogar der Abstand zwischen seinen Füßen genau stimmt. Das Smartphone in ihrer Hand wird schwer wie ein Ziegelstein.

»Wie geht es dir?«, hört sie ihn fragen.

»Nicht so gut, ich muss jetzt gehen.«

Sie zwingt sich, zu ihm aufzusehen. Sein Gesicht ist fast so weiß wie sein Hemd, die Lippen sind gräulich bleich.

Mit wackligen Beinen erhebt sie sich.

»Du gehst nirgendwohin«, sagt er.

Entschlossenen geht er zum Bücherregal und reißt die Schublade unter dem Laptop auf. Im nächsten Moment hält er einen Revolver mit einem dicken schwarzen Rohr vor dem Lauf in der Hand.

Nathalies Knie geben nach. Das Letzte, was sie sieht, ist die Zimmerdecke, die vor ihren Augen vorübergleitet.

55

Vor der Klarakirche lässt Elisabeth das Fahrrad fallen und stürzt auf den Eingang zu. Die Polizisten haben sie umzingelt, aber sie denkt nicht daran aufzugeben.

Scheiße, Scheiße, Scheiße!

Scheiß Nathalie, scheiß Bullen und diese beschissenen alten Perverslinge!

Nicht ich bin krank, sondern die Welt!

Sie läuft an einem einbeinigen Mann mit Krücken und zwei Frauen mit Kopftüchern vorbei, die ihr die geöffneten Handflächen entgegenstrecken. Als sie sich umdreht, sieht sie zwei Polizisten von der Klara Västra Kyrkogata die Treppe heraufeilen. Sie schiebt die Holztür auf und gelangt ins Waffenhaus. Diese Kirche betritt sie nicht zum ersten Mal. Hier hat sie Suppe bekommen und konnte sich aufwärmen, als sie hungrig und obdachlos durch die Straßen irrte. Aus dem Inneren der Kirche erklingen Chorgesang und Orgelmusik.

Elisabeth wirft einen Blick in das Kirchenschiff, wo ein paar einzelne Menschen auf den Bänken sitzen. Am Eisenständer mit den Gedenkkerzen steht ein Mann und betet. Verzweifelt sieht sie sich um und entdeckt vier schmale Holztüren, auf denen »Betreten verboten« steht.

Von außen nähern sich Schritte und Stimmen. Sie stürzt auf die nächstgelegene Tür zu ihrer Rechten zu und ist überrascht, als sie sich einfach öffnen lässt. Dahinter führt eine schmale Wendeltreppe nach oben. So schnell sie kann, hastet sie die Stufen hinauf. Das Treppenhaus ist dunkel und so schmal, dass sie mit den Schultern die Ziegelwände streift. Hin und wieder fehlen Steine in den Stufen, und die klaustrophobische Enge löst ein beklommenes Gefühl in ihr aus, aber sie zwingt sich immer weiter hinauf.

Schon bald verstummen die Geräusche hinter ihr. Ihr Herzschlag und das Pfeifen des Windes in den Gucklöchern sind alles, was sie noch hört. Nach zwanzig Schritten fällt ihr das Atmen zunehmend schwerer. Sie hat Höhenangst, und unter normalen Umständen wäre sie längst umgekehrt. Aber jetzt gibt es keinen anderen Weg. Ob sie stürzt und sich das Genick bricht, ist nicht mehr wichtig.

Sie schaut auf und sieht ein kräftiges Seil, das an der Innenwand entlang nach oben führt. Drei Schritte weiter greift sie danach. Plötzlich dringt eine Geräuschwelle von unten die Treppen hinauf, und sie spürt einen Luftzug im Nacken.

Diese verdammten Bullen.

Ihr Zorn gibt ihr den Mut und die Kraft, sich weiter hinaufzukämpfen. Um sich von ihrer Angst abzulenken, zählt sie die Stufen.

Jemand ruft etwas. Sie versteht nur einzelne Wörter:

»Elisabeth ... Polizei ... wenn du ... runterkommen ...«

Fünfzehn, sechzehn, siebzehn. Wie viele denn noch?

Ihr ist klar, dass diese Treppe in den Kirchturm führen muss.

Wenn ich ein Fenster finde, springe ich.

Die Gucklöcher, an denen sie vorbeikommt, sind zu schmal und außerdem mit Plexiglas versehen.

Dreiunddreißig, vierunddreißig, fünfunddreißig.

Die Hand am Seil, den Blick auf die Treppenstufen gerichtet, geht es immer weiter hoch.

Schließlich erreicht sie einen Absatz und damit das Ende der Wendeltreppe. Einen Moment muss sie stehen bleiben und verschnaufen. Rechts von ihr befinden sich zwei Holztüren. Sie geht drei Schritte geradeaus und gelangt in einen kleinen Raum, in dem ein Schemel vor dem Glockenspiel der Kirche steht.

Sie macht wieder kehrt und drückt gegen die nächste der beiden Holztüren, die sich quietschend öffnet. Dahinter liegt ein kleiner, staubiger Raum mit zwei Leitern, einem Feuerlöscher und einem Stromkasten. Als sie zur Decke aufblickt, sieht sie eine Konstruktion aus dicken Balken mit quadratischen Öffnungen dazwischen. In dem Dunkel darüber muss sich die Kirchturmspitze befinden.

Einen Moment überlegt sie, ob sie den Feuerlöscher nehmen und ihn den Polizisten entgegenwerfen soll. Die Wendeltreppe ist eng und hoch, sie wären nicht zu verfehlen. Doch dann begreift sie, dass das auch nicht die Lösung ihrer Probleme ist, und schiebt die andere Tür auf. Dahinter führt eine meterbreite Treppe mit Metallgeländer schnurgerade nach oben. Die Geräusche von unten kommen näher.

»Jeder Schritt, den du allein gehst, ist ein Schritt von dir fort«, sagt eine Stimme in ihrem Kopf.

Auf dem Weg die Treppe hinauf kommt sie an einem gotischen Kirchenfenster mit bunter Glasscheibe vorbei. Als sie den ersten Absatz erreicht, hat sie Blutgeschmack im Mund. Sie bleibt stehen und ringt um Atem, hält sich krampfhaft mit den Händen am Geländer fest. Ein Blick nach unten kommt nicht infrage, doch aus dem Augenwinkel ahnt sie die Tiefe.

Plötzlich hört sie Türen quietschen und Stimmen, die immer lauter werden. Sie zwingt sich, den Kopf zu drehen, und sieht, wie ein Polizist und eine Polizistin hinter ihr die Treppe heraufkommen.

Sie kämpft sich weiter. Nach zwei Absätzen erreicht sie einen Raum mit einer großen schwarzen Kirchenglocke und bleibt genau darunter stehen. Wenn die jetzt runterfällt, bin ich eingeschlossen, denkt sie.

Unsicher wankt sie weiter und schaut sich um. Sieht fünf oder sechs kleinere Glocken, gigantische Ketten, die kreuz und quer durch den Raum verlaufen, und schwere Schallluken aus Eisen mit dicken Bolzen.

Nirgendwo ein Ausweg.

Auf der Treppe hinter ihr knarrt es.

Da entdeckt sie auf einmal zwei weiße Knöpfe, die wie Lichtschalter aussehen. Sie sind beschriftet. Elisabeth geht ein Stück näher heran und liest.

Der linke Schalter trägt die Aufschrift »Glocke 1«, auf dem rechten steht »Schallluken«.

Sie betätigt den rechten, und mit einem lauten Knarren beginnen alle vier Luken, sich zu öffnen. Licht und kalter Wind erfüllen den Raum.

»Polizei! Wir wissen, dass Sie hier sind, Elisabeth«, hört sie eine Frauenstimme rufen.

Die Luken öffnen sich immer weiter. Sie tritt an eins der Fenster und greift nach einem Scharnier. Drückt sich mit dem Fuß in einer Öffnung in der Ziegelwand ab und zieht sich nach oben. Das Gitter vor dem Fenster ist auf einer Seite lose. Mit aller Kraft reißt sie es auf und stellt sich auf das Fenstersims. Nun trennt sie nichts mehr von der Freiheit. Sie sieht die Bürogebäude, die Flaggen vor dem Sheraton, den durchbrochenen Turm der Riddarholmskirche, das Rathaus und die Högalidskirche auf Södermalm.

»Elisabeth! Kommen Sie da runter! Wir wollen Ihnen nichts tun!«

Die Frauenstimme ist jetzt ganz nah. Sie klingt schrill und deutlich beunruhigt.

Elisabeth dreht sich um. Unter der großen Glocke stehen zwei Polizisten und starren sie an.

»Keinen Schritt weiter, sonst springe ich!«

Sie wendet sich halb zum Himmel um und lässt die Hand über die porösen Ziegel gleiten. Denkt an die Übergriffe, an

Nathalie Svensson, die sie im Stich gelassen hat, und die Polizei, von der sie wieder und wieder erniedrigt wurde.

Wen Gott liebt, den holt er früh.

Sie atmet ein, so tief sie nur kann, und stößt sich ab.

56

Die Dunkelheit lichtet sich. Sie hat vergessen, wer sie ist und wo sie sich befindet. Das Erste, was sie wahrnimmt, sind Schritte auf dem Fußboden und ein Husten. Allmählich spürt sie auch wieder ihren Körper. Sie liegt auf der Seite und hat etwas Weiches unter sich. In ihrem Mund steckt ein Stück Stoff, so dass sie nur durch die Nase atmen kann. Reflexartig will sie die Hand zum Mund führen, um sich von dem Knebel zu befreien, doch ein Strick verhindert die Bewegung.

Panik steigt in ihr auf. Als sie erneut versucht, die Arme zu bewegen, durchfährt sie ein Schmerz bis in die Schultern, und sie begreift, dass ihre Hände auf dem Rücken zusammengebunden sind. Auch an den Fußgelenken ist sie gefesselt, wie sie feststellt, als sie vorsichtig die Beine rührt.

Sie schlägt die Augen auf, und mit einem Mal fällt ihr alles wieder ein. Verzweifelt starrt sie ihren Vater an, der am Bücherregal steht und raucht. Er betrachtet sie mit einem teils beschwörenden, teils rasenden Blick. Neben ihm im Regal liegt der Revolver.

Sie schließt die Augen, redet sich ein, das sei alles nur ein Albtraum, nur ein weiterer Erinnerungsfetzen an *das Furchtbare*. Ihr Kopf dröhnt. Die unwiederbringliche Einsicht, dass es sich um die Wirklichkeit handelt, lässt sie aufschreien.

Ihr Vater zieht an seiner Zigarette.

»Du hast es schon gewusst, oder?«, sagt er mit einem verächtlichen Ton in der Stimme. »Gib's zu!«

Sie schüttelt den Kopf.

»Warum bist du überhaupt nach Stockholm gekommen?«, fährt er fort. »Verstehst du nicht, dass ich alles ... ALLES getan habe, um dich zu schützen?«

Mit einer energischen Bewegung drückt er die Zigarette aus und beginnt, im Zimmer auf und ab zu gehen.

»Du hast keine Ahnung, was ich durchgemacht habe!«, fährt er fort. »Wie viel Mühe es mich gekostet hat, uns alle zu beschützen. Und jetzt will Jönsson, diese Memme, einfach aufgeben und uns verpfeifen!«

Er bleibt stehen und sieht sie eindringlich an. Sie erkennt ihn kaum wieder. Es ist, als spräche dort jemand anders.

»Ja, ich war derjenige, der dich in der Hütte gerettet hat! Dass sie dich dort hingebracht haben, war ein fürchterlicher Fehler. Wie dämlich kann man auch sein, meine Tochter mitzunehmen anstatt ...«

Er kneift die Augen zusammen und senkt die Stimme, bis nur noch ein Flüstern zu hören ist.

»Du sollst wissen, dass ich immer nur dein Bestes wollte, Nathalie. Und dann war da auf einmal Rickard Ekengård ... Wir haben uns bei einem Essen kennengelernt, an dem er als UNICEF-Botschafter teilgenommen hat. Er hat angefangen, mir Fragen zu stellen, und nach einer Weile habe ich kapiert, dass er irgendwas wusste.«

Victor geht zurück zum Revolver und tätschelt ihn wie einen Hundewelpen. Nathalie tut einen Atemzug, der sich anfühlt, als wäre es der erste, seit sie zu sich gekommen ist. Ihr Vater fährt fort: »Ich habe die Sache mit meinen Brüdern diskutiert … und ganz richtig, Rickard war einer der Jungs, die Olof mitgenommen hatte. Als ich nach dem Essen nach Hause ging, war mir klar, dass er uns verraten wollte. Dumm, wie er war, hatte er einem der Sponsoren lauthals von seiner entstehenden Autobiographie erzählt und …«

Verärgert wirft er die Arme in die Luft und schaut Nathalie fragend an. Seine Pupillen sind so geweitet, dass das Blau seiner Augen kaum mehr zu sehen ist.

»Was sollte ich tun? Das Ganze war zehn Jahre her, und auf einmal will da jemand mein Leben in Schutt und Asche legen. Außerdem habe ich auch an dich gedacht. Woher zum Teufel hätte ich wissen sollen, dass er mit dir verabredet war! Er muss gewusst haben, wessen Tochter du bist, als er mit dir angebändelt hat.«

Victor geht zwei Schritte auf sie zu, seine Stimme klingt plötzlich ganz zärtlich, als er sagt: »Du musst mich verstehen, geliebte Nathalie. Ich hatte keine andere Wahl.«

So schnell, wie er sich genähert hat, wendet er sich nun um und zieht etwas aus der Sakkotasche.

Nathalie schließt die Augen. Sie erinnert sich daran, wie Rickard im Riche auf sie zugekommen ist. Hört seine Fragen zu ihrer Kindheit und Familie wie aus weiter Ferne. Dieses Interesse, das sie so anziehend fand. War das nur ein Trick, um näher an Victor heranzukommen?

Sie versucht, das Stück Stoff in ihrem Mund auszuspucken, doch es ist zwecklos.

Ihr Vater dreht sich um. Er hat sich eine neue Zigarette angezündet.

»Wenn du versprichst, nicht zu schreien, nehme ich dir den Lappen weg«, sagt er und greift nach dem Revolver. Er geht drei Schritte auf sie zu, bleibt aber am Sofatisch stehen, schnippt die Asche seiner Zigarette auf den Fußboden und tritt mit dem Fuß darauf.

»Und dann kam diese verdammte Fernsehsendung. Dadurch ist diese Betty überhaupt erst auf die Idee gekommen, mit dir zu reden, war es nicht so? Das war zumindest Levinders Theorie …«

Er hält inne, starrt sie mit leerem Blick an und schüttelt den Kopf.

»Jetzt ist sowieso alles zu spät«, murmelt er.

Mit diesen Worten richtet er den Revolver auf sie, beugt sich vor und entreißt ihr den Knebel. Nathalie versucht zu schlucken, doch ihr Mund ist so trocken, dass es nicht gelingen will.

Victor setzt sich auf den Tisch, hält den Revolver nach wie vor zitternd auf sie gerichtet.

»Warum hast du Betty am Springbrunnen getroffen? Was hat sie gesagt?«

»Leg die Waffe weg, Papa«, bittet sie, und ihre Stimme versagt ihr fast den Dienst. »Wir finden eine Lösung.«

Er stößt ein Lachen aus und schüttelt den Kopf. Rückt ein Stück näher und beugt sich zu ihr vor.

»ANTWORTE AUF MEINE FRAGE!«, brüllt er ihr ins Gesicht, so dass sie seinen scharfen Atem auf der Haut spürt.

Sie sieht ein, dass ihr nichts anderes übrigbleibt, als mitzuspielen. Um Zeit zu gewinnen, fragt sie: »Woher weißt du das? Warst du etwa auch da?«

»Natürlich war ich auch da«, antwortet er mit einem Schnauben. »Ich habe dir doch gesagt, dass ich dich immer beschütze. Du bist das Wertvollste, was ich habe!«

»Wenn das stimmt, dann leg den Revolver weg und binde mich los.«

Regungslos und gedankenverloren sitzt er da, als würde er sie weder sehen noch hören. Der Lauf des Revolvers hingegen ist umso präsenter.

Er würde mich nie erschießen.

Die Fesseln drücken auf ihre Gelenke, und in ihren Schläfen pocht es so heftig, dass sie das Gefühl hat, ihre Adern müssten jeden Moment platzen. Sie ruft sich Elisabeths Worte in Erinnerung: *Nichts ist gefährlicher, als seinen Feind zu unterschätzen.*

Diese Bemerkung hat sie lediglich als belangloses Gerede abgetan.

Stille Wasser.

Hätte sie das verstehen müssen? Nein, wie hätte sie etwas so Unbegreifliches ahnen können? Als Frank dazwischengegangen ist, wollte Elisabeth ihr gerade noch etwas sagen. Die Wahrheit über Victor?

Sie blickt ihn flehend an.

»Lass mich doch bitte frei. Wir wollen doch zu Mama.«

»*Die*«, sagt er mit so viel Verachtung in der Stimme, dass es Nathalie kalt den Rücken hinunterläuft. »Die wollte sich auch auf einmal einmischen und alles Mögliche geraderücken …«

»Was?«, bringt Nathalie hervor und windet sich verzweifelt, bis er mit einem Mal aufsteht und vor ihr auf und ab geht.

»Sie hat mich angerufen und mir erzählt, dass du in Adams Sachen herumgekramt hast.«

Er greift nach der Zigarettenschachtel. Als er sie aber zur Hälfte aus der Sakkotasche gezogen hat, lässt er sie wieder los.

Mit dir hat sie also geredet, denkt Nathalie.

»Ich habe versucht, sie zur Vernunft zu bringen, aber sie wollte dir unbedingt die Wahrheit erzählen. Dann habe ich ihr die Tabletten reingezwungen, aber offensichtlich habe ich unterschätzt, wie viel sie mittlerweile verträgt …«

Mitten im Raum bleibt er plötzlich stehen. Als sie seinem Blick begegnet, bricht etwas in ihrem Inneren entzwei.

»Es musste sein«, sagt er. »Zu deinem und zu meinem Schutz, das verstehst du doch?«

Sie schwingt die Beine über den Rand des Sofas und versucht sich zu erheben. Blitzschnell ist er bei ihr und stößt sie wieder zurück. Er hebt den Revolver.

»Es ist vorbei, Nathalie! Du hättest nicht so verdammt neugierig sein sollen, was mit Adam passiert ist. Das Ganze ist deine Schuld!«

Die Worte dringen ihr wie Nägel ins Gehirn. Sie hat das Gefühl, als würde sie ohnmächtig, als würde die Finsternis sie wieder einholen. Mit aller Kraft zwingt sie sich, ihm noch einmal in die Augen zu blicken und die Frage hervorzubringen, die sie am liebsten gar nicht stellen würde.

»Habt ihr ihn auch umgebracht?«

Victor fährt zusammen, als hätte ihn der Schlag getroffen. Dann schaut er aus dem Fenster und sagt mit tonloser Stimme: »Es ist nicht so, wie du denkst.«

57

UPPSALA,
FREITAG, 13. APRIL 2004

Adam parkte den Saab vor dem Mietshaus, in dem sein Kollege Dan Falk wohnte, und sah auf die Uhr. 23:22. Er würde es pünktlich zu der Verabredung mit Victor schaffen.

Hoffentlich hatte der auch eine Erklärung dafür, wieso er in der Hütte gewesen war. Dass Victor etwas mit den sexuellen Übergriffen zu tun hatte, konnte er sich kaum vorstellen. Die Umstände sprachen allerdings gegen ihn. Als rechtschaffener Journalist musste Adam den Tatsachen ins Auge blicken. Die Frage war nur, ob er auch darüber schreiben konnte. Das wäre für Victor das Ende seiner Karriere. Und wie würde Nathalie darauf reagieren? Würde sie womöglich die Verlobung lösen?

Nein, sagte er sich. Wenn es wirklich so schlimm war – was einfach nicht sein konnte –, dann lag die Schuld nicht bei ihm.

Sobald er dieses Treffen hinter sich gebracht hätte, würde er in die Redaktion gehen. Diese Nacht brauchte er keinen Schlaf. Das Adrenalin würde ihn hellwach halten, bis der letzte Punkt gesetzt war. Morgen früh würde er den Text und die Fotos dann gleich Chefredakteur Telin vorlegen. Der würde Augen machen. Die *Upsala Nya Tidning* hätte natürlich das Exklusivrecht für diesen Scoop, aber trotzdem würde sich die Story verbreiten wie ein Lauffeuer, davon war er überzeugt.

Er stieg aus in den kühlen Frühlingsabend, die Fototasche hielt er fest. Über dem Bahnhofsgelände kam ein leichter Nieselregen auf. Der Vollmond am Himmel war nur zu erahnen, sein Schein war blass wie bei einer Taschenlampe mit schwacher Batterie.

Nathalie wird stolz auf mich sein, dachte er. Und eine feste Stelle ist mir so gut wie sicher. Gegen die Nervosität vor dem bevorstehenden Treffen konnten die positiven Gedanken jedoch nicht viel ausrichten. Dass Victor sich so kurzfristig auf ein Treffen mit ihm eingelassen hatte, sprach wohl dafür, dass er etwas mit der Sache zu tun hatte. Oder war es genau andersherum – ein einziges großes Missverständnis, das er augenblicklich aus der Welt schaffen wollte?

Adam bog um die Ecke des Bahnhofsgebäudes. Sämtliche Züge standen still, und bis auf einen Obdachlosen, der in einem Schlafsack auf einer Bank unter dem Bahnhofsvordach lag, war kein Mensch zu sehen. Noch einmal musste er an den weißen Lieferwagen denken, der ihm unterwegs entgegengekommen war. Hätte er nicht so schnell reagiert, wäre er mit ihm zusammengestoßen. Ich hätte ihm folgen sollen, schoss es ihm plötzlich durch den Kopf. Der Wagen war ja vermutlich auf dem Weg zur Hütte. Zumindest die Polizei hätte er benachrichtigen können.

Am Springbrunnen stand nur ein einziges Taxi. Drei Jugendliche eilten über die Kungsgatan Richtung Norden, ansonsten war niemand zu sehen. Der Regen wurde stärker, und Adam öffnete seinen Regenschirm.

Er trat ein Stück näher an Bror Hjorths Skulptur heran, die den Springbrunnen zierte, sah die Goldelemente und das dunkelgrüne, polkatanzende Paar im Schein der Unterwasserbeleuchtung glänzen. Das Taxi setzte sich in Bewegung, und im selben Moment kam ein Mann mit Regenschirm vom Parkplatz am Rathaus zu ihm herüber.

Es war Victor. Er trug einen langen grauen Mantel und eine rote Krawatte, die sich leuchtend von der farblosen Umgebung abhob. Auf den Lippen hatte er ein selbstsicheres Lächeln, doch seine Augen waren kalt.

»Hallo, Adam«, sagte er, als sie sich die Hand gaben. »Na dann erzähl mal, was hast du da für Dummheiten im Kopf, hm?«

Sein Ton war heiter, aber Adam hatte nicht vor, sich beschwichtigen zu lassen.

»Wie gesagt, ich habe Beweise, dass sich ein paar ziemlich hohe Tiere aus der Stadt in einer Jagdhütte in Duvboda an minderjährigen Mädchen vergreifen.«

Victor presste die Kiefer aufeinander und blickte in den Regen.

»Was redest du da? Was denn für hohe Tiere?«

»Das kann ich nicht sagen.«

»Jetzt hör schon auf, Adam. Und was sollte das Gerede von wegen, ich hätte damit etwas zu tun?«

Adams Mund wurde trocken, und sein Herz schlug schneller. Er begegnete Victors Blick, suchte nach Worten. Noch bevor er etwas sagen konnte, fragte Victor irritiert: »Was sind das für Beweise, von denen du da sprichst?«

»Zeugenaussagen, Fotos von Sexspielzeug und von den Männern in der Verkleidung verschiedener historischer Personen, unter anderem Napoleon ...«

»Hast du die Polizei kontaktiert?«

Adam zögerte. Die Situation wurde ihm immer unangenehmer. Vielleicht war dieses Treffen ein Fehler gewesen. Er wandte sich dem plätschernden Wasser zu und sagte: »Wie man's nimmt. Ich habe dich mit den drei Männern, die ich unter Verdacht habe, in der Hütte gesehen. Deshalb wollte ich dich treffen.«

»Wer sind die Männer?«

»Jacques Levinder, Pierre Hielmstedt und Olof Jönsson.«

Victor starrte ihn an wie einen Fremden. Dann lächelte er schief.

»Wir gehen zusammen jagen, du hast das alles vollkommen missverstanden. Denk doch nach, Adam!«

Adam blickte ihm in die Augen. Sie waren genauso blau und selbstsicher wie immer. Victor fuhr sich mit der Hand über die Krawatte und sagte: »Wo ist denn dein Beweismaterial? Wenn meine Jagdkameraden in irgendwas verwickelt sind, dann muss ich es wissen!«

Adam spürte das Gewicht seiner Kameratasche auf der Schulter.

»Wieso warst du gestern Abend dort?«, beharrte er.

Victor runzelte die Stirn und neigte den Kopf.

»Lieber Adam, du musst mir vertrauen. Was hast du denn eigentlich vor? Deinen zukünftigen Schwiegervater mit falschen Beschuldigungen zu belasten? Meinst du, so jemanden will Nathalie heiraten?«

Adam streckte den Rücken durch. Er hatte befürchtet, dass dieses Argument kommen würde, und deutete es als Indiz dafür, dass Victor etwas zu verbergen hatte. Er sah Nathalie vor sich. Sie hielt so viel von ihrem Vater, war so stolz auf ihn.

»Okay«, sagte er. »Ich vergesse einfach, dass ich dich dort gesehen habe, wenn du versprichst, deinen Freunden nichts zu sagen.«

Victor starrte ihn an.

»Der Artikel erscheint morgen«, erklärte Adam. »Das kann niemand mehr verhindern.«

Zu seiner Überraschung nickte Victor nur missmutig.

»In Ordnung. Tu, was du nicht lassen kannst.«

Sie schüttelten sich die Hände. Dann drehte Adam sich um und machte sich auf den Weg in die Redaktion. Als er sieben Schritte gegangen war, ertönte plötzlich ein dumpfer Knall, und ihm war, als hätte ihm jemand in den Rücken getreten. Ihm wurde schwarz vor Augen.

Nachdem er noch ein Stück weitergetaumelt war, traf ihn erneut ein gewaltiger Schlag in den Rücken, und er fiel der Länge nach hin.

Um ihn herum wurde es feucht und kalt. Eine schwindelnde Müdigkeit erfasste ihn und zog ihn fort in eine tosende Finsternis.

Das Letzte, was er sah, war Nathalies lächelndes Gesicht.

58

»So hat es sich zugetragen«, sagt Victor und blinzelt ein paar Tränen aus den Augen. »Es war nicht geplant, aber ich habe ihm angesehen, dass er es ernst meinte. Er wollte uns verraten.«

Er steht mitten im Zimmer. Die Hand mit dem Revolver hängt schlaff herunter, und es scheint, als würde er die Waffe jeden Moment fallen lassen.

Nathalie versucht, sich vom Sofa zu erheben, doch er ist mit drei Schritten bei ihr. Hilflos sinkt sie zurück auf die Polster. Sie schließt die Augen und hat das Gefühl, vor lauter Schmerz bald wieder ohnmächtig zu werden.

»Das konnte ich nicht zulassen!«, ruft er und dreht sich zur Wand, als würde sich noch jemand Drittes im Raum befinden. »Es war ja auch zu deinem und Sonjas Schutz ... Adam hatte viele gute Seiten, aber dass er unser Leben zerstört, konnte ich ihm nicht gestatten.«

Nathalie öffnet die Augen und hört sich rufen: »Jetzt reicht es, Papa. Bind mich endlich los!«

»Und der Mord hat immerhin diese Betty zum Schweigen gebracht ... Später, als Rickard aufgetaucht ist, war mir dann klar, dass diese verdammte Fernsehsendung noch mehr Menschen auf den Plan rufen konnte. Den Mord zu kopieren, war ein deutliches Signal an sie, nur ja den Mund zu halten. Was sie auch taten, und wenn du nicht …«

Gedankenverloren dreht er sich zu ihr. Seine Augen sind glasig, als hätte er Fieber.

»Jetzt ist es zu spät«, sagt er und hält den Revolvergriff wieder fester.

Ich muss Zeit gewinnen. Einfach irgendwas sagen, eine Frage stellen.

»Hat Mama davon gewusst?«

Plötzlich klingelt sein Handy, und mit einem Ruck zieht er es aus der Sakkotasche. Dann starrt er verwundert auf das Display.

»Victor Nilson«, sagt er in demselben barschen Ton wie immer.

Nathalie hört jemanden am anderen Ende reden, versteht aber kein Wort. Die Miene ihres Vaters erstarrt. Er drückt den Anruf weg und legt das Handy ins Bücherregal.

Dann setzt er sich vor sie auf den Sofatisch, ganz dicht. Streichelt ihr übers Haar, genau wie früher, wenn er ausnahmsweise mal zu Hause war und sie ins Bett gebracht hat. Sie bekommt einen Würgereiz und will sich reflexartig mit Armen und Beinen wehren, doch die Fesseln sind unnachgiebig.

»Die letzte Reise machen wir gemeinsam«, sagt er und tätschelt sie ein weiteres Mal, den Blick auf den Schalldämpfer gerichtet.

Sie kneift die Augen zusammen. Aus der Ferne hört sie

Schritte und Stimmen. Victor fährt auf und geht in den Flur. Erneut klingelt sein Handy, und im selben Moment klingelt es auch an der Tür.

»Verdammt!«, ruft er. Mit dem Blick eines gejagten Tieres kehrt er ins Wohnzimmer zurück.

Nathalie hört, wie jemand durch den Briefschlitz schaut. Noch immer klingelt sein Handy. Zehn Sekunden steht er regungslos da und starrt sie einfach nur an. Der Revolver in seiner Hand hört auf zu zittern, die schwarze Öffnung des Laufes ist genau auf sie gerichtet.

Jetzt sterbe ich, denkt sie, und sieht ihn mit weit aufgerissenen Augen an.

Von der Wohnungstür ertönt ein Krachen, und aus dem Spalt zwischen Türrahmen und Klinke stieben weiße Splitter wie ein Feuerwerk. Das Türschloss ist aufgebrochen. Die Tür gibt allmählich nach, doch die Sicherheitskette hat den ersten Stoß abgefangen und verhindert noch, dass sie sich ganz öffnet.

Victor kommt einen Schritt näher und zielt genau auf Nathalies Brust.

59

Ich fliege. Schwerelos schwebe ich fort von einer Welt, die mir nicht mehr gehört. Die Luft kühlt mein Gesicht, mein Blut. Nun gibt es kein Zurück mehr. Was für eine Befreiung.

Glassplitter brennen mir auf der Haut und in den Augen, der Boden rast auf mich zu wie eine riesige Dampfwalze.

In einem unermesslichen Augenblick wird alles still und schwarz.

Dann verschwindet auch das Nichts.

60

UPPSALA,
FREITAG, 2. MAI 2014

»Jetzt ist es vorbei«, sagte Sonja und strich Nathalie über die Wange.

»Oder es fängt gerade erst an«, antwortete sie.

Ihre Mutter nickte und faltete die Hände auf der Decke, mit der sie auf dem Sofa lag. In ihrem Blick lagen sowohl Erleichterung als auch Trauer. Nathalie empfand nichts und gleichzeitig alles auf einmal. Die Gefühle brachen in Wellen über sie herein, die sie nicht kontrollieren konnte. Es war jetzt vierundzwanzig Stunden her, dass sie zu ihrem Vater in die Wohnung gekommen war. Vierundzwanzig Stunden, die sich anfühlten wie ein ganzes Leben.

Es war seltsam, ihre Mutter dort auf dem Sofa liegen zu sehen, genau wie letztes Mal, als sie bei ihr war. Sonja war blass und abgemagert, und das sonst so leuchtende Haar hatte seinen Glanz verloren.

»Danke, dass du mich nach Hause gefahren hast«, sagte Sonja mit einem steifen Lächeln.

»Ist doch selbstverständlich. Bist du sicher, dass ich nicht noch ein bisschen hierbleiben soll?«

»Ja, die Frauen vom Lions Club kommen um sieben, und Ilse Werner habe ich auch eingeladen. Schließlich ist es ihr Verdienst, dass ich überhaupt noch lebe.«

Sonja setzte sich auf, stützte sich gegen die Lehne und rückte ihre Brille zurecht. Nathalie musste lächeln und schüttelte den Kopf. Wenn irgendwer von einem soeben überstandenen Mordversuch zu einem netten Abend mit Freundinnen übergehen konnte, dann wohl ihre Mutter. Elin Eriksson, die Kollegin, die Sonja aus dem Krankenhaus entlassen hatte, war überrascht gewesen, wie schnell sie sich erholt hatte. Nathalie ging es nicht anders. Ihre Mutter war das Paradebeispiel für einen Menschen, der im Alltag ins Wanken geriet, in Krisenzeiten jedoch eine beachtliche Standhaftigkeit bewies.

»Aber versprich mir, dass du keinen Tropfen Alkohol trinkst«, ermahnte Nathalie sie. »Du hast gehört, was Dr. Grip gesagt hat.«

»Natürlich«, sagte ihre Mutter.

»Es wird noch ein paar Wochen dauern, bis deine Leberwerte wieder in Ordnung sind«, fuhr Nathalie fort. »Du musst auf dich achtgeben, Mama. Jetzt sind nur noch du und ich da … und Estelle natürlich.«

»Wann kommt sie?«

»Morgen, sie hat wohl noch eine Spätschicht, die sie nicht tauschen kann.«

Es wurde still. Sonnenlicht fiel durch das Panoramafenster, brach sich in einer Kristallvase und warf ein buntes Lichtspektrum auf die weiße Textiltapete über dem Klavier.

Nathalie schloss die Augen. Sie sah noch einmal die Verzweiflung ihres Vaters vor sich und seine entschlossenen Schritte auf das Fenster zu. Im selben Moment, als die Einsatzkräfte die Sicherheitskette herunterrissen, hatte Victor mit seinem Kopf die Glasscheibe durchstoßen. Er war in den Innenhof gestürzt und auf der Stelle gestorben.

Sie öffnete die Augen und blickte ihre Mutter an. Wie hatte Sonja das nur all die Jahre für sich behalten können? Kein Wunder, dass sie sich mit Alkohol betäubt hatte.

Eine Frage hatte Nathalie ihr bisher noch nicht zu stellen gewagt. Jetzt war es an der Zeit.

»Wusstest du von ... ich meine, wusstest du, dass Papa Adam erschossen hat?«

Sonja betrachtete einen Moment die Vase und schüttelte den Kopf.

»Nein«, sagte sie trocken. »Das hätte ich nie ...«

Ihr versagte die Stimme. Sie schluckte zweimal, wandte sich Nathalie zu und fuhr fort: »Das hätte ich nicht ertragen. Ich wusste nur, dass er bei diesen grässlichen Marquis dabei war ...«

Sie schwieg. Dann schlug sie die Decke zur Seite und schwang die Beine über die Sofakante.

»Ich war abhängig von ihm ... und er hat es gut mit uns gemeint.«

Nathalie schnappte nach Luft.

»Auf seine Art«, verdeutlichte Sonja. »Du weißt schon, was ich meine. Aber jetzt muss ich mich fertigmachen. Das

Essen bringen die Damen zwar selbst mit, aber das heißt noch lange nicht, dass ich hier einfach auf der faulen Haut liegen kann.«

Sonja stand auf, zog den Gürtel ihres Morgenmantels fest und ging zum Flur hinüber.

»Ist Estelle deswegen zu Hause ausgezogen?«, wollte Nathalie wissen.

Ihre Mutter zuckte nur mit den Schultern und verließ den Raum.

Morgen kann ich sie selbst fragen, dachte Nathalie. Während des kurzen Telefonats heute Vormittag war dafür keine Zeit gewesen.

»Dann fahre ich jetzt«, sagte Nathalie und schaute zu ihrer Mutter ins Badezimmer hinein. »Ruf mich an, wenn ich bei dir übernachten soll.«

»Danke, aber das wird nicht nötig sein. Ilse hat sich schon angeboten, über Nacht hierzubleiben. Wenn überhaupt wäre das wohl das Einfachste.«

Nathalie betrachtete ihre Mutter, doch die vermied den Blickkontakt. Verwundert stellte sie fest, dass sie fast ein bisschen gekränkt war. Sie, die sich immerzu von Sonja überrannt gefühlt hatte, verspürte nun das Bedürfnis danach, dass dieser Zustand weiter anhielt.

»Bist du sicher, dass du ohne mich zurechtkommst?«, fragte sie.

Sonja lächelte ihr flüchtig zu, bevor sie sich wieder ihrem Spiegelbild widmete. »Ja, fahr jetzt.«

Auf dem Weg zum Krankenhaus hielt sich Nathalie zum ersten Mal seit langem an die vorgeschriebene Höchstgeschwindigkeit, sie fuhr sogar ein gutes Stück langsamer. Es war, als stünde ihr Leben mit einem Mal still, als würde es sich nie wieder in Bewegung setzen.

Papa. Der Mann, mit dem sie immer so gut reden konnte. Den sie stets bewundert hatte und mit ihrer Karriere und Forschung beeindrucken wollte. Wie hatte er nur so ein Doppelleben führen können? Die rechte Hand der Gleichstellungsministerin und Vergewaltiger und Mörder in einer Person?

Sie musste daran denken, was er an dem Tag nach Rickards Ermordung in der Skybar zu ihr gesagt hatte: *Unsere Forderung nach strengeren Haftstrafen für Freier ist gerade sehr populär.* Dass es Menschen mit gespaltener Persönlichkeit gab, wusste sie, doch wie jemand davon betroffen sein konnte, der ihr so nahestand und den sie ihr Leben lang geliebt hatte, war schlichtweg nicht zu begreifen.

Sie hatte sein Geständnis zwar mit eigenen Ohren gehört, aber hin und wieder, wenn ihre Gefühle die Oberhand gewannen, packten sie dennoch Zweifel. Ihr war klar, dass das nur ein Versuch ihres Unterbewusstseins war, sie vor der Wahrheit zu schützen. Die Beweise gegen ihren Vater waren eindeutig. In beiden Mordfällen stammten die Kugeln aus seinem Revolver, und das Nikotinkaugummi wies seine DNA auf. Drei der Mädchen, die die Polizei bislang ausfindig machen konnte, hatten gegen ihn ausgesagt.

Nathalie parkte den Volvo vor dem Fachschaftstrakt des Uniklinikums. Als sie ausstieg, vibrierte ihr Handy. Eine neue SMS.

Sehne mich nach morgen!

Bengt Vallman.

Den hatte sie ihn vollkommen vergessen. Und sie hatte gerade überhaupt keine Lust, ihm zu antworten.

Die Glasfront des Psychiatriegebäudes glänzte in der Sonne, so dass sie die Augen zusammenkneifen musste, als sie darauf zuging. Sie machte einen großen Schritt über den Wasserablauf vor dem Eingang und betrachtete einen Moment ihr Spiegelbild in der Glastür, bis diese aufglitt.

Drinnen begegneten ihr nur wenige Leute, aber Klinikchef Torsten Ulriksson saß in seinem Zimmer. Als Nathalie daran vorbeiging, stand er auf und hob die Hand zum Gruß.

»Hallo«, sagte sie und blieb in der geöffneten Tür stehen.

»Hallo, Nathalie, was machen Sie denn hier?«, fragte er und kam eifrigen Schrittes in seinen klobigen Ecco-Schuhen auf sie zu.

»Ach, nur ein bisschen Papierkram erledigen«, sagte sie.

»Verstehe. Das machen Sie natürlich ganz, wie Sie wollen, aber wenn Sie mich fragen, sollten Sie sich erst einmal freinehmen, zumindest eine Woche.« Er legte den Kopf auf die Seite und fuhr fort: »An Personal mangelt es nicht, ich habe gerade erst einen neuen Arzt eingestellt. Er heißt Bengt Vallman und fängt Montag bei uns an.«

Nathalie wusste nicht, was sie sagen sollte.

»Aha, wie schön«, sagte sie zögernd, und nachdem sie einen Moment nachgedacht hatte: »Nächste Woche werde ich mir wohl auf jeden Fall ein bisschen freinehmen.«

»In Ordnung, abgemacht«, sagte Ulriksson und klopfte

ihr auf die Schulter. »Und um die Studenten kümmere ich mich selbst, Sie wissen ja, wie sehr mir das fehlt, seit ich die Leitung übernommen habe.«

Mit einem Nicken und einem halbherzigen Lächeln ging sie hinüber in ihr Büro. Dort schlug ihr der wohlbekannte Geruch von abgestandener Luft entgegen. Die Unterlagen auf ihrem Schreibtisch lagen noch genauso ordentlich da, wie sie sie zurückgelassen hatte.

Sie schloss die Tür und ertappte sich dabei, wie sie beinahe automatisch abgeschlossen hätte. Dann trat sie ans Waschbecken und betrachtete sich eine ganze Weile im Spiegel. In ihrem Blick lag eine Tiefe, die vorher nicht da gewesen war. Die Lippen waren trocken und bleich, so dass sie zum Lippenstift griff und ihnen mit drei Zügen etwas Farbe verlieh. Als sie sich auf die Waage stellte, fiel ihr auf, dass sie sich seit Tagen schon nicht mehr gewogen hatte.

Aufs Gramm genau dasselbe Gewicht wie vorher.

Wenigstens etwas, das gleich bleibt, dachte sie, bevor sie sich an den Schreibtisch setzte und den Computer hochfuhr. Louise hatte sich schon zweimal per SMS erkundigt, ob sie reden wollte. Nathalie hatte geantwortet, sie werde sich melden. Ganz offensichtlich brannte Louise irgendwas unter den Nägeln, aber Nathalie stand gerade nicht der Sinn danach.

Mit einem Mal überfiel sie eine bleierne Müdigkeit. Wahrscheinlich wäre es doch das Beste, erst einmal nicht zu arbeiten. Stattdessen konnte sie Zeit mit Gabriel, Tea und ihrer Mutter verbringen. Mit Håkan hatte sie abgemacht, dass sie den Kindern am Sonntag vom Tod ihres

Opas erzählen würde, wenn sie sie abholte. Im selben Gespräch hatte sie ihn auch gefragt, was er vor ihrer Wohnung zu suchen hatte.

»Was für eine Wohnung?«

»Stell dich nicht dumm. In der Artillerigatan vor der Hedwig-Eleonora-Kirche. Ich habe dich da gegen fünf mit den Kindern vorbeifahren sehen.«

»Schon möglich, dass ich auf dem Heimweg vom Vergnügungspark da vorbeigefahren bin.«

»Gib's zu, du bist mir gefolgt! Deshalb wusstest du auch, dass ich den Mord an Rickard Ekengård mit angesehen habe.«

»Jetzt wirst du wieder paranoid. Ich muss mich um die Kinder kümmern. Wir sehen uns am Sonntag.«

»Und Alf Erlander«, war sie fortgefahren. »Hast du gewusst, dass er sich einer Gruppe Männer angeschlossen hatte, die sich die göttlichen Marquis nannten und junge Mädchen missbrauchten?«

»Auf Wiederhören, Nathalie. Vergiss nicht, dass wir am Mittwoch unser abschließendes Gespräch beim Sozialamt haben.«

Damit hatte er aufgelegt. Seine aalglatten Antworten hatten sie nur darin bestärkt, dass sie recht hatte.

Sie begann, ihre E-Mails zu lesen, doch für mehr als eine reichte ihre Aufmerksamkeit nicht. Es war eine Nachricht von ihrem Professor, der ihr zu den bewilligten Forschungsgeldern für ihre Verhaltensstudie zur Impulskontrolle bei Psychopathen gratulierte. Ohne die geringste Freude darüber zu empfinden, loggte sie sich wieder aus und nahm die

Rolltreppe hinunter in Abteilung 3, wo Elisabeth Rapp gerade ein Zimmer hatte. Nathalie begrüßte die verantwortliche Krankenschwester und erhielt die Erlaubnis, zu ihr zu gehen.

61

Elisabeth lag im Bett und sah auf die Bäume im Schlosspark. Ihr offenes schwarzes Haar wirkte wie eine Flut aus Finsternis auf dem weißen Kissen. Wie sie dort unter der gelben Krankenhausdecke lag, erinnerte sie an einen verletzten Vogel, der nicht mehr daran glaubte, jemals wieder fliegen zu können.

Auf einem Stuhl neben dem Bett saß eine der zusätzlichen Aufsichtskräfte, die Nathalie vom Sehen, aber nicht dem Namen nach kannte.

»Hallo, Elisabeth«, sagte sie.

Elisabeth reagierte nicht. Nathalie warf einen Blick auf das Namensschild der Aufsichtsschwester und las, dass sie Maria Andersson hieß.

»Sie können ruhig eine Pause machen und draußen auf dem Korridor warten. Ich würde gern allein mit Elisabeth reden.«

»Natürlich.«

Sie schlug das Buch zu, das sie auf dem Schoß hatte, und verließ das Zimmer. Nachdem sich die Tür hinter ihr geschlossen hatte, stand Nathalie einen Moment einfach nur da und betrachtete Elisabeth. Der Blick ihrer Patientin war nach wie vor hinaus in den blauen Himmel gerichtet, kein Muskel ihres Körpers schien sich zu rühren. Nathalie atmete tief ein und nahm den Geruch von frisch gewaschenen Laken, Desinfektionsmittel und Schweiß wahr.

»Schön, Sie zu sehen«, sagte sie schließlich.

Elisabeths Schultern sanken ein wenig, ihr Brustkorb hob sich unter der Bettdecke.

»Ich bin froh, dass Sie nicht gesprungen sind, das war sehr mutig von Ihnen.«

Von Frank hatte Nathalie erfahren, dass Elisabeth mit einem lauten Fluchen zurück ins Innere des Kirchturms gesprungen war. Dass sie wie gelähmt dagesessen und es nicht über sich gebracht hatte, die Wendeltreppe wieder hinunterzugehen. Nach zwei Stunden hatte die Feuerwehr sie mit einem Kran geholt.

Elisabeth würdigte Nathalie keines Blickes. Schließlich ging Nathalie zu dem Stuhl, auf dem Frau Andersson gesessen hatte, und nahm darauf Platz.

»Ich kann verstehen, dass Sie enttäuscht von mir sind«, sagte sie. »Aber es war nicht geplant, dass plötzlich überall Polizisten auftauchen würden ...«

Elisabeth biss sich auf die Unterlippe, ihre Augen wurden schmal.

»Ich gebe zu, dass ich Sie hintergangen habe«, fuhr Nathalie fort. »Ich habe die Polizei verständigt, aber was hätte ich tun sollen? Ich wusste ja nicht, dass die Nachrichten von Ihnen kamen. Ich hatte Angst, das verstehen Sie doch sicher?«

Ein zuckender Mundwinkel war alles, was sie zur Antwort bekam. Nathalie legte vorsichtig die Hand auf die gelbe Decke, ihr Schatten näherte sich Elisabeths Brust.

»Ich bitte Sie aufrichtig um Entschuldigung und will Ihnen außerdem danken ... Wenn Sie der Polizei nicht die Wahrheit über meinen Vater gesagt hätten, säße ich jetzt vielleicht nicht hier.«

In Elisabeths dunklen Augen blitzte es auf. Sie klammerte sich an der Bettdecke fest und begegnete Nathalies Blick.

»Frank Hammar hat mir alles erzählt«, sagte Nathalie. »Dass Sie meinen Vater in den Nachrichten gesehen haben, kurz nachdem die Sendung über Adam Starlander im Fernsehen gelaufen war, und dass Sie deshalb beschlossen haben, mit mir zu reden.«

Elisabeth nickte und sagte mit tonloser Stimme: »Das hätte ich Ihnen gern noch gesagt, bevor die Bullen dazwischengegangen sind.«

»Ich weiß«, sagte Nathalie nickend. »Sie waren sehr tapfer.«

Sie legte ihre Hand noch etwas näher an Elisabeths heran.

»Und ich habe auch gehört, wie mutig Sie in dem Verhör mit der Polizei waren. Wie Sie wissen, sind mittlerweile drei andere Mädchen aufgetaucht, die Ihre Aussage bestätigen.«

»Es gibt noch viel mehr da draußen«, entgegnete Elisabeth. »Ich habe der Polizei alle Namen genannt, an die ich mich erinnern konnte. Sind die Typen jetzt gefasst?«

Nathalie zögerte. Hatte Frank sie nicht informiert?

»Ja, die Polizei hat Olof Jönsson in seinem Haus in Saltsjöbaden aufgesucht.«

»Und?«

»Er sagt, dass mein Vater Adam Starlander und Rickard Ekengård erschossen hat. Die anderen wussten angeblich nichts davon, bis mein Vater gestern damit gedroht hat, jeden zu töten, der ihn verraten würde …«

Nathalies Mund wurde trocken, ihre Kehle war plötzlich wie zugeschnürt. Sie stand auf, ging zum Waschbecken und trank zwei Plastikbecher Wasser. Dann kehrte sie zurück ans Bett und ließ sich auf den Stuhl sinken.

»Sie alle bestreiten die sexuellen Übergriffe, aber Rickard Ekengårds Autobiographie und Ihre Aussage reichen möglicherweise für eine Verurteilung aus. Außerdem haben wir ja Adam Starlanders Foto und die DNA-Spuren aus der Hütte.«

Elisabeth hob skeptisch die Augenbrauen. Nathalie wusste selbst, wie wenig überzeugend das klang. Sie sah bereits vor sich, wie die Beschuldigungen der Mädchen von gut bezahlten Anwälten in der Luft zerrissen wurden. Womöglich würde es ihnen noch gelingen, das Gericht davon zu überzeugen, die Mädchen hätten freiwillig an den Zusammenkünften teilgenommen.

»Gibt es andere außer mir, die gegen Erlander ausgesagt haben?«, wollte Elisabeth wissen.

»Bis jetzt noch nicht«, antwortete Nathalie. »Und die Männer behaupten, er sei nicht dabei gewesen.«

»Sie lügen.«

»Ich glaube Ihnen«, sagte Nathalie.

Die Frage, ob ihr Vater auch für Erlanders Tod verantwortlich war, folgte ihr wie ein Schatten.

Elisabeth schloss die Augen, ihr Gesicht war wieder vollkommen ausdruckslos. Mit monotoner Stimme sagte sie: »Die Hölle ist leer, und alle Teufel sind hier.«

»Ja, aber Sie und ich, wir sind auch hier, das dürfen Sie nicht vergessen.«

»Ich bin müde, muss jetzt schlafen.«

Langsam stand Nathalie auf. Sie legte ihre Hand auf Elisabeths, die kalt und genauso groß wie ihre eigene war. Zu ihrer Erleichterung zog Elisabeth sie nicht weg.

»Wir sehen uns bald wieder ... wenn Sie mögen«, sagte Nathalie.

Keine Reaktion. Nathalie blieb noch eine Weile stehen und spürte, wie ihr die Wärme der Berührung durch den Arm bis ins Herz strömte.

»Passen Sie auf sich auf, Betty«, sagte sie und verließ das Zimmer.

Als sie im Auto saß, rief sie Frank an.

»Hallo, wie ist es gelaufen?«, fragte er.

»Gut. Sie hat mir auch nicht mehr gesagt als dir, aber ich habe ihr nach bestem Vermögen Mut zugesprochen.«

»Wenn sie vor Gericht aussagt, ist die Sache so gut wie gewonnen«, sagte Frank.

Nathalie schaute auf die Uhr. Halb sieben.

»Wir sehen uns in einer Viertelstunde.«

62

Nach dem Telefonat saß Nathalie regungslos da, außerstande, den Schlüssel ins Zündschloss zu stecken. Sie kam sich vor wie in einer Kapsel, die sie von der Außenwelt abschirmte. Schließlich griff sie noch einmal zum Handy und antwortete Bengt Vallman, dass sie nicht mehr interessiert sei und aus der Verabredung nichts werde. Dann startete sie den Motor. Ohne eigentlich genau zu wissen, was sie vorhatte, fuhr sie nach Kåbo in den Norbyvägen. Langsam rollte sie im Volvo an ihrem früheren Zuhause vorbei. Håkans BMW stand in der Garage, doch im Haus war niemand zu sehen.

Jetzt bin ich selbst die Stalkerin, dachte sie. Ob Håkan sich auch so gefühlt hat, als er gestern vor meiner Wohnung war? Nein, er hatte ja die Kinder dabei. Wie sollte sie ihn nur dazu bringen, den Streit um das Sorgerecht beizulegen? Als sie das Haus im Rückspiegel verschwinden sah, kämpfte sie zum zweiten Mal an diesem Nachmittag mit den Tränen.

In der Markthalle herrschte der gewöhnliche Trubel kurz vor dem Wochenende. Die Händler an den Ständen gaben ihr Bestes, vor Verkaufsschluss noch möglichst viel Fisch, Gemüse, Obst, Süßes und Brot loszuwerden.

Frank saß an der Bar des Fischrestaurants Feskarn und trank ein Bier. Als er Nathalie erblickte, stand er auf, kam auf sie zu und umarmte sie.

»Du bist genauso schön wie immer«, sagte er. »Trotz allem, was passiert ist«, fügte er schnell noch hinzu.

Sie nahmen auf den Barhockern Platz, und Nathalie bestellte sich ein Mineralwasser und ein paar Nüsse.

»Es war ein langer Tag«, sagte Frank. »Aber jetzt sind wir mit den Ermittlungen fast im Ziel.«

»Ich kann einfach nicht fassen, dass er ...«

Sie trank einen Schluck Wasser und spürte, wie es ihr kühl die Kehle hinunterrann.

»Kann ich sehr gut verstehen«, sagte Frank und kratzte sich am Stoppelbart.

»Deine Wunde ist verheilt, wie ich sehe«, sagte sie.

Mit einem verlegenen Lächeln nahm er die Hand vom Kinn.

»Was hattest du da eigentlich gemacht?«, wollte sie wissen. »Das mit der Schnittwunde beim Rasieren habe ich dir keine Sekunde geglaubt.«

Frank trank zwei Schluck Bier.

»Ja, das hab ich schon vermutet«, sagte er und sah sie an. »Aber es war mir so peinlich, dass ich dir nicht ...«

Er verstummte, stellte sein Glas ab und ließ es auf dem glänzenden Messingtresen kreisen.

»Wir haben doch sonst keine Geheimnisse voreinander«, sagte sie.

»Okay«, sagte er. »Ich bin mit einer Frau nach Hause gegangen. Hatte gedacht, sie wäre Single, aber als wir gerade so richtig loslegen wollten, kam ihr Mann nach Hause. Tja, wie sich herausstellte, war sie verheiratet, und dann nahmen die Dinge eben ihren Lauf.«

»Du hast also eins drüber bekommen«, sagte sie und lächelte zum ersten Mal seit Tagen.

Frank nickte und verzog den Mund.

Nathalie veränderte ihre Sitzposition und musste daran denken, dass sie und ihr Vater in der Skybar des Royal Viking auf ganz ähnlichen Barhockern gesessen hatten.

»Ich kann einfach nicht verstehen, wie Pap …«

Es widerstrebte ihr, das Wort auszusprechen. Sie hatte keinen Papa mehr.

»Hättest du doch nur recht gehabt mit deinem Verdacht gegen Gyllenborg«, sagte sie stattdessen. »Das wäre so viel besser gewesen.«

»Ja«, sagte Frank. »Das war auch mein Gedanke. Dabei wusste ich es eigentlich besser …«

»Wie bitte?«

»Ich wollte dich vor der Wahrheit beschützen.«

»Was sagst du da?«

»Ich habe die ganze Zeit geahnt, dass Victor hinter Adams Tod steckte und dass Erlander absichtlich unsauber ermittelt hat …«

»Was?«

»Ich wollte dich schonen, deshalb habe ich nichts davon gesagt. Und so einen Verdacht äußert man ja auch nicht einfach ohne Beweise.«

Nathalie starrte ihn an. Er trank einen Schluck Bier und fuhr fort: »Das war auch der Grund, warum ich dich nicht unterstützt habe, als du die alte Geschichte mit Adam wieder aufgerollt hast. Ich hätte dich so gern davor bewahrt, dass du die Wahrheit über deinen Vater erfährst. Anfangs habe ich Gyllenborg noch tatsächlich für Rickards Mörder gehalten und dachte, es wäre eine gute Lösung, ihn einfach für beide Morde verantwortlich zu machen … Ob man für einen oder für zwei Morde verurteilt wird, kommt schließlich hierzulande so ziemlich aufs Gleiche raus.«

Nathalie stellte ihr Glas ab und schüttelte den Kopf.

»Sag mal, spinnst du?«

»Bitte Nathalie«, sagte er und legte ihr die Hand auf den Unterarm.

Sie zog den Arm weg und konzentrierte sich darauf, ruhig aus- und einzuatmen. Der Duft von Franks Aftershave mischte sich mit dem Geruch von Fischabfällen und feuchtem Steinboden. Ihr wurde übel.

»Ich habe es nur dir zuliebe getan, ich konnte ja nicht ahnen …«

»Es reicht«, unterbrach sie ihn. »Ich fahre jetzt nach Hause.«

Mit wackligen Beinen stand sie auf und ließ ihn an der Bar sitzen. Die Gedanken überschlugen sich in ihrem Kopf, und sie musste sich anstrengen, einigermaßen geradeaus zu laufen.

Als sie vor die Markthalle trat, stach ihr das Sonnenlicht grell in die Augen. Die Turmuhr des Doms schlug sieben. Nathalie ging zu ihrem Auto. Als sie die Tür öffnete, klingelte ihr Handy.

Unbekannte Nummer. Mit einem Frösteln nahm sie den Anruf entgegen.

»Hallo, hier ist Angelica Hübinette von der OFA.«

»Hallo«, sagte Nathalie und bliebt vor der geöffneten Autotür stehen.

»Wie geht es Ihnen?«

»Nicht so besonders, aber ist schon okay.«

Genauso widersprüchlich wie die Antworten, die sie täglich von ihren Patienten bekam.

»Es tut mir sehr leid, was mit Ihrem Vater passiert ist«, fuhr Angelica fort.

»Hm.«

»Wir haben den Fall ja die ganze Zeit mitverfolgt, aber da Sie involviert waren, haben wir davon abgesehen, Sie zu kontaktieren.«

»Ich verstehe«, sagte sie und sah Frank vor die Markthalle treten. Er stand jetzt dort, wo sie selbst vor wenigen Minuten gestanden hatte.

Sie setzte sich ins Auto, sah, wie er sich umschaute.

»Sind Sie erst mal krankgeschrieben, oder wie geht es jetzt weiter?«, fragte Angelica.

»Ich habe eine Woche frei.«

»Sind Sie in Stockholm?«

»Nein, ich bin zu Hause.«

»Okay, ich verstehe. Der Grund, warum ich anrufe, ist folgender: Es ist etwas vorgefallen, eine Sache, bei der wir gern Ihre Hilfe hätten.«

Ihre Stimme klang jetzt ernster. Nathalie sah Angelicas ungerührten Gesichtsausdruck vor sich. Sie konnte vollkommen trocken gerichtsmedizinische Fakten zusammenfassen, bei denen sich jedem normalen Menschen der Magen umdrehen würde.

»Schießen Sie los«, sagte Nathalie und sah, wie Frank sich nach Norden Richtung Sysslomansgatan in Bewegung setzt.

»Es wäre das Beste, wenn Sie herkommen. Die Hälfte der Gruppe hat sich schon im Konferenzraum versammelt. Können Sie nach Stockholm kommen?«

»Sie meinen jetzt?«

»Ja, wir haben den Fall gerade auf den Tisch bekommen. Das Ganze ist ziemlich akut.«

Nathalie ließ das Fenster herunter und sog die Luft ein. Frank verschwand gerade hinter einem grünen Lastwagen, der für irgendeine Biermarke warb.

»Hat es etwas mit mir zu tun? Mit meinem ... Vater?«

»Nein, es geht nicht um Ihren Vater. Aber es wäre gut, wenn Sie herkommen könnten, die Sache ist nicht so einfach am Telefon zu erklären.«

Der Ernst in Angelicas Stimme machte ihr die Entscheidung leicht. »Ich kann in einer Stunde da sein.«

Um acht Uhr parkte Nathalie den Volvo vor der rotbraunen Fassade des Polizeipräsidiums in der Polhemsgatan im Stockholmer Stadtteil Kungsholmen. Sie nahm den Aufzug in den vierten Stock, wo sich die Räume der operativen Fallanalyse befanden.

Im Konferenzraum herrschte eine angespannte und konzentrierte Atmosphäre. Um den ovalen Tisch saßen der Gruppenleiter Ingemar Granstam, der Verhaltensanalytiker Fernando Rodriguez, Kriminalhauptkommissar Ulf Björck, der Kriminaltechniker Tim Walter und die Gerichtsmedizinerin Angelica Hübinette.

Nathalie grüßte in die Runde und nahm Platz. Nachdem ein paar freundliche, belanglose Worte ausgetauscht worden waren, ergriff Ingemar Granstam, der aufgrund seines Körperbaus und des üppigen Schnäuzers allgemein als Walross bekannt war, in seinem gutmütigen nordschwedischen Dialekt das Wort: »Ein Arzt namens Erik Jensen ist gestern Nacht spurlos aus dem Krankenhaus Sundsvall verschwunden. Er hatte Nachtdienst in der somatischen Klinik, und als um drei Uhr ein Alarm ausgelöst wurde, ist er nicht aufgetaucht. Niemand weiß, wo er abgeblieben ist …«

Ingemar Granstam räusperte sich, faltete seine groben Holzfällerhände auf dem Tisch und fuhr fort: »Gegen halb drei hat Dr. Jensen die psychiatrische Notaufnahme verlassen, nachdem er sich dort um einen Herzstillstand gekümmert hatte. Ein paar Minuten später hat ihn eine Krankenschwester im Tunnelgang zwischen den Klinikgebäuden gesehen. Alles deutet darauf hin, dass er auf dem Weg zurück in die somatische Notaufnahme war.«

Nickend wandte Nathalie den Blick hinüber zur Fensterfront. Sie betrachtete die knospenden Bäume im Kronobergspark und fragte sich, aus welchem Grund man sie wohl hergebeten hatte.

»Nun ist es so, dass am Montag bereits ein anderer Arzt, ein Psychiater, in demselben Tunnelgang verschwunden ist, und zwar auch während des Nachtdienstes«, fuhr Granstam fort. »Heute Morgen wurde er ein Stück außerhalb von Sundsvall tot im Wald aufgefunden …«

Granstams Stuhl knarrte, als er sich schwerfällig zu Angelica Hübinette umwandte, die nun übernahm: »Der Mann war ausgemergelt und dehydriert. Er scheint noch nicht lange am Fundort gelegen zu haben. Offensichtlich wurde er gefoltert, und zwar auf eine Weise, die ... ja, darauf gehe ich jetzt erst einmal nicht näher ein. Aber es gibt Indizien dafür, dass sein Verschwinden in Verbindung mit dem von Dr. Jensen steht.«

»Warum wollten Sie mich bei dieser Besprechung unbedingt dabeihaben?«, fragte Nathalie.

Granstam zwirbelte sich mit besorgter Miene den Schnurrbart.

»Weil wir Ihre Hilfe benötigen«, antwortete er. »Dr. Jensen wurde in der psychiatrischen Notaufnahme von einem Patienten bedroht. Der Patient hat ihn verflucht und gesagt, Jensen würde sich bald in seinem Inneren verirren und nie mehr zurückkommen. Der Mann wurde wegen Folter und zweifachen Mordes verurteilt und sitzt normalerweise in der Forensischen.«

»Ihre Fachkompetenz ist in diesem Zusammenhang von unschätzbarem Wert«, ergänzte Angelica Hübinette.

»Ich verstehe«, sagte Nathalie. »Nach den jüngsten Ereignissen allerdings ...«

Sie führte den Satz nicht zu Ende. Granstam nickte und legte das Gesicht in tiefe Falten.

»Es gibt einen erschwerenden Umstand. Wir haben die Sache intern diskutiert und sind zu dem Schluss gekommen, dass wir Sie trotzdem gern dabeihätten.«

Nathalie lief ein Schauer über die Kopfhaut. Sie sah auf und blickte in seine braunen Augen.

»Was meinen Sie?«

»Sie haben doch eine Schwester namens Estelle Ekman,

die im Krankenhaus Sundsvall als Krankenschwester arbeitet, nicht wahr?«

»Ja?«

Morgen sehe ich sie zum ersten Mal seit drei Jahren wieder.

»Sie ist die Zeugin, die Erik Jensen im Tunnelgang begegnet ist. Ihre Schwester ist mit anderen Worten die Letzte, die Erik Jensen lebendig gesehen hat. Außerdem gibt es Indizien dafür, dass die beiden ein heimliches Verhältnis miteinander hatten.«

Die Luft im Raum schien immer dünner zu werden. Estelle hatte nichts von dem Verschwinden des Arztes erzählt, als Nathalie mit ihr gesprochen hatte. Und dass sie ihren Ehemann betrog, war nur schwer vorstellbar. Andererseits jedoch hatte Nathalie von dem derzeitigen Leben ihrer Schwester nicht die geringste Ahnung, wie sie sich eingestehen musste.

»Wird sie verdächtigt?«, wollte sie wissen.

»Nicht offiziell«, sagte Granstam. »Es wurde bereits ein Verhör mit ihr durchgeführt, und heute Abend folgt ein weiteres.«

Nathalie sah Estelle vor sich.

Dann Gabriel, Tea und ihre Mutter.

Mit dem Auto waren es drei Stunden bis nach Sundsvall.

»Wann wollen sie uns vor Ort haben?«

»Morgen«, sagte Granstam. »Die Ermittlungen leitet ein gewisser Hauptkommissar Johan Axberg. Er ist als überaus kompetenter Voruntersuchungsleiter bekannt.«

»Sonntagabend bekomme ich die Kinder, aber bis dahin habe ich Zeit.«

»Überlegen Sie es sich ruhig noch bis morgen früh. Wir fahren um zehn Uhr hier los und können Sie auf dem Weg in Uppsala abholen.«

Nathalie griff fest um die Armlehnen ihres Stuhls.

»Ich komme mit«, sagte sie und stand auf.

Nachwort

Folgenden Personen möchte ich für die Lektüre und ihre wertvollen Kommentare danken:

Polizeidirektor *Göran Westman*,
Polizeibehörde Västernorrlands län
Erling Bergman
Eva Carlsson